国家卫生健康委员会"十四五"规划教材

全国中等卫生职业教育配套教材

供护理专业用

基础护理
学习指导

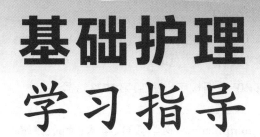

主　编　王冬梅　贾丽萍

副主编　冉国英　王静芬　宫春梓　周小菊

编　委（以姓氏笔画为序）

王冬梅（成都铁路卫生学校）	郑　渊（西安市卫生学校）
王静芬（广东省潮州卫生学校）	宫春梓（山东省莱阳卫生学校）
冉国英（重庆市医药卫生学校）	贾丽萍（太原市卫生学校）
刘　丹（黑龙江省鹤岗卫生学校）	顾玉霞（本溪市卫生学校）
杨建英（大理护理职业学院）	黄俊芳（太原市卫生学校）
余美珍（景德镇市卫生学校）	梁芳恋（海南卫生健康职业学院）
张金丽（吕梁市卫生学校）	彭　靖（东莞职业技术学院）
陈银华（安徽省淮北卫生学校）	蒋　琼（九江市卫生学校）
周小菊（梧州职业学院）	

人民卫生出版社

·北　京·

图书在版编目（CIP）数据

基础护理学习指导 / 王冬梅, 贾丽萍主编. —北京：
人民卫生出版社, 2023.9（2025.10 重印）
ISBN 978-7-117-35249-9

Ⅰ. ①基… Ⅱ. ①王… ②贾… Ⅲ. ①护理学－中等
专业学校－教学参考资料 Ⅳ. ①R47

中国国家版本馆 CIP 数据核字（2023）第 172353 号

人卫智网	www.ipmph.com	医学教育、学术、考试、健康， 购书智慧智能综合服务平台
人卫官网	www.pmph.com	人卫官方资讯发布平台

基础护理学习指导
Jichu Huli Xuexi Zhidao

主　　编：王冬梅　贾丽萍
出版发行：人民卫生出版社（中继线 010-59780011）
地　　址：北京市朝阳区潘家园南里 19 号
邮　　编：100021
E - mail：pmph @ pmph.com
购书热线：010-59787592　010-59787584　010-65264830
印　　刷：三河市潮河印业有限公司
经　　销：新华书店
开　　本：787 × 1092　1/16　印张：25
字　　数：461 千字
版　　次：2023 年 9 月第 1 版
印　　次：2025 年 10 月第 5 次印刷
标准书号：ISBN 978-7-117-35249-9
定　　价：49.00 元
打击盗版举报电话：010-59787491　E-mail：WQ @ pmph.com
质量问题联系电话：010-59787234　E-mail：zhiliang @ pmph.com
数字融合服务电话：4001118166　E-mail：zengzhi @ pmph.com

前　言

本书以教育部颁布的《中等职业学校专业教学标准（试行）》为依据，是全国中等卫生职业教育教材《基础护理》（第4版）的配套用书。

本书内容包括两部分：第一部分为实践指导，第二部分为重点难点及考点测试。实践指导部分贴近临床工作岗位，为学生熟练掌握和必知必会的护理技能操作，着眼对学生实践能力的培养，编写时以临床工作情景为导入，以工作任务为导向，工作过程以护理程序为主线，操作过程简洁规范、程序化，便于学生记忆和掌握，操作后附有考核评分标准，对接护理技能大赛和国家职业技能标准，可供师生进行对标考核评价。重点难点及考点测试部分按照主教材章节顺序编写，紧扣教材大纲和全国护士执业资格考试大纲，每章包括重点难点、考点测试和参考答案，题型广泛，考点全面，重点突出。

本书突出三个方面的特色：一是全面落实党的二十大精神进教材要求，紧跟护理岗位能力需求，引入临床典型工作情景，注重理论知识与实际工作岗位相结合；二是主动对接技能大赛训练要点，引入职业技能等级证书标准，"岗""课""赛""证"多维度构建教材；三是考点测试与课堂教学单元达标、全国护士执业资格考试紧密联系，在重要考点处精心挑选了历年护考的经典真题，随学随练，方便学生深入理解知识点，熟悉考题特点。全书将掌握知识、培养技能、提高护考通过率、提高解决问题的能力贯穿于始终，更贴近学生、贴近岗位，可供护理专业学生学习和教师教学辅导之用。

本书在编写过程中，承蒙各参编院校的大力支持以及各编委的积极努力与通力合作，在此谨表示诚挚的感谢。

限于编写能力和时间有限，本书难免有疏漏和不足，恳请使用本教材的广大师生、读者和护理同仁给予谅察和惠正。

王冬梅　贾丽萍

2023年10月

目　录

第一部分　实践指导

第二部分　重点难点及考点测试

第一部分 | 实 践 指 导

实践一 | 铺 床 技 术

【工作情景】

病人，女性，45岁，因急性胆囊炎住院诊治，在全身麻醉（简称全麻）下行胆囊切除术。10d后切口愈合良好，各项生命体征正常，康复出院。

【工作任务】

1. 出院后处理病人床单位，开窗通风，铺好备用床，准备迎接新病人，要求5min内完成。

2. 新病人入院，护士准备暂空床，要求6min内完成。

3. 为便于接收和护理麻醉手术后的病人和防止术后感染，更换清洁被单铺成麻醉床，备齐麻醉护理盘及其他抢救物品，要求7min内完成。

4. 遵循节力原则，动作轻稳、规范。

5. 病床整洁、美观，符合实用、耐用、舒适、安全原则。

【工作过程】

实践1-1 备用床

评估 —— ①床单位设施是否齐全，功能是否完好。②床上用品是否齐全、清洁，规格与床单位是否符合。③床旁设施如呼叫装置、照明灯是否完好，供氧及负压吸引管道是否通畅，有无漏气。

| 计划 | ①护士洗手,戴口罩。②备齐用物。③环境符合要求。 |

| 实施 | ◆ 移开桌椅:桌距床头约20cm,椅距床尾正中约15cm。
◆ 翻扫床垫:翻转床垫,自床头至床尾清扫床垫。
◆ 铺平床褥:将床褥齐床头放于床垫上,下拉至床尾,铺平床褥。
◆ 展开大单:对齐中线展开大单,先近侧后对侧,先床头后床尾。
◆ 规范折角:先床头后床尾规范折好床角。
◆ 铺好大单:拉紧大单中部,平塞于床垫下。转至对侧,同法铺好。
◆ 套好被套:展开被套,装入棉胎,将棉胎向对侧、近侧展开,对齐被套两上角和边缘,盖被的上缘平齐床头,系带。
◆ 折叠被筒:将盖被的两侧向内折叠与床沿平齐,盖被尾端向内折叠平床尾或塞于床垫下。
◆ 套枕放置:将枕芯套入枕套内,四角充实,系带,开口背门平放于床头。
◆ 移回桌椅:桌椅移回原处,脱下扫床刷布套。
◆ 整理用物:整理用物,洗手。 |

| 评价 | ①护士操作时遵循节力原则。②操作过程流畅,未影响病人治疗和护理等活动。③病室及床单位整洁、美观。 |

实践 1-2　暂空床

| 评估 | ①床单位设施是否齐全,功能是否完好。②床上用品是否齐全、清洁,规格与床单位是否符合。③床旁设施是否完好。 |

| 计划 | ①护士洗手,戴口罩。②备齐用物。③环境符合要求。 |

| 实施 | ◆ 移开桌椅:桌距床头约20cm。椅距床尾正中约15cm,置用物于床尾椅上。
◆ 枕放椅上:将枕头放于床尾椅子上。
◆ 折叠盖被:将备用床的盖被头端向内折1/4,再横向扇形三折于床尾,并使各层平齐。
◆ 酌情铺单:将橡胶单及中单上缘距床头45～50cm,中线与床中线对齐,两单边缘下垂部分一并塞入床垫下。转向对侧,分别将橡胶单和中单边缘下垂部分塞入床垫下。
◆ 枕放原位:将枕头开口背门平放于床头中间。
◆ 移回桌椅:桌椅移回原处。
◆ 整理用物:整理用物,洗手。 |

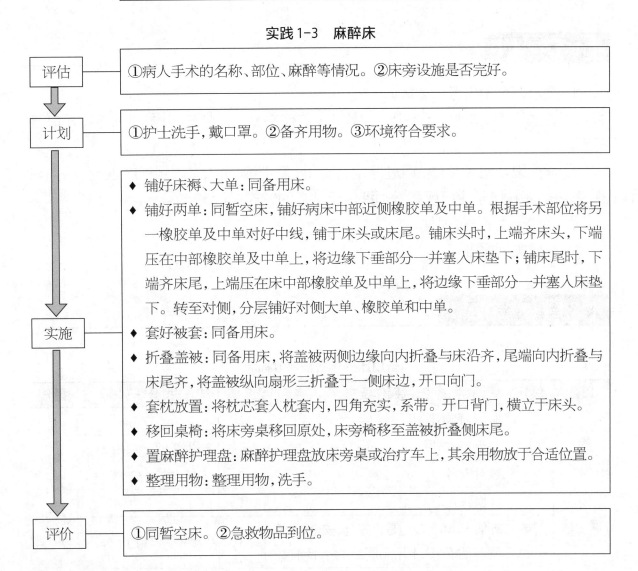

| 评价 | ①同备用床①和②。②病床实用、舒适、安全、方便。③用物符合病情需要。 |

实践 1-3　麻醉床

| 评估 | ①病人手术的名称、部位、麻醉等情况。②床旁设施是否完好。 |

| 计划 | ①护士洗手，戴口罩。②备齐用物。③环境符合要求。 |

| 实施 | ◆ 铺好床褥、大单：同备用床。
◆ 铺好两单：同暂空床，铺好病床中部近侧橡胶单及中单。根据手术部位将另一橡胶单及中单对好中线，铺于床头或床尾。铺床头时，上端齐床头，下端压在中部橡胶单及中单上，将边缘下垂部分一并塞入床垫下；铺床尾时，下端齐床尾，上端压在床中部橡胶单及中单上，将边缘下垂部分一并塞入床垫下。转至对侧，分层铺好对侧大单、橡胶单和中单。
◆ 套好被套：同备用床。
◆ 折叠盖被：同备用床，将盖被两侧边缘向内折叠与床沿齐，尾端向内折叠与床尾齐，将盖被纵向扇形三折叠于一侧床边，开口向门。
◆ 套枕放置：将枕芯套入枕套内，四角充实，系带。开口背门，横立于床头。
◆ 移回桌椅：将床旁桌移回原处，床旁椅移至盖被折叠侧床尾。
◆ 置麻醉护理盘：麻醉护理盘放床旁桌或治疗车上，其余用物放于合适位置。
◆ 整理用物：整理用物，洗手。 |

| 评价 | ①同暂空床。②急救物品到位。 |

【注意事项】

1. 符合铺床的实用、耐用、舒适、安全的原则。

2. 病人进餐或接受治疗时暂停铺床。

3. 操作中动作轻稳，避免尘埃飞扬。

4. 应用省时、节力原则。操作前用物摆放有序，放置合理；操作中减少走动，避免多余无效动作；身体靠近床边，上身直立，两脚前后或左右分开，扩大支撑面，降低重心，增加稳定性。

5. 铺麻醉床时应更换洁净被单，保证术后病人舒适，预防感染发生。

【建议和要求】

1. 要求每个学生考核达标。

2. 床基平整、扎实、无皱折、中线正；盖被平整、前端充实；枕角充实、开口背门等。

3. 学生以小组为单位，通过课堂、课后反复训练、强化，达到程序正确，动作规范、熟练。考核以学生自评和教师评价相结合的方式进行。

4. 注意运用节力原则。

5. 完成实训报告。

【操作考核评分标准】

备用床操作考核评分标准

项目	总分	技术操作要求	分值	扣分细则	得分
操作前	18	服装、鞋帽整洁	2		
		洗手、戴口罩	4	缺少任何一项扣2分	
		核对床号	2	未核对扣2分	
		作自我介绍	1		
		评估床单位（设施是否齐全、安全，功能是否完好。床上用品是否齐全、清洁）	3	少评估一项扣1分	
		备物齐全、按顺序放置	4	少一件扣1分，顺序错扣2分	
		环境（安静、整洁、安全）	2	一项不符扣0.5分	
操作中	64	移开床旁桌，距床头约20cm	2		
		移椅至床尾正中，距床尾约15cm，置用物于床尾椅上	3		
		翻转床垫	2		
		自床头至床尾清扫床垫	3		

项目	总分	技术操作要求	分值	扣分细则	得分
操作中		将床褥齐床头放于床垫上,下拉至床尾,铺平床褥	3	床褥中线与床中线对不齐扣2分	
		将大单纵、横中线对齐床中线放于床褥上,分别向床头和床尾打开,再向两侧打开	3	大单纵、横中线与床中线对不齐各扣2分	
		先铺近侧床头,右手将床头床垫托起,左手伸过床头中线,将大单包塞于床垫下	3		
		在距床头约30cm向上提起大单边缘,使其同床边垂直,呈一等边三角形,以床沿为界,将三角形分为两半。将上半三角覆盖于床上,下半三角平整地塞于床垫下,再将上半三角翻下塞于床垫下	3	床角不平、不紧扣3分	
		同法铺近侧床尾大单	3	床角不平、不紧扣3分	
		拉紧大单中部,双手掌心向上,将大单平塞于床垫下	2		
		转至床对侧,同法铺对侧大单	11	床角不平、不紧每个扣3分,床单不平、不整齐扣2分	
		将被套头端齐床头放置,分别向床尾、床两侧打开,开口向床尾,中线与床中线对齐	3	被套中线与床中线对不齐扣2分	
		将被套开口端的上层1/3部分打开,将折好的"S"式棉胎置于开口处	2		
		手抓住棉胎上缘中部将其拉至被套封口处,再将棉胎向对侧、近侧展开,对齐被套两上角和边缘,盖被的上缘平齐床头	6	被角、被头不充实各扣2分	
		于床尾处拉平棉胎及被套,系带	3		

项目	总分	技术操作要求	分值	扣分细则	得分
操作中		将盖被的两侧向内折与床沿平齐,折成被筒,将盖被尾端向内折叠平床尾或塞于床垫下	4	盖被两侧与床沿不平齐、中线不正各扣2分	
		将枕芯套入枕套内,四角充实,系带	2	枕头角不充实每个扣1分	
		套枕开口背门,平放于床尾中间,将其拉至床头中间	2		
		将床旁桌椅移回原处	2		
		脱下扫床刷套	2		
操作后	8	床单位整洁	2		
		清理用物	3		
		洗手,记录	3		
综合评价	10	操作时遵循节力原则	4		
		动作轻巧稳重、准确、安全	4		
		操作过程流畅	2		
总分	100				

(王静芬)

实践二 | 无菌技术

【工作情景】

　　病人，女性，50 岁，因患有急性化脓性阑尾炎，于 2d 前行阑尾切除引流手术。今日医生查房发现，病人伤口有较多的血性渗出液，需要更换伤口敷料。

【工作任务】

1. 选择单层铺盘法准备用物，然后进行换药。
2. 严格遵守无菌原则，保证病人安全。
3. 严谨慎独，动作轻稳、规范。

【工作过程】

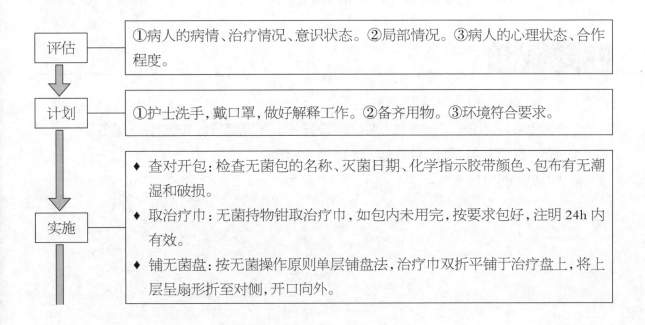

| 评估 | ①病人的病情、治疗情况、意识状态。②局部情况。③病人的心理状态、合作程度。 |

| 计划 | ①护士洗手，戴口罩，做好解释工作。②备齐用物。③环境符合要求。 |

| 实施 | ◆ 查对开包：检查无菌包的名称、灭菌日期、化学指示胶带颜色、包布有无潮湿和破损。
◆ 取治疗巾：无菌持物钳取治疗巾，如包内未用完，按要求包好，注明 24h 内有效。
◆ 铺无菌盘：按无菌操作原则单层铺盘法，治疗巾双折平铺于治疗盘上，将上层呈扇形折至对侧，开口向外。 |

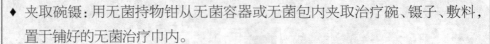

- 夹取碗镊：用无菌持物钳从无菌容器或无菌包内夹取治疗碗、镊子、敷料，置于铺好的无菌治疗巾内。
- 倒取溶液：核对溶液，开瓶消毒，冲洗瓶口，倒溶液，盖瓶盖，注明开瓶日期、时间，签名，有效期为24h。
- 盖巾整理：对齐边缘折叠，注明铺盘时间，有效期为4h。
- 戴脱手套：检查手套标识，然后打开、取出、戴好、检查调整；换药完毕，冲去污渍、脱手套。
- 整理记录：按医疗垃圾分类处理，洗手记录。

评价 —— ①保持无菌区和无菌物品、清洁区和清洁物品未被污染。②无菌观念强。③操作规范、熟练、流畅，方法正确，整个操作过程动作轻、稳、准、快。

【注意事项】

1. 取放无菌持物钳应保持钳端向下，不能夹取无菌油纱布或用于换药。
2. 无菌包有效期为7d。
3. 取用无菌溶液时，不可将物品伸入瓶内蘸取溶液。
4. 戴手套后双手应保持在腰部或操作台面以上；手套有破损或可疑污染应立即更换。脱手套时应将手套翻转脱下，不可强行拉扯。
5. 治疗盘需清洁干燥，操作中不可跨越无菌区。

【建议和要求】

1. 要求该操作每个学生均考核达标。
2. 分组练习，组内互相考核，考核时设置不同情境案例，布置工作任务。
3. 强调遵循无菌原则，动作规范、轻稳、熟练。
4. 完成实训报告。

无菌技术基本操作考核评分标准

项目	总分	技术操作要求	分值	扣分细则	得分
操作前	15	服装、鞋帽整洁	2		
		洗手、戴口罩	4	缺少一项扣2分	
		作自我介绍	1		
		备物齐全、按顺序放置	5	少一件扣1分,顺序错扣1分	
		环境(安静、整洁、安全、舒适)	3	一项不符扣1分	
操作中	69	◆无菌包的使用			
		将治疗盘放置在操作台上,合理摆放物品	2	摆放不合理扣1分	
		检查无菌包并打开于清洁干燥处	2	开包顺序不正确扣2分	
		用无菌持物钳取出并检查内置化学指示卡	2	无菌持物钳使用错误扣2分	
		用无菌持物钳取治疗巾铺于治疗盘内	3		
		按原折痕包好包内剩余物品	2	回包顺序错误扣2分	
		注明开包日期及时间	2	未注明日期或时间扣2分	
		◆铺无菌盘			
		将取出的治疗巾双折铺于治疗盘上,将上层呈扇形折至对侧,开口向外	3	治疗巾打开错误扣2分	
		放置无菌物品	2	无菌持物钳使用错误扣2分	
		将无菌巾拉平遮盖于物品上,对齐上下层边缘	2		
		将开口处向上翻折两次,两侧边缘分别向下折一次,露出治疗盘边缘	3	折叠错误扣2分	
		注明铺盘日期及时间	2	未注明日期、时间扣2分	

项目	总分	技术操作要求	分值	扣分细则	得分
操作中		◆无菌容器的使用			
		检查无菌包并打开于清洁干燥处	2	污染一次扣1分	
		无菌容器开/盖容器盖方法正确	2	开/盖容器盖方法错误扣2分	
		取无菌物品正确、无污染	2	污染一次扣1分	
		注明开无菌容器的日期及时间	2		
		◆取用无菌溶液			
		核对并检查无菌溶液	2	未正确检查扣2分	
		正确打开瓶盖并启封	2	未正确开启扣2分	
		手持溶液瓶,瓶签朝向掌心,倒出少量溶液旋转冲洗瓶口	3	未冲瓶口扣2分	
		再由原处倒出所需溶液至无菌容器中	2		
		如瓶中剩余溶液,应立即盖好瓶盖	2		
		在瓶签上注明开瓶日期及时间并签名	2		
		◆戴、脱无菌手套			
		检查并核对无菌手套	2		
		将手套袋平放于清洁、干燥的操作台上打开	2		
		两手同时掀开手套袋开口处,用一手拇指和示指同时捏住两只手套的反折部分(手套内面),取出手套	2	未正确取出扣2分	
		将两手套五指对准,先戴一只手	3		
		再用已戴好手套的手指插入另一只手套的反折内面(手套外面),同法将手套戴好	3		
		将戴好的手套的翻边扣套在工作服衣袖外面	3	翻边未扣套在工作服衣袖外面扣2分	
		双手对合交叉检查是否漏气,并调整手套位置	2	未检查扣2分	

项目	总分	技术操作要求	分值	扣分细则	得分
操作中		脱手套前洗净血渍、污物（口述）	2	未口述扣2分	
		用戴着手套的手捏住另一手套腕部外面，翻转脱下；再将脱下手套的手伸入另一手套内，捏住内面边缘将手套向下翻转脱下	4	未正确脱手套扣2分	
操作后	6	清理用物 洗手，记录	3 3		
综合评价	10	无菌观念强 操作规范、熟练、流畅	5 5		
总分	100				

（张金丽）

实践三 | 隔 离 技 术

【工作情景】

病人,男性,64 岁,自诉近 1 个月来食欲减退、全身疲乏无力、咳嗽、咳痰伴夜晚盗汗来院就诊。查体:T 38.5℃、P 86 次 /min、R 24 次 /min、BP 118/82mmHg,初步诊断为肺结核。护士在进行护理时,需采取相应的隔离措施。经过进一步检查,确诊其为按甲类传染病管理的病人,护士在进行护理时,按要求采取相应的隔离措施。

【工作任务】

1. 护士按要求进行手卫生,穿、脱隔离衣。
2. 病人确诊后按甲类传染病进行管理,护士按要求穿、脱防护服。
3. 严格遵守隔离原则,操作规范。
4. 严谨慎独,动作规范、熟练、轻稳。

【工作过程】

实践 3-1　手卫生

评估	①手污染的程度;②病人的病情;③隔离的种类。
计划	①着装规范;②手部皮肤无破损,指甲已修剪;③操作区域清洁、宽敞、安全;④用物准备齐全。
实施	❖洗手 ◆ 润湿双手:在流动水下,使双手充分淋湿。 ◆ 取洗手液:取适量洗手液均匀涂抹于双手及手腕上。

- ◆ 揉搓双手：用七步洗手法揉搓双手至少 15s。
- ◆ 冲净烘干：在流动水下，彻底冲净双手，以擦手纸或毛巾擦干双手或在干手机下烘干双手。
- ❖ 卫生手消毒
- ◆ 清洗双手：按洗手步骤洗手并保持手的干燥。
- ◆ 涂擦双手：取速干手消毒剂于掌心，按照揉搓洗手的步骤揉搓双手，直至手部干燥。
- ❖ 外科手消毒
- ◆ 刷洗双手：湿润双手，取适量的清洁剂揉搓并刷洗双手、前臂和上臂下 1/3。
- ◆ 冲净烘干：冲净双手、前臂和上臂下 1/3 并用干手物品擦干。
- ◆ 消毒双手：用免冲洗手消毒法或冲洗手消毒法消毒双手并冲净，用无菌巾擦干。

评价 ①方法正确，冲洗彻底，工作服未溅湿；②准备充分，双手位置合适，操作顺序恰当。

实践 3-2 穿、脱隔离衣

评估 ①评估病人的病情、治疗与护理；②隔离的种类及措施、穿隔离衣的环境；③合理选择隔离衣。

计划 ①护士戴好帽子、口罩；②备齐操作用物；③取下手表，卷袖过肘。

实施
- ❖ 穿隔离衣
- ◆ 持领取衣：手持衣领取下隔离衣，使清洁面朝向自己。
- ◆ 穿好衣袖：手持衣领，穿衣袖。
- ◆ 扣好领扣：两手持衣领，由领子中央向后理顺领边，扣上领扣。
- ◆ 扣好袖扣：扣好袖扣或系上袖带。
- ◆ 折襟系腰：解开腰带活结，双手将腰带在背后交叉，再回到前面打一个活结。
- ❖ 脱隔离衣
- ◆ 松带打结：解开腰带，在前面打一个活结。
- ◆ 解扣塞袖：解开袖口，将部分衣袖塞入工作服衣袖内，充分暴露双手。
- ◆ 消毒双手：用刷手法或泡手法消毒双手并擦干。

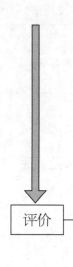

- ◆ 解开领扣：双手或单手解开领扣。
- ◆ 脱袖退手：一手伸入另一侧袖口内，拉下衣袖裹住手，再用裹住的手握住另一衣袖的外面将袖拉下，两手轮换从袖管中退至衣肩，先退出左手，再用左手握住衣领，退出右手。
- ◆ 持领挂衣：双手握住衣领，将隔离衣两边对齐，挂在衣钩上。
- ◆ 污衣送洗：需更换的隔离衣，脱下后清洁面向外，卷好后投入污衣袋中。

评价 ①隔离观念强，环境、物品无污染；②刷手方法正确，隔离衣未被溅湿，也未污染水池。

实践 3-3　穿、脱防护用品

评估 ①评估病人的病情、治疗与护理；②隔离的种类及措施、穿防护用品的环境；③合理选择防护用品。

计划 ①护修剪指甲、洗手；②备齐操作用物；③取下手表。

实施
- ❖ 穿防护用品
- ◆ 戴工作帽：将帽子遮住全部头发，戴好。
- ◆ 戴好口罩：佩戴好医用防护口罩，进行口罩密封性测试。
- ◆ 穿防护服：先穿下衣，再穿上衣，再将防护帽戴至头部后，拉链拉上，密封拉链口。
- ◆ 戴护目镜：护目镜（面屏）置于眼部（面部）合适部位，调节舒适度。
- ◆ 戴上手套：戴上手套，将手套反折部分套于防护服袖口上。
- ◆ 穿上鞋套：穿一次性鞋套（或靴套）。
- ❖ 脱防护用品
- ◆ 摘护目镜：做好手卫生，脱下防护镜（面屏）。
- ◆ 脱防护服：由上向下边脱边卷，将污染面裹在里面，先脱袖子，裹至袖子末端时连同手套一起脱下，将防护服以及鞋套（或靴套）完全脱下后卷成包裹状。
- ◆ 摘下口罩：做好手卫生后摘下医用防护口罩。
- ◆ 脱下帽子：脱下帽子并将其投入医疗垃圾袋内。
- ◆ 戴好口罩：做好手卫生后戴好医用外科口罩。

评价 ①隔离观念强，环境、物品无污染；②脱防护用品方法正确，未污染。

1. **手卫生** ①洗手时双手揉搓不少于 15s。②注意清洗指背、指尖、指缝和指关节等易污染部位。③洗手指征：直接接触每个病人前后、从污染部位到清洁部位、无菌操作前等。

2. **穿脱隔离衣** ①隔离衣的长短要合适，须全部遮盖工作服；有破损时则不可使用。②隔离衣的衣领及内面为清洁面（如为反向隔离，则内面为污染面），穿脱时要避免污染。③穿隔离衣后不得进入清洁区，双手应保持在腰部以上、视线范围以内，避免接触清洁物品。④隔离衣应每天更换，如有潮湿、内面污染或接触严密隔离病人后，应立即更换。

3. **穿脱防护服** ①防护服只能在规定区域内穿脱。②接触多个同类传染病病人时，防护服可连续使用；接触疑似病人时，防护服应每次更换。③穿前检查防护服的有效期及完整性；护目镜、防护面屏应检查有无破损，佩戴装置有无松脱。④穿好防护用品进入污染区前，必须全面检查防护用品穿戴情况，确保穿戴符合规范要求。

【建议和要求】

1. 要求该操作每个学生均考核达标。
2. 分组练习，考核时设置不同情境案例，布置工作任务。
3. 动作规范、熟练。
4. 完成实训报告。

【操作考核评分标准】

手卫生操作考核评分标准

项目	总分	技术操作要求	分值	扣分细则	得分
操作前	13	服装、鞋帽整洁	2		
		作自我介绍	1		
		评估（手污染的程度，病人的病情，目前采取的隔离种类）	4	少评估一项扣1分	
		用物准备合理、齐全	4	少一件扣1分，不合理扣2分	
		环境（安静、整洁、安全、舒适）	2	一项不符扣0.5分	

项目	总分	技术操作要求	分值	扣分细则	得分
操作中	62	◆洗手			
		在流动水下,使双手充分淋湿	3		
		取适量洗手液均匀涂抹于双手及手腕上	5	未均匀涂抹扣2分	
		用七步洗手法揉搓双手至少15s	12	缺一步扣2分、时间不够15s扣2分	
		在流动水下,彻底冲净双手	3		
		以擦手纸或毛巾擦干双手或在干手机下烘干双手	3		
		◆卫生手消毒			
		按洗手步骤洗手并保持手的干燥	6	缺一步扣1分	
		取速干手消毒剂于掌心,按照揉搓洗手的步骤揉搓双手,直至手部干燥	10	缺一步扣1分	
		◆外科手消毒			
		湿润双手,取适量的清洁剂揉搓并刷洗双手、前臂和上臂下1/3	12	刷洗顺序错误扣3分	
		冲净双手、前臂和上臂下1/3并用干手物品擦干	5	冲洗顺序错误扣2分	
		用免冲洗手消毒法或冲洗手消毒法消毒双手并冲净,用无菌巾擦干	3		
操作后	10	冲洗彻底,工作服未溅湿 清理用物	5 5		
综合评价	15	操作规范、熟练、流畅,方法正确 准备充分,双手位置合适 操作顺序恰当	5 5 5		
总分	100				

穿脱隔离衣操作考核评分标准

项目	总分	技术操作要求	分值	扣分细则	得分
操作前	15	服装、鞋帽整洁	2		
		洗手、戴口罩	2	缺少一项扣2分	
		作自我介绍	1		
		评估病人（病情、心理状态、目前采取的隔离种类、隔离措施）	4	少评估一项扣1分	
		隔离衣及挂衣架，洗手设施 隔离衣长短合适，无破损	4	未检查扣2分	
		环境（安静、整洁、安全、舒适）	2	一项不符扣0.5分	
操作中	69	◆穿隔离衣			
		取下手表卷袖过肘	3		
		手持衣领取下隔离衣，使清洁面朝向自己	4	清洁面未朝向自己扣2分	
		一手持衣领，另一手伸入一侧袖内，持衣领的手向上拉衣领，将衣袖穿好	4		
		换手持衣领，按上法穿好另一衣袖	3		
		两手持衣领，由领子中央向后理顺领边，扣上领扣	4	污染扣2分	
		扣好袖扣或系上袖带	3		
		解开腰带活结，将隔离衣一边向前拉，见到边缘后用同侧手捏住隔离衣外面边缘，同法捏住另一侧；双手将腰带在背后交叉，再回到前面打一活结	6	操作顺序错误扣3分	
		穿好隔离衣以后，将用物携至病人床旁进行护理操作（口述）	3	未口述扣2分	
		◆脱隔离衣			
		解开腰带，在前面打一活结	3		
		解开袖口，在肘部将部分衣袖塞入工作服衣袖内，充分暴露双手	6	未塞衣袖扣2分	
		消毒手：刷洗顺序为前臂→腕部→手背→手掌→手指→指缝→指甲，每只手刷洗30s，用流水冲净。换刷，同法刷另一只手	4	刷洗顺序错误扣2分	

项目	总分	技术操作要求	分值	扣分细则	得分
操作中		按上述顺序再刷洗一遍，共刷2min	2		
		用擦手纸或毛巾擦干双手或在干手机下烘干双手	2		
		双手或单手解开领扣	4	污染扣2分	
		一手伸入另一侧袖口内，拉下衣袖裹住手，再用裹住的手握住另一衣袖的外面将袖拉下，双臂逐渐退出	6	未正确脱衣袖扣2分	
		双手握住衣领，将隔离衣两边对齐，挂在衣钩上	4	污染扣2分	
		如隔离衣还可使用，挂在半污染区，清洁面向外，挂在污染区则污染面向外（口述）	4	未口述扣4分	
		需更换的隔离衣，脱下后清洁面向外，卷好后投入污衣袋中（口述）	4	未口述扣4分	
操作后	6	清理用物 洗手，记录	3 3		
综合评价	10	隔离观念强 操作规范、熟练、流畅	5 5		
总分	100				

穿、脱防护用品操作考核评分标准

项目	总分	技术操作要求	分值	扣分细则	得分
操作前	17	服装、鞋帽整洁	2		
		修剪指甲、洗手	4	缺少一项扣2分	
		作自我介绍	1		
		评估病人的病情、治疗与护理；隔离的种类及措施、穿防护用品的环境	4	少评估一项扣1分	
		备物齐全，检查防护服型号	4	少一件扣1分，未检查扣1分	
		环境（安静、整洁、安全、舒适）	2	一项不符扣0.5分	

项目	总分	技术操作要求	分值	扣分细则	得分
操作中	65	手卫生,搓揉时间不少于15s	5	方法不正确扣1分,搓揉时间<15s扣1分,漏洗一步扣1分	
		戴一次性帽子	3	方法不正确扣1分,头发外漏扣1分,未完全拉开帽子扣1分	
		戴医用防护口罩,检查密合性	8	未检查口罩系带扣1分,托拿不正确扣1分,佩戴顺序不正确扣1分,未检查密合性扣2分,检查方法不正确扣1分	
		检查并穿防护服(先穿下衣,再穿上衣)	12	选择型号不适合扣1分,未检查完整性及有效期扣1分,防护服帽子未完全盖住一次性帽子扣1分,防护服接触地面扣1分	
		检查并正确佩戴护目镜或面屏	4	漏检查一项扣1分,方法不正确扣1分,未戴牢扣1分	
		穿一次性鞋套,再次检查防护服的严密性	4	不正确扣1分,遗漏扣1分	
		执行手卫生,脱防护面屏或防护眼镜	6	顺序不正确扣2分,污染扣2分,未放入指定容器扣1分,未执行手卫生扣1分	
		执行手卫生,按内裹外原则脱防护服、手套、鞋套	15	顺序不正确扣2分,污染扣2分,未放入指定容器扣2分,未执行手卫生扣1分	
		执行手卫生,脱口罩、帽子	8	手法不正确扣1分,双手触及面部扣2分,二次污染扣1分,未放入指定桶内扣1分,未执行手卫生扣1分	
操作后	8	执行手卫生,正确佩戴医用外科口罩	8	顺序不正确扣2分,污染扣2分,未执行手卫生扣2分	
综合评价	10	全过程操作熟练,规范,符合操作原则	10	不熟练扣1分,频繁污染扣5分	
总分	100				

(张金丽)

实践四 | 轮椅运送技术

【工作情景】

病人,女性,56岁,骑自行车时摔伤致左小腿胫腓骨骨折,入院1周,尚不能独立行走。室外阳光明媚,但气温偏低,病人饭后想到室外晒太阳。

【工作任务】

1. 正确使用轮椅运送病人到室外晒太阳。
2. 注意保暖,病人安全,舒适。
3. 动作轻稳、协调,沟通有效,关爱病人。

【工作过程】

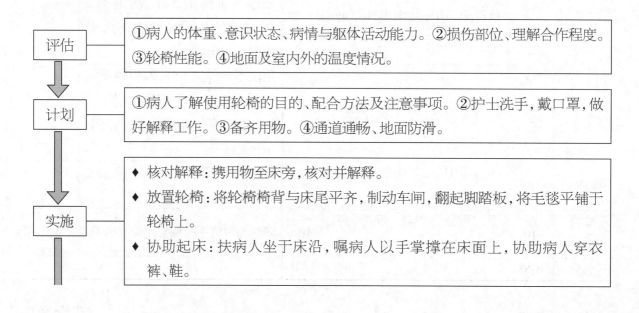

| 评估 | ①病人的体重、意识状态、病情与躯体活动能力。②损伤部位、理解合作程度。③轮椅性能。④地面及室内外的温度情况。 |

| 计划 | ①病人了解使用轮椅的目的、配合方法及注意事项。②护士洗手,戴口罩,做好解释工作。③备齐用物。④通道通畅、地面防滑。 |

| 实施 | ◆ 核对解释:携用物至床旁,核对并解释。
◆ 放置轮椅:将轮椅椅背与床尾平齐,制动车闸,翻起脚踏板,将毛毯平铺于轮椅上。
◆ 协助起床:扶病人坐于床沿,嘱病人以手掌撑在床面上,协助病人穿衣裤、鞋。 |

◆ 协助上椅：嘱病人双手置于护士肩上，护士双手环抱病人腰部，协助病人下床站立，移向轮椅，坐于轮椅中。将毛毯上端围在病人颈部，两侧围裹双臂，别针固定，余下包裹下肢。翻下脚踏板，协助病人将脚置于脚踏板上，系上安全带。整理床单位，铺暂空床。放松制动闸，嘱病人身体向后靠，推病人至目的地。

◆ 协助回床：推轮椅椅背与床尾平齐。轮椅制动，翻起脚踏板。解除安全带、毛毯和别针。嘱病人双手置于护士肩上，护士双手环抱病人腰部。协助病人站起，转身坐于床沿，脱去鞋子、外衣。协助病人取舒适卧位，盖好盖被。

◆ 整理用物：整理床单位，观察病人病情，推轮椅至原处放置。

评价 ── ①病人感觉安全、舒适。②护患沟通有效，病人配合。③操作时动作轻稳、协调，注意遵守节力原则。

【注意事项】

1. 使用轮椅前应检查各部件性能是否完好，确保病人安全。

2. 嘱病人在推行过程中身体不可前倾，尽量向后靠，不可自行站立或下轮椅，上下坡时，嘱病人抓好扶手，保证安全。

3. 推轮椅时应控制车速，保持平稳，使病人舒适；过门槛时，翘起前轮，避免震动过大。

4. 根据室外温度适当增加衣服、盖被，注意保暖，防止受凉。

5. 运送过程中注意观察病人病情变化，避免引起并发症或其他不适感。

6. 保证病人的持续性治疗不受影响。

【建议和要求】

1. 要求该操作每个学生均考核达标。

2. 用仿真模型练习或实际操作体验。考核时设置不同情境案例，布置工作任务。

3. 强调爱伤观念，注意保暖，途中密切观察病人病情，进行有效沟通。

4. 完成实训报告。

轮椅运送技术评分标准

项目	总分	技术操作要求	分值	扣分细则	得分
操作前	23	服装、鞋帽整洁	2		
		洗手、戴口罩	4	缺少一项扣2分	
		核对床号、姓名、住院号,向病人解释操作的目的、配合方法	4	未核对扣2分,少一项扣1分。未解释扣2分,语言、态度不当扣1分	
		作自我介绍	1		
		评估病人(体重、病情、意识状态、躯体活动能力、损伤部位、理解合作程度)	6	少评估一项扣1分	
		检查轮椅性能、备物齐全	4	不检查扣2分、少一件扣1分	
		环境(宽敞、安静、整洁、安全、舒适)	2	一项不符扣0.5分	
操作中	56	将轮椅椅背与床尾平齐,制动车闸	4	放置错误、缺少一项扣2分	
		翻起脚踏板,平铺毛毯于轮椅上	4	缺少一项扣2分	
		扶病人坐于床沿,嘱病人以手掌撑在床面上	4	缺少一项扣2分	
		协助病人穿衣裤、鞋	4	缺少一项扣2分	
		正确协助病人下床站立,移向轮椅,坐于轮椅中	6	错误一项扣2分	
		用毛毯包裹好病人	4		
		翻下脚踏板,协助病人将脚置于脚踏板上	2		
		系上安全带	2		
		整理床单位,铺暂空床	2		
		放松制动闸,推病人至目的地,交代注意事项	4	未交代注意事项扣4分	

项目	总分	技术操作要求	分值	扣分细则	得分
操作中		推轮椅椅背与床尾平齐,轮椅制动	4		
		翻起脚踏板	2		
		解除安全带、毛毯和别针	4	缺少一项扣2分	
		正确协助病人站起、转身、坐于床沿	6	指令错误一项扣2分	
		脱去鞋子、外衣	2		
		协助病人取舒适卧位,盖好盖被	2		
操作后	8	病人床单位整洁	2		
		轮椅归位	3		
		洗手,记录	3		
综合评价	13	病人感觉良好	4		
		动作轻巧稳重、准确、安全	6		
		与病人沟通有效	3		
总分	100				

（梁芳恋）

实践五 | 平车运送技术

　　病人,女性,35 岁,自高处坠落伤及头颈部,经检查诊断为脑损伤、颈椎骨折,紧急行脑室引流术。手术后需运送病人入病区。

【工作任务】

1. 选择四人搬运法使用平车转运病人至病区。
2. 注意保暖,保证病人安全,维持治疗。
3. 动作轻稳、协调,关爱病人。

【工作过程】

评估	①病人的体重、意识状态、病情与躯体活动能力。②损伤部位、理解合作程度。③平车性能。④地面及室内外的温度情况。

计划	①病人了解使用平车的目的、配合方法及注意事项。②护士洗手,戴口罩,做好解释工作。③备齐用物。④通道通畅、地面防滑。

实施	◆ 核对解释:携用物至床旁,核对并解释。 ◆ 安置导管:妥当安置病人身体上的导管、输液装置。 ◆ 放置平车:移开床旁桌、椅,松开盖被。将平车与病床纵向紧靠,大轮靠近床头,将平车制动。

◆ 搬运病人：在病人腰部、臀部下铺帆布单或中单。护士甲抬起病人的头、颈、肩，护士乙抬起病人的双腿，护士丙、丁分别站于病床及平车两侧，紧握帆布单或中单，四人同时抬起病人，放于平车中央。盖好盖被。拉起护栏。

◆ 铺暂空床：整理床单位，将床改为暂空床。

◆ 运送病人：松开平车制动闸，保持均匀、缓慢的车速推病人到指定地点。

◆ 协助回床：回床搬运与离床搬运方法相同。

评价 ── ①病人感觉安全、舒适。②护患沟通有效，病人配合。③操作时动作轻稳、协调，注意遵守节力原则。

【注意事项】

1. 搬运病人时动作轻稳、准确、协调一致，保证病人安全和舒适。

2. 搬运病人前妥善安置各种导管，避免扭曲、脱落、受压，保持管道通畅。

3. 注意给病人保暖，避免受凉。

4. 病人卧于平车中央，保证病人安全，病人头部位于大轮端以减少颠簸，上下坡保持病人头部始终在高处，以免引起不适。

5. 搬运骨折病人，平车上需垫木板，并固定好骨折部位；有输液管及引流管的病人，应保持管道通畅；脑损伤、颌面部外伤及昏迷病人，应将头偏向一侧。

6. 护士运送病人时站在病人头侧，便于观察病情，尽量减少途中停留。

7. 确保病人的持续性治疗不受影响。

8. 推平车进出门时，应先打开门，不可用车撞门以免震动病人及损坏设施。

【建议和要求】

1. 要求该操作每个学生均考核达标。

2. 用仿真模型练习或实际操作体验。考核时设置不同情境案例，布置工作任务。

3. 强调爱伤观念，注意保暖，途中密切观察病人病情并进行有效沟通。

4. 完成实训报告。

平车运送技术评分标准

项目	总分	技术操作要求	分值	扣分细则	得分
操作前	23	服装、鞋帽整洁	2		
		洗手、戴口罩	4	缺少一项扣2分	
		核对床号、姓名、住院号,向病人解释操作的目的、配合方法	4	未核对扣2分,少一项扣1分。未解释扣2分,语言、态度不当扣1分	
		作自我介绍	1		
		评估病人(体重、病情、意识状态、躯体活动能力、损伤部位、理解合作程度)	6	少评估一项扣1分	
		检查平车性能,备物齐全	4	不检查扣2分、少一件扣1分	
		环境(宽敞、整洁、安全、舒适)	2	一项不符扣0.5分	
操作中	56	妥当安置病人身体上的导管、输液装置(口述)	4	缺少一项扣2分	
		移开床旁桌、椅,松开盖被	4	缺少一项扣2分	
		将平车与病床纵向紧靠,大轮靠近床头	4	放置错误一项扣2分	
		将平车制动	2		
		在病人腰部、臀部下铺帆布单或中单	4		
		护士甲抬起病人的头、颈、肩,护士乙抬起双腿,护士丙、丁分别站于病床及平车两侧,紧握帆布单或中单	12	1人操作错误扣3分	
		四人同时抬起病人,放于平车中央	4	不同步扣2分	
		盖好盖被	2		
		拉起护栏	2		
		整理床单位,将床改为暂空床	2		
		松开平车制动闸,保持均匀、缓慢的车速推病人到指定地点	4	未松制动闸、速度过快扣2分	
		回床搬运与离床搬运方法相同	12	1人操作错误扣3分	

项目	总分	技术操作要求	分值	扣分细则	得分
操作后	8	病人床单位整洁	2		
		平车归位	3		
		洗手,记录	3		
综合评价	13	病人感觉良好	4		
		动作轻巧稳重、准确、安全	6		
		与病人沟通有效	3		
总分	100				

（梁芳恋）

实践六 | 安置各种卧位

【工作情景】

病人，女性，26岁，诊断为急性化脓性阑尾炎，在硬膜外麻醉下实施了阑尾切除术。手术顺利，病人回到病房，依病情为病人安置卧位。

【工作任务】

1. 术后6~8h内，为了预防颅内压减低引起的头痛，为病人安置去枕仰卧位。
2. 12h以后，病人生命体征稳定，应采取半坐卧位，以利于引流和减轻伤口疼痛。
3. 病人安全、舒适，肢体处于功能位。
4. 动作轻稳，沟通有效，关爱病人。

【工作过程】

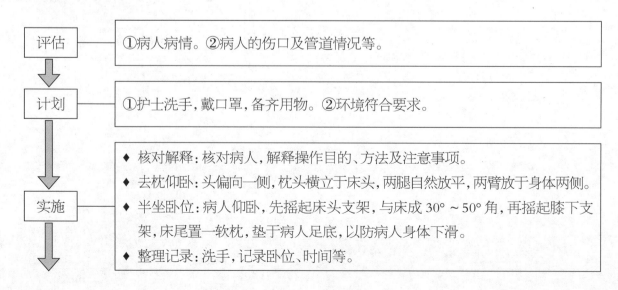

评估	①病人病情。②病人的伤口及管道情况等。
计划	①护士洗手，戴口罩，备齐用物。②环境符合要求。
实施	◆ 核对解释：核对病人，解释操作目的、方法及注意事项。 ◆ 去枕仰卧：头偏向一侧，枕头横立于床头，两腿自然放平，两臂放于身体两侧。 ◆ 半坐卧位：病人仰卧，先摇起床头支架，与床成30°~50°角，再摇起膝下支架，床尾置一软枕，垫于病人足底，以防病人身体下滑。 ◆ 整理记录：洗手，记录卧位、时间等。

评价	病人配合，安全、无意外，沟通有效。

【注意事项】

1. 根据病人病情安置各种适当的卧位。
2. 护士动作轻稳、协调、节力，病人肢体处于功能位。
3. 注意随时观察病情、伤口、导管、皮肤受压等情况。

【建议和要求】

1. 安排实训课，教师设置不同情境案例，布置工作任务，学生分小组完成相应的工作任务。
2. 强调病人安全、舒适，肢体处于功能位。
3. 小组根据各自的情景案例演示操作，学生讨论，教师点评。
4. 完成实训报告。

（杨建英）

实践七 | 协助病人更换卧位

【工作情景】

病人，男性，68岁，体重65kg，因骨盆骨折入院。入院后给予手术治疗，一级护理。一日上午护士查房，发现病人身体滑向床中部。

【工作任务】

1. 为预防病人发生压疮，护士协助病人翻身侧卧，每2h更换卧位一次。
2. 协助病人移向床头，恢复安全而舒适的卧位。
3. 病人安全、舒适，肢体处于功能位。
4. 动作轻稳，关爱病人。

【工作过程】

实践7-1　协助病人翻身侧卧

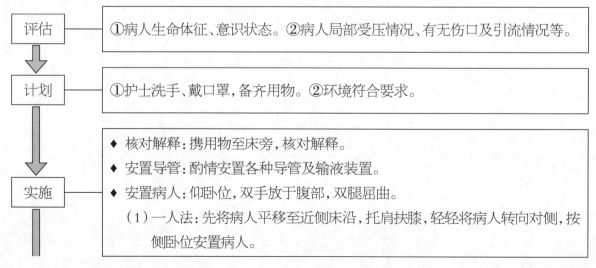

| 评估 | ①病人生命体征、意识状态。②病人局部受压情况、有无伤口及引流情况等。 |

| 计划 | ①护士洗手、戴口罩，备齐用物。②环境符合要求。 |

实施
- ◆ 核对解释：携用物至床旁，核对解释。
- ◆ 安置导管：酌情安置各种导管及输液装置。
- ◆ 安置病人：仰卧位，双手放于腹部，双腿屈曲。
  - （1）一人法：先将病人平移至近侧床沿，托肩扶膝，轻轻将病人转向对侧，按侧卧位安置病人。

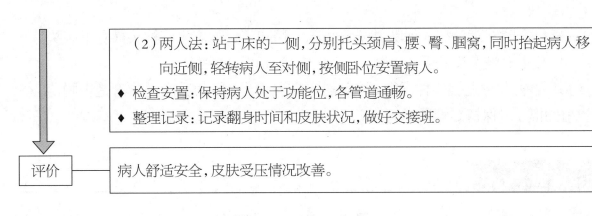

（2）两人法：站于床的一侧，分别托头颈肩、腰、臀、腘窝，同时抬起病人移向近侧，轻转病人至对侧，按侧卧位安置病人。

◆ 检查安置：保持病人处于功能位，各管道通畅。

◆ 整理记录：记录翻身时间和皮肤状况，做好交接班。

| 评价 | 病人舒适安全，皮肤受压情况改善。 |

实践 7-2　协助病人移向床头

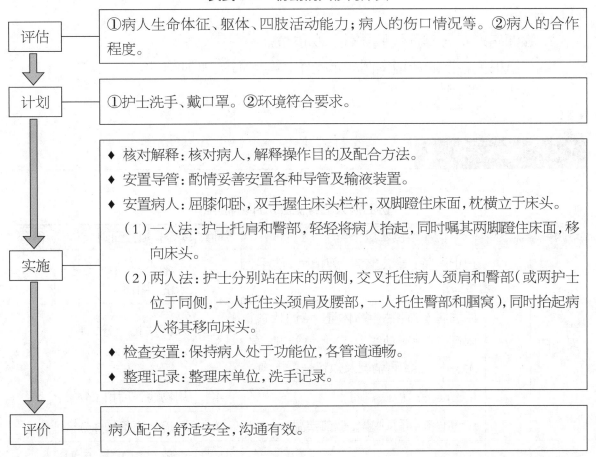

| 评估 | ①病人生命体征、躯体、四肢活动能力；病人的伤口情况等。②病人的合作程度。 |

| 计划 | ①护士洗手、戴口罩。②环境符合要求。 |

| 实施 | ◆ 核对解释：核对病人，解释操作目的及配合方法。
◆ 安置导管：酌情妥善安置各种导管及输液装置。
◆ 安置病人：屈膝仰卧，双手握住床头栏杆，双脚蹬住床面，枕横立于床头。
（1）一人法：护士托肩和臀部，轻轻将病人抬起，同时嘱其两脚蹬住床面，移向床头。
（2）两人法：护士分别站在床的两侧，交叉托住病人颈肩和臀部（或两护士位于同侧，一人托住头颈肩及腰部，一人托住臀部和腘窝），同时抬起病人将其移向床头。
◆ 检查安置：保持病人处于功能位，各管道通畅。
◆ 整理记录：整理床单位，洗手记录。 |

| 评价 | 病人配合，舒适安全，沟通有效。 |

【注意事项】

1. 护士应注意节力原则，动作轻稳，协调一致。

2. 移动时应将病人稍抬起，再行翻身。移动病人时应将病人抬离床面，不可有拖、拉、推等动作。

3. 翻身时注意为病人保暖并防止坠床。移向床头时应先将枕头横立于床头。

4. 根据病情及皮肤受压部位情况，确定翻身间隔时间。

5. 如病人身上有各种导管，移动前应安置妥当，移动后检查导管是否脱落、移位、扭曲等，以保持导管通畅。

【建议和要求】

1. 安排实训课，教师设置不同情境案例，布置工作任务，学生分小组完成相应的工作任务。

2. 强调病人安全、舒适、肢体处于功能位。

3. 小组根据各自的情境案例演示操作，学生讨论，教师点评。

4. 完成实训报告。

【操作考核评分标准】

协助病人翻身侧卧法评分标准

项目	总分	技术操作要求	分值	扣分细则	得分
操作前	20	护士准备：着装整洁，剪指甲，洗手，戴口罩	5	一项未做到扣2分，未洗手扣3分	
		评估病人：评估生命体征、意识状态、体重、肢体活动能力、心功能状况、有无手术、引流管情况及敷料是否干燥	8	未评估扣8分，评估少一项扣1分	
		用物准备：软枕、翻身卡	4	用物缺一项扣1分	
		环境准备：屏风遮挡，调节室温	3	环境未准备扣2分	
操作中	52	携用物至病人床边，核对、解释并取得合作	3	未核对扣1分，未解释扣1分，准备不充分扣1分	
		固定床脚刹车，妥善处置各种管道。有敷料者应先检查，有治疗性牵引者变换卧位时不能放松牵引。颅脑手术后头部只能卧于健侧或平卧	5	准备不充分酌情扣分	

项目	总分	技术操作要求	分值	扣分细则	得分
操作中		松开被尾，拉起对侧护栏	3	未松开被尾扣1分，未拉起护栏扣2分	
		协助病人双手置于腹部，抬起病人肩部、腰部；抬起病人腰部及臀部；抬起病人下肢，从上到下依次向护士近侧移动病人	10	不操作扣3分，顺序不对扣5分	
		护士一手托肩，一手托膝，轻轻将病人转向对侧，背向护士。翻身过程中注意病人安全，避免拖拉病人，保护局部皮肤	5	顺序不对不得分	
		观察病人呼吸、面色及询问病人有无不舒适	5	未观察扣5分	
		检查病人背部皮肤颜色，有无发红发紫	5	未观察扣5分	
		在病人腰背部、两膝间及胸前各垫上软枕，将病人摆好舒适的体位，肢体各关节处于功能位	11	一处未垫扣2分，病人体位不舒适、肢体各关节未处于功能位扣5分	
		检查敷料、导管等情况，妥善固定导管	5	未检查扣2分，导管未妥善固定扣1分	
操作后	10	记录病人情况、翻身时间、所取卧位、病人皮肤情况、处理；记录翻身卡并做好交班	7	一处未记录扣1分，未交班扣1分	
		再次核对病人	3	不核对不得分	
综合评分	18	病人明确翻身的目的并配合	6	病人不配合扣6分	
		无并发症发生，病人安全、舒适	6	皮肤擦伤、导管脱落扣6分	
		操作熟练、稳重、节力	6	不熟练扣3分，不节力扣3分	
总分	100				

协助病人移向床头评分标准

项目		总分	技术操作要求	分值	扣分细则	得分
操作前		20	仪表端庄、服装整洁	2		
			洗手,戴口罩	2	缺少一项扣1分	
			核对床号、姓名、住院号,向病人解释操作的目的、配合方法	6	未核对扣2分,少一项扣1分	
			作自我介绍	1		
			评估病人(病情、意识状态、躯体、四肢活动能力、心理及合作程度、伤口及引流情况等)	6	少评估一项扣1分	
			移开床头桌	1	未做扣1分	
			了解病人有无约束,安置好病人身上的导管	2	不符合要求扣2分	
操作中	一人协助病人移向床头	26	放平床头,固定床脚轮,将枕头横立于床头	4	缺少一项扣1分。未放平床头扣1分	
			病人仰卧屈膝,双手握住床头	6	未帮助病人取舒适卧位扣2分。未指导病人动作扣2分	
			将病人身上的用物正确处理(如各种导管、输液装置等)	6	不符合要求扣2分	
			护士用手稳住病人双脚,在臀部提供助力,同时用力,使其上移。注意病人的安全、保暖、体位舒适,动作轻柔。及时询问病人的感受及心理反应	10	未指导病人动作扣2分。操作手法错误扣2分	

项目		总分	技术操作要求	分值	扣分细则	得分
操作中	两人协助病人移向床头	26	放平床头,固定床脚轮,将枕头横立于床头	4	缺少一项扣1分。未放平床头扣1分	
			将病人身上的用物正确处理(如各种导管、输液装置等)	6	不符合要求扣2分	
			两人站在床两侧,交叉托住病人颈肩、腰臀部,或两人同侧,一人托住颈肩腰部,一人托住臀部及膝关节	6	操作手法错误扣3分。未指导病人与护士一起用力扣3分。护士双脚未前后分开扣2分	
			两人同时抬起移向床头。注意病人的安全、保暖、体位舒适,动作轻柔。及时询问病人的感受及心理反应	10	两人用力动作不一致扣3分	
	观察病情变化	12	观察各种引流管是否通畅,导管固定情况,皮肤情况;观察病人病情变化,询问病人有无不适	12	未观察扣3分,导管固定不牢扣2分,未询问扣2分	
操作后		6	放回枕头,抬高床头,整理床单位	2	一项不符合要求扣1分	
			与病人沟通良好,询问病人感受	2		
			洗手,做好记录(记录在基础护理项目执行单上并签名)	2	未记录扣1分	
综合评价		10	病人舒适、安全,病床整洁	2	不符合要求扣2分	
			动作准确、节力	4	不符合要求扣1分	
			时间不超过5min	4	超过1min扣1分	
总分		100				

(杨建英)

实践七 | 协助病人更换卧位 | 35

实践八 | 保护具的使用技术

【工作情景】

病人,男性,25岁,建筑工人,颅脑外伤,颈椎骨折。病人入院后前2d出现意识障碍,烦躁。

【工作任务】

1. 防止病人因意识不清而发生坠床、撞伤及抓伤等意外。
2. 确保病人安全和治疗护理工作顺利进行。

【工作过程】

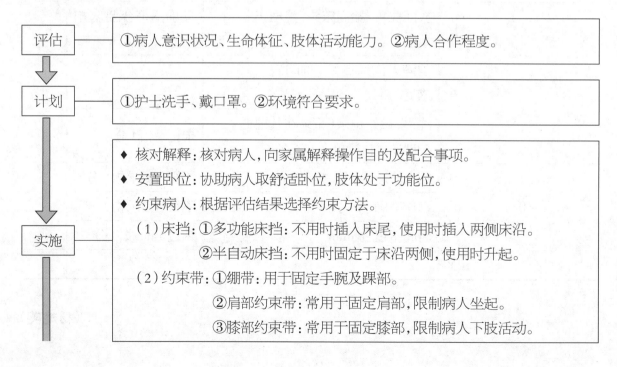

| 评估 | ①病人意识状况、生命体征、肢体活动能力。②病人合作程度。 |

| 计划 | ①护士洗手、戴口罩。②环境符合要求。 |

| 实施 | ◆ 核对解释:核对病人,向家属解释操作目的及配合事项。
◆ 安置卧位:协助病人取舒适卧位,肢体处于功能位。
◆ 约束病人:根据评估结果选择约束方法。
(1)床挡:①多功能床挡:不用时插入床尾,使用时插入两侧床沿。
　　　　②半自动床挡:不用时固定于床沿两侧,使用时升起。
(2)约束带:①绷带:用于固定手腕及踝部。
　　　　②肩部约束带:常用于固定肩部,限制病人坐起。
　　　　③膝部约束带:常用于固定膝部,限制病人下肢活动。 |

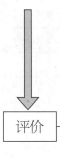

◆ 整理记录：置病人于舒适卧位，整理床单位，洗手记录。

◆ 检查安置：保持病人处于功能位，各管道通畅。

◆ 整理记录：整理床单位，洗手记录。

评价 ——— 病人舒适安全。

【注意事项】

1. 保护具只能短期使用，约束带要定时松解，每2h放松一次。

2. 使用时病人肢体及关节处于功能位，约束带下应垫衬垫，注意约束部位的皮肤颜色、温度、活动及感觉。

【建议和要求】

1. 安排实训课，教师设置不同情境案例，布置工作任务。

2. 强调病人安全、舒适、肢体处于功能位。

3. 动作轻巧、稳重，关爱病人。

4. 完成实训报告。

【操作考核评分标准】

保护具的使用技术操作评分标准

项目	总分	技术操作要求	分值	扣分细则	得分
操作前	18	服装、鞋帽整洁	1		
		洗手、戴口罩	1	一项不符扣0.5分	
		核对床号、姓名、住院号，向病人解释操作的目的、配合方法	2	未核对扣1分，少核对一项扣1分。未解释扣2分，语言、态度不当扣1分	
		作自我介绍	1		

项目		总分	技术操作要求	分值	扣分细则	得分
操作前			评估病人的年龄、病情、意识、生命体征、肢体活动度	2	少评估一项扣1分	
			评估约束处皮肤有无破损及血液循环障碍	2		
			评估病人与家属对保护具使用的了解、接受程度及合作程度	2	少评估一项扣1分	
			检查床挡的性能	1		
			备齐并检查用物:约束带、肩部约束带、膝部约束带、棉垫	4	少一件扣1分	
			关闭门窗、拉帷帘、保护病人隐私	1		
			协助病人安置舒适体位	1		
操作中	床挡	9	拉起近侧床挡	3	未做一项扣1分	
			确认近侧床挡固定稳妥	3		
			拉起并确认对侧床挡固定稳妥	3		
	肢体约束	15	将病人两手放于身体两侧靠床沿,保持功能位	3	未做一项扣2分	
			用棉垫包裹手腕	4		
			约束带打成双套结,套在棉垫外稍拉紧,以肢体不易脱出,不影响血液循环为宜	5	松紧不宜扣2分	
			将约束带系于床沿	3		
	肩部约束	16	将约束带横放在病人肩下	2		
			腋窝下衬棉垫	4		
			将约束带自腋窝拉出,将同侧约束带自上方向下穿过拉出	2	未衬棉垫扣4分	
			调节松紧度	4		
			将两端系于床头	2	松紧度不适宜扣2分	
			观察局部血液循环,了解病人主诉	2		

项目		总分	技术操作要求	分值	扣分细则	得分
操作中	膝部约束	15	双腿保持功能位,裤腿平整	3	未保持功能位扣2分	
			约束带横于双膝下	2		
			膝部衬棉垫	4	未衬棉垫扣4分	
			将约束带分别固定两膝部,松紧适宜,在膝上打结	3		
			将约束带两端分别系于两侧床沿	3		
操作后		19	记录开始约束的时间	2	未注意观察扣2分	
			注意观察远端肢体的血液循环情况,每15min观察1次	3		
			每2h松解固定1次	3	没有按时松解扣2分;未保持功能位扣2分	
			约束期间保持肢体处于功能位	3		
			病人床单位整洁	2	未记录扣2分	
			记录使用原因、时间、观察结果、解除时间	4		
			清理用物	1	未做到扣2分	
			洗手,脱口罩	1		
综合评价		8	操作熟练、方法正确、符合操作要求	6	操作不符合要求扣3分	
			保护病人隐私,病人感受良好	2		
合计		100				

(杨建英)

实践九 | 生命体征测量技术

【工作情景】

病人,女性,30岁,持续发热,头痛、咳嗽、鼻塞3d,以"发热待查"收入呼吸内科。护士需对其进行体温、脉搏、呼吸及血压的测量。

【工作任务】

1. 遵医嘱完成生命体征的测量,掌握体温、脉搏、呼吸和血压的正常范围、测量方法和记录方法。
2. 注意体温的监测和体温过高病人的护理。
3. 操作严谨规范,沟通有效,关心、尊重病人,测量数值准确。

【工作过程】

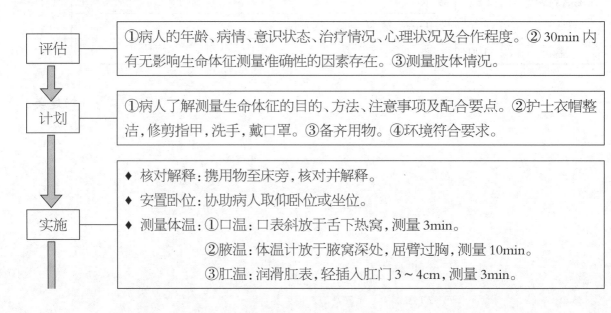

评估 — ①病人的年龄、病情、意识状态、治疗情况、心理状况及合作程度。② 30min 内有无影响生命体征测量准确性的因素存在。③测量肢体情况。

计划 — ①病人了解测量生命体征的目的、方法、注意事项及配合要点。②护士衣帽整洁,修剪指甲,洗手,戴口罩。③备齐用物。④环境符合要求。

实施 —
◆ 核对解释:携用物至床旁,核对并解释。
◆ 安置卧位:协助病人取仰卧位或坐位。
◆ 测量体温:①口温:口表斜放于舌下热窝,测量 3min。
②腋温:体温计放于腋窝深处,屈臂过胸,测量 10min。
③肛温:润滑肛表,轻插入肛门 3~4cm,测量 3min。

◆ 测量脉搏：护士以示指、中指、无名指的指端按压在桡动脉搏动处。正常脉搏测量 30s 乘以 2，异常脉搏、危重病人测 1min。

◆ 测量呼吸：保持诊脉手势，观察病人胸部或腹部的起伏。一般测量 30s 乘以 2，异常呼吸病人或婴儿测 1min，呼吸微弱不易观察时，可用少许棉花置于病人鼻孔前，观察棉花被吹动的次数，计数 1min。

◆ 测量血压：肱动脉测量。测量时使血压计"0"点与肱动脉、心脏位于同一水平。袖带下缘距肘窝 2~3cm，松紧以能放入一指为宜。听诊器胸件置于肱动脉搏动最明显处，均匀充气，缓慢放气，准确测量。

◆ 整理记录：洗手、记录并简要解释、整理。

评价 —— 护患沟通有效，病人配合，安全，无意外；操作方法正确，测量结果准确。

【注意事项】

1. 避免影响测量的各种因素。

2. 婴幼儿及精神异常、昏迷、口腔疾患、口鼻手术、呼吸困难、不能合作者，不宜测口温；腋下出汗较多，腋下有创伤、手术、炎症者，肩关节受伤或极度消瘦夹不紧体温计者不宜测腋温；直肠或肛门手术、腹泻者禁忌测肛温；心肌梗死病人不宜测肛温，以免刺激肛门引起迷走神经反射，导致心动过缓。

3. 测量脉搏勿用拇指诊脉。脉搏短绌病人应由 2 名护士同时测量。一人听心率，另一人测脉率，由听心率者发出"起"与"停"的口令，计数 1min。

4. 测量呼吸时应转移病人的注意力，使其处于自然呼吸状态。

5. 测量血压时排除各种影响因素，发现血压异常或听不清时，应稍待片刻重新测量。必要时，做双侧对照。

6. 对血压测量的要求　应至少测量两次，间隔 1~2min 重复测量，取 2 次读数的平均值记录。如果收缩压或舒张压的 2 次读数相差 5mmHg 以上，应再次测量，取 3 次读数的平均值记录。首诊时测量两上臂血压，以血压读数较高的一侧作为测量的上臂。

1. 要求该操作每个学生均考核达标。
2. 实际操作体验。考核时设置不同情境案例,布置工作任务。
3. 强调爱伤观念,动作轻柔、有效沟通。
4. 完成实训报告。

【操作考核评分标准】

生命体征测量技术评分标准

项目		总分	技术操作要求	分值	扣分细则	得分
操作前		23	服装、鞋帽整洁	2		
			洗手、戴口罩	4	缺少一项扣2分	
			核对床号、姓名、住院号,向病人解释操作的目的、配合方法	4	未核对扣2分,少一项扣1分。未解释扣2分,语言、态度不当扣1分	
			作自我介绍	1		
			评估病人(病情、意识状态、心理及合作程度、活动、冷热饮等情况)	4	少评估一项扣1分	
			备物齐全,按顺序放置	4	少一件扣1分,顺序错扣2分	
			环境(安静、整洁、安全、舒适)	2	一项不符合扣0.5分	
			正确安置病人体位,使病人舒适	2		
操作中	测量体温	10	检查体温计	2	检查及测量方法不正确,扣3~5分,时间不正确扣3分,其他酌情扣分	
			测量部位选择合适	3		
			指导病人正确夹体温计	2		
			测量时间符合要求	3		
	测量脉搏	10	采用正确部位和方法测量脉搏	5	测量方法、位置不正确扣3~5分,时间不够扣3分	
			测量时间、计数符合要求	3		
			正确记录	2		

项目		总分	技术操作要求	分值	扣分细则	得分
操作中	测量呼吸	10	采用正确的方法测量呼吸	3	测量方法、位置不正确扣3~5分,时间不够扣3分	
			病人无察觉,结果准确	2		
			测量时间、计数符合要求	3		
			正确记录	2		
	测量血压	26	病人卷袖过肘,正确确定肱动脉位置	4	肢体暴露、缠袖带、血压计放置不正确扣1~3分,未触摸肱动脉搏动或胸件放置位置不正确扣1~2分,打气不够、放气速度过快或过慢扣1~3分	
			正确打开血压计及开关	2		
			缠袖带部位、方法正确,松紧适宜	4		
			正确安置胸件位置	2		
			充气量合适	2		
			放气速度均匀,目光平视水银柱刻度	3		
			正确整理袖带、关闭血压计	3		
			测量结果准确,正确记录	6		
操作后		8	协助病人取舒适卧位,整理床单位	2	体温计未消毒扣3分,消毒不正确扣1~3分,血压计汞槽未关闭扣3分,体温计破裂扣3分;体温单记录符号、数值错误1次扣2分,填写、连线错误1次扣1分,其他酌情扣分	
			清理用物	3		
			洗手,记录	3		
综合评价		13	测量结果准确,记录正确	4	每超时30s扣1分	
			操作熟练有序(10min)	3		
			动作轻稳,病人安全	2		
			语言清楚,解释合理	2		
			沟通有效,能体现人文关怀	2		
总分		100				

(郑　渊)

实践十 | 口腔护理技术

【工作情景】

　　病人，男性，68 岁，因咳嗽、痰中带血、胸痛、呼吸困难入院。查体：T 38.9℃，P 80 次 /min，R 16 次 /min，BP 160/100mmHg。诊断为右肺上叶中心型肺癌。病人于 5d 前在全麻下行右肺上叶切除术，前一天出监护室回病房，可翻身侧卧。病人由于年老体弱、伤口疼痛生活不能自理，需要给予照顾。

【工作任务】

　　1. 病人大手术后、伤口疼痛、生活不能自理，为病人做好特殊口腔护理，2 ~ 3 次 /d。

　　2. 操作方法正确、熟练，注意观察病人，保证病人舒适、安全。

　　3. 关爱病人，护患沟通有效，病人能主动配合。

【工作过程】

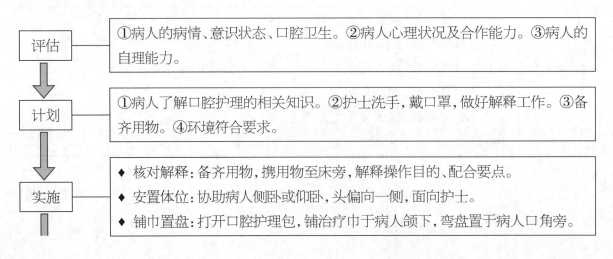

评估	①病人的病情、意识状态、口腔卫生。②病人心理状况及合作能力。③病人的自理能力。
计划	①病人了解口腔护理的相关知识。②护士洗手，戴口罩，做好解释工作。③备齐用物。④环境符合要求。
实施	◆ 核对解释：备齐用物，携用物至床旁，解释操作目的、配合要点。 ◆ 安置体位：协助病人侧卧或仰卧，头偏向一侧，面向护士。 ◆ 铺巾置盘：打开口腔护理包，铺治疗巾于病人颌下，弯盘置于病人口角旁。

- 湿润口唇：用棉签或棉球湿润口唇。
- 观察口腔：嘱病人张口，用压舌板轻轻撑开颊部观察口腔情况，取下活动义齿。昏迷及牙齿紧闭、无法自行张口的病人，可用张口器助其张口。
- 协助漱口：协助病人用吸水管吸温开水漱口，用纱布擦净口唇；昏迷病人禁忌漱口。
- 擦洗口腔。牙外侧：嘱病人咬合上下齿，一手用压舌板轻轻撑开颊部，另一手以弯血管钳夹取含有漱口液的棉球放入颊部内侧，由内向门齿纵向擦洗牙齿的外侧面；同法擦洗另一侧。牙内面：嘱病人张口，依次擦洗一侧牙齿的上内侧面、上咬合面、下内侧面、下咬合面，再按 Z 形擦洗一侧颊部；同法擦洗另一侧。硬腭、舌面、舌下：由内向外横向擦洗，勿触及咽部，以免引起恶心。
- 漱口涂药：再次协助病人漱口，清点棉球数量；检查口腔情况，有溃疡、真菌感染等，酌情涂药，有义齿者协助其佩戴；口唇干裂者可涂液状石蜡。
- 整理记录：清理用物，协助病人取舒适卧位，整理床单位。洗手，记录。

评价 ①病人感到口腔湿润，口腔清洁无异味，自感舒适。②病人和家属了解口腔清洁的知识、技能。③护患沟通有效，病人积极配合。

【注意事项】

1. 擦洗时动作要轻柔，特别是对凝血功能障碍的病人，要防止损伤口腔黏膜及牙龈。

2. 昏迷病人禁忌漱口；需用张口器时，应从臼齿处放入（牙关紧闭者不可暴力助其张口）；擦洗时需用血管钳夹紧棉球，每次一个，防止棉球遗留在口腔内；棉球不可过湿，防止因水分过多造成误吸。

3. 长期使用抗生素的病人，应注意观察其口腔内有无真菌感染。

4. 传染病病人的用物按消毒隔离原则处理。

5. 活动性义齿应先取出清洁，待操作结束后协助病人戴上。暂时不用的义齿，可清洁后放入冷开水中浸泡并每天更换清水。不可浸入热水，也不可用乙醇等消毒溶液浸泡或消毒，防止义齿变形、变色、老化。

1. 要求该操作每个学生均考核达标。

2. 在仿真模型上练习或实际操作体验。考核时设置不同情境案例，布置工作任务。

3. 强调爱伤观念，动作轻柔、有效沟通。

4. 完成实训报告。

【操作考核评分标准】

口腔护理操作考核评分标准

项目	总分	技术操作要求	分值	扣分细则	得分
操作前	23	服装、鞋帽整洁	2		
		洗手、戴口罩	4	缺少一项扣2分	
		核对床号、姓名、住院号，向病人解释操作的目的、配合方法	4	未核对扣2分，少一项扣1分。未解释扣2分，语言、态度不当扣1分	
		作自我介绍	1		
		评估病人（病情、意识状态、口腔状况、心理及合作程度）	4	少评估一项扣1分	
		备物齐全、按顺序放置	4	少一件扣1分，顺序错扣1分	
		环境（安静、整洁、安全、舒适）	2	一项不符扣0.5分	
		卧位正确、舒适	2		
操作中	56	湿润口唇	3		
		观察口腔，有义齿者取下	4	未取下义齿扣2分 义齿未放入冷开水中扣2分	
		协助病人漱口（对于昏迷病人要口述）	4	漱口液选用不正确扣4分	
		棉球湿度适宜、血管钳尖端无外露	4	棉球过湿或过干扣4分	
		正确指导病人配合擦洗	4	未指导病人配合操作扣4分	

项目	总分	技术操作要求	分值	扣分细则	得分
操作中		擦洗口腔各面顺序正确	6		
		擦洗口腔方法正确	8		
		擦洗口腔干净、无遗漏部位	6	一项未达标扣3分	
		协助病人漱口,擦干口角	4	一项未做扣2分	
		清点棉球数量	5		
		观察口腔,酌情涂药	4		
		撤治疗巾、弯盘方法正确	4	未做到一项扣2分	
操作后	8	病人床单位整洁,协助病人取舒适体位	2		
		清理用物	3		
		洗手,记录	3		
综合评价	13	病人感觉良好	4		
		操作熟练、准确、安全	6		
		与病人及时交流沟通	3		
总分	100				

实践十一 ｜ 压疮的预防及护理技术

【工作情景】

病人，男性，68 岁，因咳嗽、痰中带血、胸痛、呼吸困难入院。查体：T 38.9℃，P 80 次/min，R 16 次/min，BP 160/100mmHg。诊断为右肺上叶中心型肺癌。病人于 5d 前在全麻下行右肺上叶切除术，前一天出监护室回病房，可翻身侧卧。病人由于年老体弱、伤口疼痛，生活不能自理，需要给予照顾。

【工作任务】

1. 病人大手术后、伤口疼痛、生活不能自理，为预防压疮的发生，应为病人每 2h 翻身一次，必要时每 1h 翻身一次。
2. 操作方法正确、熟练，注意观察病人，保证病人舒适、安全。
3. 关爱病人，护患沟通有效，病人能主动配合。

【工作过程】

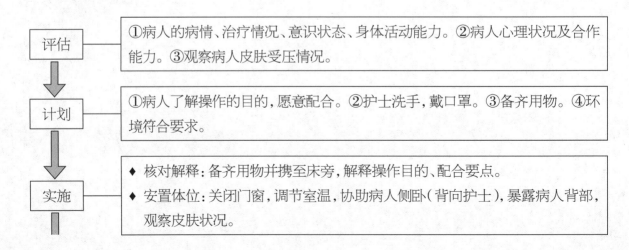

评估	①病人的病情、治疗情况、意识状态、身体活动能力。②病人心理状况及合作能力。③观察病人皮肤受压情况。
计划	①病人了解操作的目的，愿意配合。②护士洗手，戴口罩。③备齐用物。④环境符合要求。
实施	◆ 核对解释：备齐用物并携至床旁，解释操作目的、配合要点。 ◆ 安置体位：关闭门窗，调节室温，协助病人侧卧（背向护士），暴露病人背部，观察皮肤状况。

	◆ 温水擦洗：铺巾一半盖于病人背部，一半铺于病人身下，温水擦洗背部至骶尾部。
	◆ 背部按摩：两手掌蘸少许 50% 乙醇，用手掌鱼际、小鱼际以环形方式按摩，从骶尾部开始，沿脊柱两侧向上按摩，至肩部后环形向下至尾骨，如此反复有节律地按摩数次；再用拇指指腹蘸 50% 乙醇，由骶尾部开始沿脊柱按摩至第 7 颈椎处，如此反复有节律地按摩数次，用浴巾擦净背部乙醇，撤浴巾。
	◆ 局部按摩：两手掌蘸少许 50% 乙醇，以手掌的鱼际、小鱼际紧贴皮肤按摩身体其他容易发生压疮部位，做压力均匀的环形按摩，压力由轻到重，由重到轻，每个部位 3～5min。
	◆ 安置病人：撤去浴巾，协助病人穿好衣服，安置病人于舒适卧位，采取局部减压措施，如衬垫身体空隙处、使用气垫或减压贴，保护骨隆突处及易受压部位，保护局部受压皮肤。
	◆ 整理记录：清理用物，洗手，记录。
评价	①病人感觉舒适，皮肤清洁无破损。②按摩方法正确，局部皮肤微红。③护患沟通有效，病人积极配合。

【注意事项】

1. 协助病人翻身时应避免拖、拉、推的动作，以防擦破皮肤。

2. 按摩背部时，应压力均匀，由轻到重，再由重到轻，每次 3～5min。

3. 保持病人皮肤清洁、干燥，有大小便失禁、呕吐及出汗者，应及时用温热水擦洗干净，及时更换衣裤、被褥，做到"七勤"。

4. 避免在受压部位进行局部按摩，如局部出现压疮的早期症状，也不可在该处按摩。

5. 翻身、按摩时要注意保暖，勿使病人受凉。

6. 操作过程中要有爱伤观念，动作轻柔熟练，注意保护病人隐私。

【建议和要求】

1. 要求该操作每个学生均考核达标。

2. 在仿真模型上练习或实际操作体验。考核时设置不同情境案例，布置工作任务。

3. 强调爱伤观念,动作轻柔、有效沟通。

4. 完成实训报告。

【操作考核评分标准】

压疮的预防及护理技术操作考核评分标准

项目	总分	技术操作要求	分值	扣分细则	得分
操作前	23	服装、鞋帽整洁	2		
		洗手、戴口罩	4	缺少一项扣2分	
		核对床号、姓名、住院号,向病人解释操作的目的、配合方法	4	未核对扣2分,少一项扣1分。未解释扣2分,语言、态度不当扣1分	
		作自我介绍	1		
		评估病人(病情、意识状态、皮肤受压情况、心理及合作程度)	4	少评估一项扣1分	
		备物齐全、按顺序放置	4	少一件扣1分,顺序错扣1分	
		环境(安静、整洁、安全、舒适)	2	一项不符扣0.5分	
		检查各种导管安置情况	2		
操作中	56	关闭门窗,调节室温、水温	6	缺少一项扣2分	
		协助病人翻身侧卧,观察皮肤状况	6	缺少一项扣3分	
		铺浴巾于病人背部	4		
		擦洗颈、肩、背、臀部	8	少做一项扣2分	
		用50%乙醇按摩背部	10	按摩力度或方法不正确扣5分	
		用50%乙醇按摩局部皮肤	8	按摩力度或方法不正确扣4分	
		协助病人穿衣	6		
		观察及询问病人反应	4	缺少一项扣2分	
		指导病人加强营养及功能锻炼	4		

项目	总分	技术操作要求	分值	扣分细则	得分
操作后	8	病人床单位整洁,取舒适体位 清理用物 洗手,记录	2 3 3		
综合评价	13	病人感觉良好 动作轻巧稳重、准确、安全 与病人及时交流沟通	4 6 3		
总分	100				

（刘　丹）

实践十二 | 卧床病人更换床单技术

【工作情景】

病人，男性，68 岁，因咳嗽、痰中带血、胸痛、呼吸困难入院。查体：T 38.9℃，P 80 次 /min，R 16 次 /min，BP 160/100mmHg。诊断为右肺上叶中心型肺癌。病人于 5d 前在全麻下行右肺上叶切除术，前一天出监护室回病房，可翻身侧卧。病人由于年老体弱、伤口疼痛，生活不能自理，需要给予照顾。

【工作任务】

1. 病人大手术后、身体虚弱、长期卧床，生活不能自理，为病人更换床单、被套等床上用品。
2. 正确运用节力原则，操作规范，病人安全舒适。
3. 关爱病人，随时注意沟通，病人能主动配合。

【工作过程】

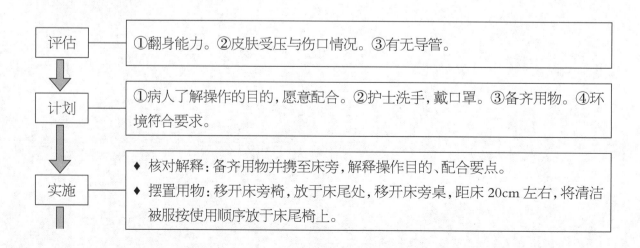

评估	①翻身能力。②皮肤受压与伤口情况。③有无导管。
计划	①病人了解操作的目的，愿意配合。②护士洗手，戴口罩。③备齐用物。④环境符合要求。
实施	◆ 核对解释：备齐用物并携至床旁，解释操作目的、配合要点。 ◆ 摆置用物：移开床旁椅，放于床尾处，移开床旁桌，距床 20cm 左右，将清洁被服按使用顺序放于床尾椅上。

- ◆ 松被扫单:病人侧卧于床对侧,背向护士,松开近侧各层床单,并卷入病人身下,扫净橡胶单、床褥。
- ◆ 铺好床单:铺清洁大单,放橡胶单,铺清洁中单,病人侧卧于已铺好的一边。护士至对侧,撤下污中单和大单,扫净橡胶单、床褥,铺好各层。
- ◆ 更换被套:松开被套,解开被尾带子,将污被套自被尾翻卷至被头,取出棉胎,平铺于床上,将正面向内的清洁被套铺于棉胎上,翻转拉出被套和棉胎的被角,套清洁被套同时卷出污被套,直至床尾;污被套放于污物袋中,系好被套尾端带子,叠成被筒,尾端向内折叠与床尾平齐。
- ◆ 整理盖被:系带,叠成被筒。
- ◆ 更换枕套:撤污枕套,换清洁枕套。
- ◆ 整理记录:整理用物,病人取舒适卧位,洗手,记录。

评价 —— ①病人感觉舒适、安全。②动作轻稳。③护患沟通有效,满足病人身心需要。

【注意事项】

1. 操作时动作轻稳,注意节力,若两人配合应动作协调。

2. 保证病人舒适与安全,不宜过多翻动和暴露病人,维护病人隐私,必要时可用床挡保护病人。

3. 病人的衣服、床单、被套等一般每周更换 1~2 次,如被血液、尿液等污染时,应及时更换。

4. 病床应湿式清扫,一床一巾一消毒。禁止在病区走廊地面上堆放更换下来的衣物。

【建议和要求】

1. 要求该操作每个学生均熟练掌握。
2. 在实训室同学相互交换角色练习,设置不同情境案例,布置工作任务。
3. 强调护患沟通,动作轻稳,运用节力原则。
4. 完成实训报告。

卧床病人更换床单技术考核评分标准

项目	总分	技术操作要求	分值	扣分细则	得分
操作前	23	服装、鞋帽整洁	2		
		洗手、戴口罩	4	缺少一项扣2分	
		核对床号、姓名、住院号,向病人解释操作的目的、配合方法	4	未核对扣2分,少一项扣1分。未解释扣2分,语言、态度不当扣1分	
		作自我介绍	1		
		评估病人(病情、意识状态、心理及合作程度、皮肤受压情况)	4	少评估一项扣1分	
		备物齐全、按顺序放置	4	少一件扣1分,顺序错扣1分	
		环境(安静、整洁、安全、舒适)	2	一项不符扣0.5分	
		检查各种导管安置情况	2	未安置导管扣1分	
操作中	53	移开床旁桌椅	3	未移动或漏项扣1分	
		移枕、协助病人翻身侧卧	5	体位不适宜扣3分	
		松开各单、清扫橡胶单、床褥	3	缺少一项扣1分	
		铺近侧大床、中单,中线对齐	4	缺少一项扣1分	
		移枕,协助病人侧卧	4	未指导病人配合操作扣2分	
		转对侧,铺好大单、中单	4	方法不正确扣2分	
		枕头移至中间,协助病人平卧	5		
		取出棉胎,平铺干净被套	4		
		套棉胎方法正确	6	方法不正确扣3分	
		卷出污被套放入污袋内	3		
		叠成被筒方法正确	4		
		换干净枕套,平放病人头下	4		
		注意观察病人,询问需要	4	未询问病人扣2分	

项目	总分	技术操作要求	分值	扣分细则	得分
操作后	11	取舒适体位	2		
		还原床旁桌椅,拉起床挡,开窗通风	3		
		将污被服放入污袋	3		
		洗手,记录	3		
综合评价	13	病人感觉良好、无不舒适感	4		
		操作熟练、动作规范、符合节力原则	6		
		与病人及时交流沟通	3		
总分	100				

（刘　丹）

实践十三 │ 床上擦浴技术

【工作情景】

病人，男性，68 岁，因咳嗽、痰中带血、胸痛、呼吸困难入院。查体：T 38.9℃，P 80 次/min，R 16 次/min，BP 160/100mmHg。诊断为右肺上叶中心型肺癌。病人于 5d 前在全麻下行右肺上叶切除术，前一天出监护室回病房，可翻身侧卧。病人由于年老体弱、伤口疼痛，生活不能自理，需要给予照顾。

【工作任务】

1. 病人大手术后、身体虚弱、长期卧床，生活不能自理，为病人做好床上擦浴。

2. 注意操作中节力原则，注意观察和遮挡。穿脱衣裤方法正确，擦洗顺序正确，病人舒适安全。

3. 关爱病人，随时注意沟通，病人能主动配合。

【工作过程】

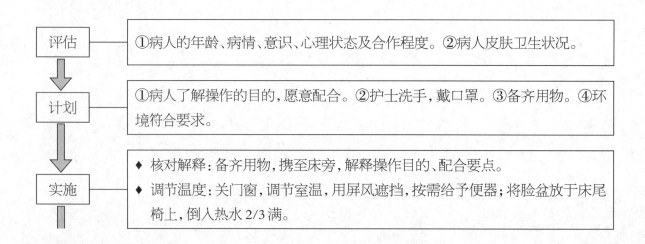

| 评估 | ①病人的年龄、病情、意识、心理状态及合作程度。②病人皮肤卫生状况。 |

| 计划 | ①病人了解操作的目的，愿意配合。②护士洗手，戴口罩。③备齐用物。④环境符合要求。 |

| 实施 | ◆ 核对解释：备齐用物，携至床旁，解释操作目的、配合要点。
◆ 调节温度：关门窗，调节室温，用屏风遮挡，按需给予便器；将脸盆放于床尾椅上，倒入热水 2/3 满。 |

- ◆ 清洗面部:将微湿的热毛巾包在右手上,依次为病人洗脸部及颈部。
- ◆ 擦洗上肢:擦洗上肢:脱上衣,先脱近侧,后脱对侧或先脱健侧,后脱患侧,铺浴巾,由远心端向近心端擦洗。
- ◆ 泡洗双手:双手浸泡于热水中,洗净擦干。
- ◆ 擦洗胸腹:铺浴巾于胸腹部,依次擦净。
- ◆ 擦洗背部:协助病人侧卧,铺浴巾,依次擦洗后颈部、背部和臀部,可用50% 乙醇按摩受压部位,穿上衣,先穿对侧后穿近侧或先穿患侧后穿健侧。
- ◆ 擦洗下肢:脱裤铺巾,依次擦洗髋部、大腿、小腿,应及时换水,洗净毛巾。
- ◆ 泡洗双足:足盆放于小橡胶单之上,两脚放于热水中浸泡、洗净。
- ◆ 擦洗会阴:指导病人清洗会阴。
- ◆ 整理记录:梳发、修剪指(趾)甲,更换床单,洗手,记录。

评价 — ①病人感到身体清洁、舒适,身心愉快。②操作稳妥,护患沟通有效,病人安全、满意。

【注意事项】

1. 擦浴时注意病人保暖,控制室温,随时调节水温。

2. 动作轻柔、敏捷,注意遮挡,保护病人自尊。

3. 注意脐部的清洁,擦净腋窝、腹股沟等皮肤皱褶处。

4. 观察病情变化及全身状况,如出现寒战、面色苍白等应立即停止擦洗,并给予适当处理。

5. 擦浴过程中,遵循节力原则,两脚分开,降低身体重心。端盆时尽量靠近身体。

【建议和要求】

1. 要求该操作每个学生均熟练掌握。

2. 在仿真模型上练习,设置不同情境案例,布置工作任务。

3. 强调操作中护患沟通,随时观察病人,动作熟练、轻柔,保护病人隐私。

4. 完成实训报告。

床上擦浴技术考核评分标准

项目	总分	技术操作要求	分值	扣分细则	得分
操作前	23	服装、鞋帽整洁	2		
		洗手、戴口罩	4	缺少一项扣2分	
		核对床号、姓名、住院号,向病人解释操作的目的、配合方法	4	未核对扣2分,少一项扣1分。未解释扣2分,语言、态度不当扣1分	
		作自我介绍	1		
		评估病人(病情、意识状态、皮肤卫生状况、心理及合作程度)	4	少评估一项扣1分	
		备物齐全、按顺序放置	4	少一件扣1分,顺序错扣1分	
		环境(安静、整洁、安全、舒适)	2	一项不符扣0.5分	
		检查各种导管,各种导管安置正确	2	未安置导管扣1分	
操作中	56	关闭门窗,调节室温、水温	3	缺少一项扣1分	
		移开床旁桌椅,用屏风遮挡	4	未保护病人隐私扣2分	
		放平床头或床尾支架	3		
		毛巾叠成手套状	4		
		擦洗眼、脸、鼻、颈部	4		
		协助病人脱上衣、擦洗上肢	7	脱上衣方法错误扣4分	
		擦洗胸腹部、背部	6		
		协助病人穿上衣	7	穿上衣方法错误扣4分	
		脱裤、擦洗下肢	4		
		清洗双足	5		
		擦洗会阴	4	未指导病人擦洗方法扣3分	
		协助病人穿裤子	5		

项目	总分	技术操作要求	分值	扣分细则	得分
操作后	8	病人床单位整洁,协助病人取舒适体位	2		
		清理用物	3		
		洗手,记录	3		
综合评价	13	病人感觉良好	4		
		动作轻巧稳重、规范,保护病人隐私	6		
		与病人及时交流沟通	3		
总分	100				

(刘　丹)

实践十四 | 鼻饲技术

【工作情景】

　　病人，男性，63 岁，因车祸致颅脑外伤昏迷入院，遵医嘱通过鼻饲饮食以维持其营养需要。

【工作任务】

1. 顺利插入鼻胃管，供给病人食物和药物。
2. 具有爱伤观念，解释清楚，指导到位，病人能有效配合，操作过程安全。
3. 规范严谨，动作轻稳，关爱病人。

【工作过程】

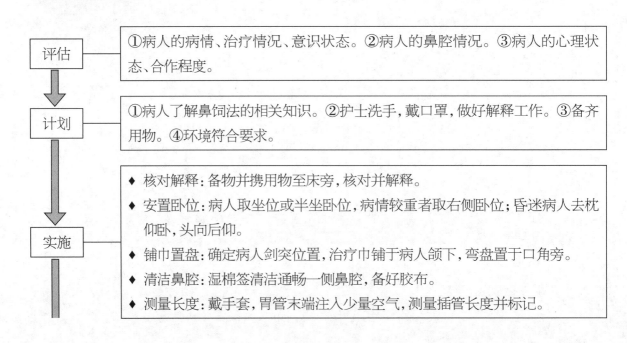

| 评估 | ①病人的病情、治疗情况、意识状态。②病人的鼻腔情况。③病人的心理状态、合作程度。 |

| 计划 | ①病人了解鼻饲法的相关知识。②护士洗手，戴口罩，做好解释工作。③备齐用物。④环境符合要求。 |

| 实施 | ◆ 核对解释：备物并携用物至床旁，核对并解释。
◆ 安置卧位：病人取坐位或半坐卧位，病情较重者取右侧卧位；昏迷病人去枕仰卧，头向后仰。
◆ 铺巾置盘：确定病人剑突位置，治疗巾铺于病人颌下，弯盘置于口角旁。
◆ 清洁鼻腔：湿棉签清洁通畅一侧鼻腔，备好胶布。
◆ 测量长度：戴手套，胃管末端注入少量空气，测量插管长度并标记。 |

- ◆ 润滑胃管：用液体石蜡棉球或纱布润滑胃管前端10~20cm。
- ◆ 规范插管：沿一侧鼻孔插入，插至咽喉部（10~15cm）时嘱病人做吞咽动作。如病人出现恶心、呕吐应暂停插管，做深呼吸或做吞咽动作。昏迷病人插管前先安置于去枕仰卧位，头向后仰。胃管插至15cm时，将病人头部托起，使下颌尽量靠近胸骨柄。
- ◆ 初步固定：用胶布固定胃管在鼻翼两侧。
- ◆ 验证入胃：①抽，注射器接胃管末端回抽吸有胃液抽出。②看，将胃管开口端置于盛水的治疗碗中无气泡逸出。③听，将听诊器置于病人胃部，用注射器注入10ml空气听到气过水声。
- ◆ 再次固定：脱手套，将胃管固定在同侧面颊部。
- ◆ 灌注食物：缓注少量温开水，注入流质饮食或药物，再注入少量温开水。
- ◆ 反折固定：关闭胃管塞并反折，用纱布包好固定。
- ◆ 整理记录：清洁口鼻面部，整理并维持原卧位20~30min。洗手，记录。
- ◆ 拔出胃管：反折胃管末端，用纱布包裹，嘱病人深呼吸，呼气时拔管，至咽喉处快速拔出。清洁病人口鼻及面部，协助其漱口。
- ◆ 整理记录：清理用物，整理床单位，观察病人的反应，协助病人取舒适卧位。洗手，记录。

评价 ──①病人饮食营养需要得到满足。②护患沟通有效，病人配合。③操作熟练规范、动作轻柔，插管顺利，病人未发生并发症。

【注意事项】

1. 有效沟通　向病人解释鼻饲的目的及配合方法，消除病人的疑虑及不安全感。

2. 动作轻稳　在通过食管三个狭窄处时要特别小心，避免损伤鼻腔及食管黏膜。

3. 灌注饮食　①灌食前每次证实胃管在胃内，检查胃管是否通畅，先注入少量温开水冲管。②灌食时每次鼻饲量不超过200ml，间隔时间不少于2h，药片应先研碎溶解后再注入。③灌食后再次注入少量温开水，防止鼻饲液残留而致凝结变质。

4. 三个避免　①避免灌入空气，以防造成腹胀。②避免灌注速度过快，防止病人不适应。③避免鼻饲液过热或过冷，防止烫伤黏膜和胃部不适。

5. 禁忌鼻饲　食管－胃底静脉曲张、食管癌和食管梗阻的病人禁忌鼻饲。

1. 要求该操作每个学生均考核达标。
2. 在仿真模型上练习或实际操作体验。考核时设置不同情境案例，布置工作任务。
3. 强调爱伤观念，动作轻柔、有效沟通。
4. 完成实训报告。

【操作考核评分标准】

鼻饲技术操作考核评分标准

项目	总分	技术操作要求	分值	扣分细则	得分
操作前	23	服装、鞋帽整洁	2		
		洗手、戴口罩	4	缺少一项扣2分	
		核对床号、姓名、住院号，向病人解释操作的目的、配合方法	4	未核对扣2分，少一项扣1分。未解释扣2分，语言、态度不当扣1分	
		作自我介绍	1		
		评估病人（病情、意识状态、鼻腔状况、心理及合作程度）	4	少评估一项扣1分	
		备物齐全、按顺序放置	4	少一件扣1分，顺序错扣1分	
		环境（安静、整洁、安全、舒适）	2	一项不符扣0.5分	
		卧位正确、舒适	2		
操作中	56	开包、颌下铺巾、清洁鼻腔	3		
		测量插管长度，标记，润滑	4	长度测量不正确扣2分	
		插胃管：（对于昏迷病人要口述）	6	未指导病人配合操作扣4分	
		胃管插入胃内长度适宜	6	插管过深或过浅扣4分	
		正确处理插管中出现的情况（口述）	4	回答错误一项扣1分	

项目	总分	技术操作要求	分值	扣分细则	得分
操作中		确定胃管在胃内(口述,三种方法可选一种)	6		
		固定鼻饲管	2		
		喂食前抽胃液,喂食前后用少量温开水冲净胃管	6	喂食前未抽试扣2分,未冲胃管扣2分	
		食物量合适、温度适宜	4		
		胃管末端反折,用纱布包好,夹紧	5		
		拔管方法正确	4		
		操作过程中随时观察询问病人的感受	6		
操作后	8	病人床单位整洁	2		
		清理用物	3		
		洗手,记录	3		
综合评价	13	病人感觉良好	4		
		动作轻巧稳重、准确、安全	6		
		与病人沟通及时、有效	3		
总分	100				

(贾丽萍)

实践十五 | 导 尿 技 术

病人,女性,26岁,于22:00顺利分娩一男婴。分娩后至次晨6:00未排尿,主诉下腹胀痛难忍,体检发现膀胱高度膨胀,护士采取了多种护理方法促进排尿无效,遵医嘱行导尿术。

【工作任务】

1. 为病人引流出尿液,以减轻痛苦。
2. 无菌观念强,严格进行无菌操作。
3. 动作轻柔,沟通有效,注意保护病人隐私。

【工作过程】

评估	①病人的病情、治疗情况、意识状态。②病人的自理情况。③病人的心理状态、合作程度。
计划	①病人了解导尿术的相关知识。②护士洗手,戴口罩,做好解释工作。③备齐用物。④环境符合要求。
实施	◆ 核对解释:备物并携用物至床旁,核对并解释。 ◆ 移椅备盆:移床旁椅于操作者同侧的床尾;便盆放于床旁椅上,打开便盆巾。 ◆ 安置卧位:松床尾盖被,脱对侧裤腿盖近侧,病人取屈膝仰卧位。 ◆ 前期准备:弯盘放于近外阴处,洗手,打开导尿包,戴左手手套,将消毒液棉球倒入小方盘内。

- ◆ 初次消毒：消毒时由外向内，自上而下，先对侧再近侧。血管钳不可接触肛门周围。初步消毒阴阜、大阴唇，左手分开大阴唇，消毒小阴唇、尿道口。
- ◆ 开导尿包：导尿包放于病人两腿之间，按无菌技术操作原则打开治疗巾。
- ◆ 戴好手套：戴好无菌手套。
- ◆ 铺巾整理：铺好孔巾，摆放物品，检查尿管气囊。
- ◆ 润滑尿管：润滑导尿管前段。
- ◆ 再次消毒：内→外→内，自上而下。消毒尿道口、两侧小阴唇、尿道口。
- ◆ 插管导尿：嘱病人张口呼吸，轻插入尿道 4～6cm，见尿液流出再插入 1cm。
- ◆ 夹管倒尿：将尿液引流入集尿袋内至合适量。
- ◆ 留取标本：接取中段尿液 5ml。
- ◆ 拔导尿管：夹闭导尿管并拔出，将导尿管置于弯盘内。

评价　①病人痛苦减轻，感觉舒适。②操作熟练规范，动作轻柔，插管顺利。③护患沟通有效，病人积极配合。

【注意事项】

1. 核对解释　严格执行查对制度。

2. 保证无菌　严格遵守无菌技术操作原则。

3. 维护自尊　保护病人隐私，维护病人自尊，遮挡操作环境。

4. 正确插管　为女病人导尿时，若导尿管误入阴道，必须更换导尿管后重新插入。

5. 放尿方法　对膀胱高度膨胀且又极度虚弱的病人，首次放尿量不得超过 1 000ml。

【建议和要求】

1. 要求该操作每个学生均考核达标。

2. 在仿真模型上练习，使用一次性导尿包。考核时设置不同情境案例，布置工作任务。

3. 强调遵守无菌原则，动作规范，严格查对。

4. 完成实训报告。

导尿技术操作考核评分标准

项目	总分	技术操作要求	分值	扣分细则	得分
操作前	23	服装、鞋帽整洁	2		
		洗手、戴口罩	4	缺少任何一项扣4分	
		核对床号、姓名,向病人解释操作的目的、配合方法	4	未核对扣1分,未解释扣3分,语言、态度不当扣2分	
		作自我介绍	1		
		评估病人(病情、意识状态、膀胱充盈度、会阴部皮肤、黏膜情况、心理及合作程度)	4	少评估一项扣1分	
		备物齐全、按顺序放置	4	少一件扣1分,顺序错扣4分	
		环境(安静、整洁、安全,关门窗,用屏风或帷帘遮挡病人)	2		
		正确摆放卧位	2	体位错误扣2分	
操作中	56	操作者取正确体位,符合力学原理	3		
		核对后臀下铺巾	4	未核对扣2分,未臀下铺巾扣2分	
		正确协助病人清洁会阴并初步消毒,再次清洁双手	6	未协助病人清洁会阴扣1分,消毒顺序错扣4分,未清洁双手扣1分	
		正确打开导尿包,放置合理	6	污染导尿包扣6分	
		正确戴无菌手套	4	污染手套扣4分	
		打开孔巾,形成一无菌区域,整理好用物	6	污染扣6分	
		润滑导尿管前段	2	未润滑扣2分	
		正确进行再次消毒,不可跨越无菌区	6	消毒顺序错扣6分	
		导尿管插入长度适宜	6	插入过深过浅扣4分	

项目	总分	技术操作要求	分值	扣分细则	得分
操作中		正确留取尿标本	5	留取方法不正确扣5分	
		导尿完毕,夹闭导尿管并拔出	4	未夹闭导尿管扣2分	
		撤下孔巾,擦净会阴	4	未撤下孔巾扣2分,未擦净会阴扣2分	
操作后	8	病人床单位整洁	2		
		清理用物	3		
		洗手,记录	3		
综合评价	13	病人感觉良好	4		
		动作轻巧稳重、准确、安全,无菌观念强	6		
		与病人及时交流沟通	3		
总分	100				

（蒋　琼）

实践十六 | 导尿管留置技术

【工作情景】

病人,女,39岁,高龄初产妇,需做剖宫产手术。术前准备,医嘱:留置导尿术。

【工作任务】

1. 为该病人留置导尿管,以排空膀胱,避免术中误伤。
2. 无菌观念强,严格进行无菌操作。
3. 动作轻柔,沟通有效,注意保护病人隐私。

【工作过程】

评估	①病人的病情、治疗情况、意识状态。②病人的自理情况。③病人的膀胱充盈度、会阴部的皮肤黏膜情况。④病室环境。

计划	①病人了解导尿管留置技术的相关知识。②护士洗手,戴口罩,做好解释工作。③备齐用物。④环境符合要求。

实施	◆ 核对解释~铺巾整理:同导尿技术。 ◆ 接集尿袋:将导尿管末端与无菌集尿袋的引流管接头相连。 ◆ 润滑尿管~再次消毒:同导尿技术。 ◆ 插管导尿:带气囊的导尿管插入膀胱后,见尿液流出再插入7~10cm。 ◆ 固定尿管:根据导尿管上注明的气囊容积向气囊注入等量的无菌溶液,轻拉有阻力感。

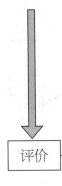

	◆ 固定尿袋：用安全别针将集尿袋的引流管固定在床单上，将集尿袋固定在床沿下。 ◆ 整理记录：同导尿技术。 ◆ 拔导尿管：同导尿技术。
评价	①操作熟练规范，动作轻柔。②引流通畅，未发生泌尿系统感染，病人拔管后能自行排尿。③护患沟通有效，病人积极配合。

【注意事项】

1. 引流通畅　引流管避免受压、扭曲、堵塞等。

2. 防止泌尿系统逆行感染

（1）保持尿道口清洁：女病人用消毒棉球擦拭尿道口及外阴，男病人用消毒棉球擦拭尿道口、龟头及包皮，每天1～2次。

（2）集尿袋更换：每天定时更换集尿袋。

（3）尿管更换：一般导尿管每周更换一次，硅胶导尿管可酌情适当延长更换时间。

（4）妥善安置：导尿管和集尿袋应固定妥当，不可高于耻骨联合，以防尿液逆流。

（5）多饮水：以达到自然冲洗尿道的目的。

3. 训练膀胱反射功能　可采用间歇性夹管方式来阻断引流，一般每3～4h开放一次。

4. 异常处理　每周检查尿常规一次。如发现尿液混浊，有结晶或沉淀，及时送检并进行膀胱冲洗。

【建议和要求】

1. 要求该操作每个学生均考核达标。

2. 在仿真模型上练习，使用一次性导尿包。考核时设置不同情境案例，布置工作任务。

3. 强调遵守无菌原则，动作规范，严格查对。

4. 完成实训报告。

导尿管留置技术操作考核评分标准

项目	总分	技术操作要求	分值	扣分细则	得分
操作前	23	服装、鞋帽整洁	2		
		洗手、戴口罩	4	缺少任何一项扣4分	
		核对床号、姓名,向病人解释操作的目的、配合方法	4	未核对扣1分,未解释扣3分,语言、态度不当扣2分	
		作自我介绍	1		
		评估病人(病情、意识状态、膀胱充盈度、会阴部皮肤、黏膜情况、心理及合作程度)	4	少评估一项扣1分	
		备物齐全、按顺序放置	4	少一件扣1分,顺序错扣4分	
		环境(安静、整洁、安全,关门窗,用屏风或帷帘遮挡病人)	2		
		正确摆放卧位	2	体位错误扣2分	
操作中	56	操作者取正确体位,符合力学原理	3		
		核对后臀下铺巾	4	未核对扣2分,未臀下铺巾扣2分	
		正确协助病人清洁会阴并初步消毒,再次清洁双手	6	未协助病人清洁会阴扣1分,消毒顺序错扣4分,未清洁双手扣1分	
		正确打开导尿包,放置合理	6	污染导尿包扣6分	
		正确戴无菌手套	4	污染手套扣4分	
		打开孔巾,形成一无菌区域,整理好用物	6	污染扣6分	
		接集尿袋	2		
		润滑导尿管前段	2	未润滑扣2分	
		正确进行再次消毒,不可跨越无菌区	6	消毒顺序错扣6分	

项目	总分	技术操作要求	分值	扣分细则	得分
操作中		插入导尿管长度适宜	6	插入过深或过浅扣4分	
		正确固定导尿管	5	根据导尿管上注明的气囊容积未向气囊注入等量的无菌溶液扣3分,未轻拉导尿管感觉有阻力感扣2分	
		正确固定尿袋	6	集尿袋的引流管未妥善固定扣2分,集尿袋固定未低于膀胱,扣4分	
操作后	8	病人床单位整洁 清理用物 洗手,记录	2 3 3		
综合评价	13	病人感觉良好 动作轻巧稳重、准确、安全 与病人及时交流沟通	4 6 3		
总分	100				

(蒋　琼)

实践十七 | 灌 肠 技 术

【工作情景】

病人，女，45 岁，因"双侧卵巢囊肿"入院。病人大便干结、腹胀，已 5d 未排便，腰腹胀痛，食欲减退，全身不适，精神不佳。采取多种护理措施促进排便无效。医嘱：大量不保留灌肠。

【工作任务】

1. 遵医嘱为病人实施大量不保留灌肠，解除便秘、腹胀。
2. 对病人进行相关的健康教育。
3. 规范严谨，动作轻柔，沟通有效，关爱病人。

【工作过程】

评估	①病人的病情、治疗情况、意识状态。②病人的自理情况。③病人的心理状态、合作程度。
计划	①病人了解大量不保留灌肠的相关知识。②护士洗手，戴口罩，做好解释工作。③备齐用物。④环境符合要求。
实施	◆ 核对解释：备物并携用物至床旁，核对并解释。 ◆ 安置卧位：病人取左侧卧位，双膝屈曲，垫一次性治疗巾，置弯盘。 ◆ 备灌肠袋：关闭调节器，将灌肠液倒入灌肠袋内，挂于输液架上，液面距肛门 40～60cm。

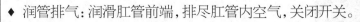

- ◆ 润管排气：润滑肛管前端，排尽肛管内空气，关闭开关。
- ◆ 插管灌液：一手分开臀部，显露肛门，嘱病人深呼吸，另一手持肛管轻轻插入直肠7～10cm。
- ◆ 注意观察：观察灌肠袋内液面下降的速度，密切观察病人的反应。
- ◆ 拔出肛管：轻轻拔出肛管，弃于医疗垃圾桶内，擦净肛门。
- ◆ 告知病人：嘱病人尽量保留灌肠液5～10min。
- ◆ 整理记录：置病人于舒适卧位，整理用物，洗手记录。

评价 ——— ①解除便秘。②操作熟练规范，动作轻柔。③护患沟通有效，积极配合。

【注意事项】

1. 特殊情况　消化道出血、妊娠、急腹症、严重心血管疾病等病人禁忌灌肠。肝性脑病病人，禁用肥皂水灌肠，以减少氨的产生和吸收；伤寒病人，灌肠时的溶液量少于500ml，压力要低（即液面不得超过肛门30cm）；充血性心力衰竭或水钠潴留的病人禁用生理盐水灌肠，减少钠的吸收，以免增加心脏负担。

2. 准确掌握　准确掌握灌肠溶液的温度、浓度、流速、压力和溶液量。

3. 注意观察　病人出现脉速、面色苍白、出冷汗、剧烈腹痛、心慌气急等病情变化时，应立即停止灌肠，并与医生联系给予紧急处理。

【建议和要求】

1. 要求该操作每个学生均考核达标。
2. 在仿真模型上练习。考核时设置不同情境案例，布置工作任务。
3. 强调遵守无菌原则，动作规范，严格查对。
4. 完成实训报告。

灌肠技术操作考核评分标准

项目	总分	技术操作要求	分值	扣分细则	得分
操作前	23	服装、鞋帽整洁	2		
		洗手、戴口罩	4	缺少任何一项扣4分	
		核对床号、姓名,向病人解释操作的目的、配合方法	4	未核对扣1分,未解释扣3分,语言、态度不当扣2分	
		作自我介绍	1		
		评估病人(病情、意识状态、治疗情况、排便情况、自理能力、心理及合作程度)	4	少评估一项扣1分	
		备物齐全、按顺序放置	4	少一件扣1分,顺序错扣4分	
		环境(安静、整洁、安全,关门窗,用屏风或帷帘遮挡病人)	2		
		正确摆放病人卧位	2	体位错误扣2分	
操作中	56	正确铺巾,放置弯盘位置合理	3		
		灌肠液倒入灌肠袋内,挂灌肠袋高度适宜	6	高度过高过低扣6分	
		戴手套	4	未戴手套扣4分	
		润滑肛管前段	5	未润滑扣5分	
		排气、关闭开关	5	未排气扣5分	
		嘱病人深呼吸,插入肛管长度适宜	6	未嘱病人深呼吸扣2分,肛管插入过深或过浅扣4分	
		固定肛管,打开开关,灌液	2	未固定肛管扣1分	
		注意观察(口述出现的情况如何处理)	6	漏口述一项扣2分	
		关闭开关,拔管	4	未关闭开关扣2分	
		卫生纸放置合理,嘱病人平卧,尽量保留灌肠液	5	未把卫生纸放在易取处扣2分,未嘱咐病人尽量保留灌肠液扣3分	

项目	总分	技术操作要求	分值	扣分细则	得分
操作中		正确使用便盆方法	4		
		帮助病人穿裤	3		
		观察粪便、送检标本及时	3	未及时送检扣2分	
操作后	8	病人床单位整洁	2		
		清理用物	3		
		洗手,记录	3		
综合评价	13	病人感觉良好	4		
		动作轻巧稳重、准确、安全	6		
		与病人及时交流沟通	3		
总分	100				

（蒋　琼）

实践十八 │ 肛管排气技术

【工作情景】

病人，女，50岁，胆囊切除术后3d。病人自诉腹胀、腹部痉挛性疼痛。查体：病人腹部膨隆。经按摩、热敷腹部，效果不佳。医嘱：肛管排气。

【工作任务】

1. 帮助病人排出肠腔积气，减轻腹胀。
2. 对病人进行相关的健康教育。
3. 规范严谨，动作轻柔，沟通有效，关爱病人。

【工作过程】

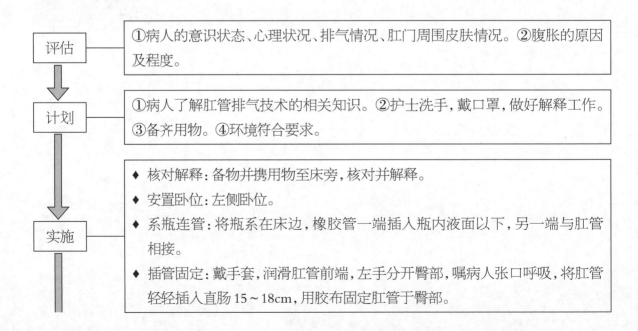

评估 ①病人的意识状态、心理状况、排气情况、肛门周围皮肤情况。②腹胀的原因及程度。

计划 ①病人了解肛管排气技术的相关知识。②护士洗手，戴口罩，做好解释工作。③备齐用物。④环境符合要求。

实施
- ◆ 核对解释：备物并携用物至床旁，核对并解释。
- ◆ 安置卧位：左侧卧位。
- ◆ 系瓶连管：将瓶系在床边，橡胶管一端插入瓶内液面以下，另一端与肛管相接。
- ◆ 插管固定：戴手套，润滑肛管前端，左手分开臀部，嘱病人张口呼吸，将肛管轻轻插入直肠15～18cm，用胶布固定肛管于臀部。

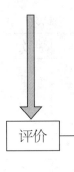

◆ 观察处理：观察排气情况。

◆ 拔出肛管：肛管保留时间<20min，拔出肛管，擦净肛门。

◆ 整理记录：协助病人取舒适卧位，整理用物，洗手，记录。

评价 —— ①解除病人痛苦。②操作熟练规范，肛管按时拔除。③护患沟通有效，病人积极配合。

【注意事项】

1. 关心病人　注意遮挡。

2. 保留方法　保留肛管的时间少于20min，必要时可间隔2～3h后重新插管排气。

【建议和要求】

1. 要求该操作每个学生均考核达标。

2. 在仿真模型上练习。考核时设置不同情境案例，布置工作任务。

3. 强调遵守无菌原则，动作规范，严格查对。

4. 完成实训报告。

【操作考核评分标准】

肛管排气技术操作考核评分标准

项目	总分	技术操作要求	分值	扣分细则	得分
操作前	23	服装、鞋帽整洁	2		
		洗手、戴口罩	4	缺少任何一项扣4分	
		核对床号、姓名，向病人解释操作的目的、配合方法	4	未核对扣1分，未解释扣3分，语言、态度不当扣2分	
		作自我介绍	1		
		评估病人（病情、意识状态、心理状况、排气情况、肛门周围皮肤情况、腹胀的原因及程度）	4	少评估一项扣1分	

项目	总分	技术操作要求	分值	扣分细则	得分
操作前		备物齐全、按顺序放置	4	少一件扣1分,顺序错扣4分	
		环境(安静、整洁、安全,关门窗,用屏风或帷帘遮挡病人)	2		
		正确摆放卧位	2	体位错误扣2分	
操作中	56	将瓶系在床边,橡胶管一端插入液面以下,另一端与肛管相接	6		
		戴手套	4	未戴手套扣4分	
		润滑肛管前端	6	未润滑扣6分	
		嘱病人张口呼吸	6	未嘱病人张口呼吸扣6分	
		插入肛管长度适宜	6	插入过深或过浅扣4分	
		固定肛管于臀部,将橡胶管固定	6		
		观察排气情况	6	未观察有无气泡排出扣6分	
		正确保留肛管	6	保留时间不正确扣6分	
		拔管	5		
		协助病人取舒适卧位,询问病人感受	5	未协助病人取舒适卧位扣3分,未询问病人感受扣2分	
操作后	8	病人床单位整洁	2		
		清理用物	3		
		洗手,记录	3		
综合评价	13	病人感觉良好	4		
		动作轻巧稳重、准确,病人安全	6		
		与病人及时交流沟通	3		
总分	100				

(蒋 琼)

实践十九 | 乙醇拭浴技术

【工作情景】

病人,男性,33岁,高热待查入院。体温39.6℃,遵医嘱给予乙醇拭浴降温。

【工作任务】

1. 体温超过39.5℃时要及时降温,遵医嘱执行乙醇拭浴降温。
2. 具有爱伤观念,动作轻柔,病人感觉舒适、安全。
3. 关心、尊重病人,沟通有效。

【工作过程】

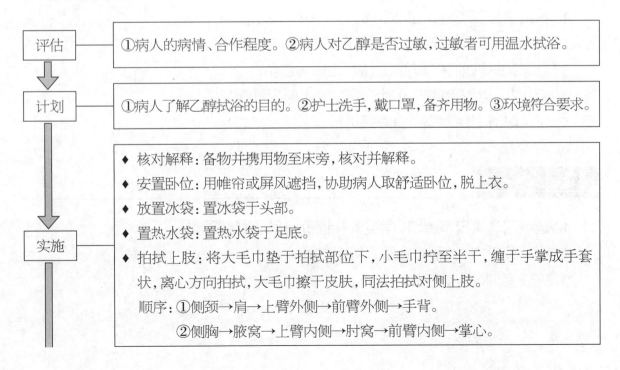

评估 —— ①病人的病情、合作程度。②病人对乙醇是否过敏,过敏者可用温水拭浴。

计划 —— ①病人了解乙醇拭浴的目的。②护士洗手,戴口罩,备齐用物。③环境符合要求。

实施 ——
◆ 核对解释:备物并携用物至床旁,核对并解释。
◆ 安置卧位:用帷帘或屏风遮挡,协助病人取舒适卧位,脱上衣。
◆ 放置冰袋:置冰袋于头部。
◆ 置热水袋:置热水袋于足底。
◆ 拍拭上肢:将大毛巾垫于拍拭部位下,小毛巾拧至半干,缠于手掌成手套状,离心方向拍拭,大毛巾擦干皮肤,同法拍拭对侧上肢。
  顺序:①侧颈→肩→上臂外侧→前臂外侧→手背。
       ②侧胸→腋窝→上臂内侧→肘窝→前臂内侧→掌心。

♦ 拍拭背部:协助病人侧卧,露出背部,从颈下肩部到臀部纵向拍拭,擦干皮肤,协助穿衣。

♦ 拍拭下肢:协助病人仰卧,脱近侧裤子,将大毛巾垫于拍拭部位下,小毛巾拧至半干拍拭,用大毛巾擦干皮肤,同法拍拭对侧下肢,协助病人穿好裤子,取舒适卧位。

顺序:①外侧:髋部→下肢外侧→足背。

②内侧:腹股沟→下肢内侧→内踝。

③后侧:臀下→下肢后侧→腘窝→足跟。

♦ 严密观察:观察病人有无寒战、面色苍白、脉搏及呼吸异常,有上述表现则停止拭浴。

♦ 撤热水袋:拭浴毕,取出热水袋。

♦ 撤除冰袋:30min后测量体温,体温降至39℃以下时取下冰袋。

♦ 整理记录:整理床单位,处理用物。洗手,记录。

| 评价 | ①沟通有效,病人理解并配合。②操作熟练规范、动作轻柔。③病人感觉舒适、安全。 |

【注意事项】

1. 拭浴全过程不宜超过20min。
2. 腋窝、腹股沟、腘窝等处,稍用力并延长停留时间。
3. 禁忌拍拭胸前区、腹部、后颈、足底等部位。
4. 新生儿、血液病病人及对乙醇过敏者禁用乙醇拭浴。
5. 拭浴时,以拍拭(轻拍)方式进行。

【建议和要求】

1. 建议用仿真模型练习,学生互相评价,达到熟练掌握。
2. 强调关爱病人,动作轻柔、沟通有效。
3. 完成实训报告。

乙醇(温水)拭浴考核评分标准

项目	总分	技术操作要求	分值	扣分细则	得分
操作前	27	服装、鞋帽整洁	2		
		洗手、戴口罩	4	缺少一项扣2分	
		核对床号、姓名、住院号,向病人解释操作的目的、配合方法	4	未核对扣2分,少一项扣1分。未解释扣2分,语言、态度不当扣1分	
		作自我介绍	1		
		评估病人(病情、合作程度;用药史、过敏史;全身皮肤情况)	10	少评估一项扣2分	
		备物齐全、按顺序放置	4	少一件扣1分,顺序错扣1分	
		环境(安静、整洁、安全、舒适)	2	一项不符扣0.5分	
操作中	51	再次核对、解释,询问过敏史	4	缺少一项扣2分	
		调节室温、关闭门窗	2		
		协助病人取舒适卧位,松开被尾,遮挡病人	4	缺少一项扣1分	
		冰袋、热水袋放置正确	4	放错一项扣3分	
		脱近侧衣袖,下垫大毛巾	2		
		将浸湿的小毛巾拧至半干,缠于手掌成手套状,以离心方向按顺序拍拭上肢	10	顺序、方向错误各扣4分	
		病人取侧卧位,露出背部,按顺序拍拭后擦干皮肤,协助病人穿衣	10	顺序错误扣4分	
		病人取仰卧位,脱近侧裤子,露出一侧下肢,按顺序拍拭后擦干皮肤,协助病人穿好裤子,撤热水袋	10	顺序错误扣4分,撤热水袋时机不当扣2分	
		拍拭时间适宜,浅表大血管处拍拭时间适当延长	3		
		观察病人擦浴过程中的反应(口述)	2	口述不全扣1分	

项目	总分	技术操作要求	分值	扣分细则	得分
操作后	9	撤除冰袋	1		
		病人床单位整洁	2		
		清理用物	3		
		洗手,记录	3		
综合评价	13	病人舒适、安全,无不良反应	4		
		动作轻巧、操作熟练准确、操作时间不超过20min	6		
		沟通有效、指导到位	3		
总分	100				

（彭　靖）

实践二十 | 热 疗 技 术

【工作情景】

病人,男性,75岁,因慢性支气管炎急性发作收入院。主诉"怕冷",护士采用热水袋为病人保暖。

【工作任务】

1. 正确使用热水袋,达到保暖、解痉、镇痛、舒适的目的。
2. 具有爱伤观念,动作轻柔,病人感觉舒适、安全。
3. 关心、尊重病人,沟通有效。

【工作过程】

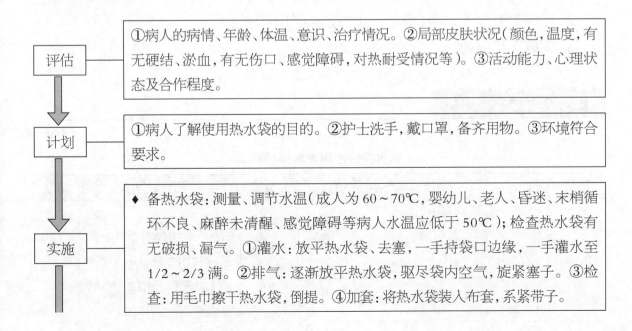

| 评估 | ①病人的病情、年龄、体温、意识、治疗情况。②局部皮肤状况(颜色,温度,有无硬结、淤血,有无伤口、感觉障碍,对热耐受情况等)。③活动能力、心理状态及合作程度。 |

| 计划 | ①病人了解使用热水袋的目的。②护士洗手,戴口罩,备齐用物。③环境符合要求。 |

| 实施 | ◆ 备热水袋:测量、调节水温(成人为60~70℃,婴幼儿、老人、昏迷、末梢循环不良、麻醉未清醒、感觉障碍等病人水温应低于50℃);检查热水袋有无破损、漏气。①灌水:放平热水袋、去塞,一手持袋口边缘,一手灌水至1/2~2/3满。②排气:逐渐放平热水袋,驱尽袋内空气,旋紧塞子。③检查:用毛巾擦干热水袋,倒提。④加套:将热水袋装入布套,系紧带子。 |

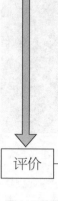

- ♦ 核对解释：备物并携用物至床旁，核对并解释。
- ♦ 置热水袋：热水袋放置于所需部位，袋口朝向身体外侧。
- ♦ 观察效果：观察病人局部皮肤有无出现潮红、疼痛，有上述表现则停止使用。
- ♦ 撤热水袋：用毕，取下热水袋。
- ♦ 整理记录：协助病人取舒适卧位，整理床单位。洗手，记录。

评价 —— ①沟通有效，病人理解并配合。②操作熟练规范、动作轻柔。③病人感觉温暖、舒适，局部皮肤无烫伤。

【注意事项】

1. 用于治疗一般不超过 30min（用于保暖时可持续使用）。
2. 炎症部位热敷，热水袋灌水至 1/3 满。
3. 特殊病人使用热水袋时，应再包一块大毛巾或放于两层毛毯之间。
4. 热水袋使用中经常巡视病人，观察局部皮肤情况，及时更换热水并严格交接班。
5. 血液循环障碍、感觉障碍或减退、意识不清、年老体弱等病人应慎用热水袋。

【建议和要求】

1. 建议真人操作体验，互相评价，达到熟练掌握。
2. 强调关爱病人，操作安全、动作轻柔、沟通有效。
3. 完成实训报告。

【操作考核评分标准】

热水袋的使用考核评分标准

项目	总分	技术操作要求	分值	扣分细则	得分
操作前	27	服装、鞋帽整洁	2		
		洗手、戴口罩	4	缺少一项扣2分	
		核对床号、姓名、住院号，向病人解释操作目的、配合方法	4	未核对扣2分，少一项扣1分。未解释扣2分，语言、态度不当扣1分	

项目	总分	技术操作要求	分值	扣分细则	得分
操作前		作自我介绍	1		
		评估病人（病情、年龄、意识、体温、局部皮肤状况等）	10	少评估一项扣2分	
		备物齐全、按顺序放置	4	少一件扣1分，顺序错扣1分	
		环境（安静、整洁、安全、舒适）	2	一项不符扣0.5分	
操作中	52	测量水温，成人为60～70℃，特殊病人（婴幼儿、老年人及昏迷、末梢循环不良、麻醉未清醒、感觉障碍等病人）水温应低于50℃（口述）	6	未测温扣3分；温度不符合要求扣3分	
		放平热水袋、去塞，一手持袋口边缘，一手灌水至1/2～2/3满	6	一项不符合要求扣2分	
		逐渐放平热水袋，驱尽袋内空气，旋紧塞子	5	一项不符合要求扣2分	
		用毛巾擦干热水袋，倒提，检查有无漏水	5	未检查扣5分	
		装入布套，系紧带子	2		
		再次核对、解释，征得病人的同意	5	未核对扣3分，少一项扣1分	
		再次检查局部皮肤情况，将热水袋置于所需部位，袋口朝向身体外侧	10	未检查皮肤情况扣3分；热水袋放置位置不适扣5分	
		特殊病人应再包一块大毛巾或放置于两层毛毯之间（口述）	3		
		询问病人感受，告知注意事项	6	未询问病人感受扣2分；未告知注意事项扣3分	
		使用过程中随时观察病人局部皮肤情况（口述）	4		

项目	总分	技术操作要求	分值	扣分细则	得分
操作后	10	取出热水袋	1		
		病人床单位整洁	2		
		倒空热水袋,倒挂晾干,吹入少量空气,旋紧塞子,置于阴凉处备用	4	一项不符合要求扣1分	
		洗手,记录	3		
综合评价	11	操作熟练规范,动作连贯,时间不超过30min(用于保暖时可持续使用)	3		
		病人安全、舒适,无烫伤等不良反应	5		
		关爱病人,与病人沟通良好	3		
总分	100				

(彭　靖)

实践二十一 ｜ 口服给药技术

【工作情景】

病人，女性，67岁，因急性胃肠炎，恶心、呕吐、腹痛而入院。医嘱：山莨菪碱10mg，po，t.i.d.。

【工作任务】

1. 病人顺利口服药物，给药剂量准确。
2. 具有安全意识，解释清楚，指导到位，病人能有效配合，操作过程安全。
3. 操作规范严谨，关爱病人。

【工作过程】

评估	①病人的病情、治疗情况、意识状态。②病人的吞咽能力，病人是否有口腔及食管疾患。③病人的心理状态、合作程度。
计划	①病人了解口服给药的相关知识。②护士洗手，戴口罩，做好解释工作。③备齐用物。④环境符合要求。
实施	◆ 严格查对：核对服药卡和服药本，对照服药本上的床号、姓名、住院号、药名、剂量、浓度、时间进行配药。 ◆ 正确取药：固体药：用药匙取。水剂：用量杯取。油剂、滴剂药量不足1ml时，在药杯内倒入少量温开水，以滴计算的药液用滴管吸取。先备固体药，然后备油剂与水剂。粉剂、含化片用纸包好。

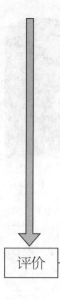

◆ 再次查对：摆药完毕，物归原处，并根据服药本重新核对一遍，发药前由另一护士再核对一次，以保证准确无误。

◆ 准备分发：洗手，在规定时间内携带服药本、发药盘，准备温开水。

◆ 核对解释：备物并携用物至床旁，核对并解释。

◆ 协助服药：视病人病情、年龄等灵活运用不同方法，确认病人已服药后方可离开，对危重病人及不能自行服药病人应喂药。

◆ 整理记录：收回药杯、药盘。药杯、药盘先浸泡消毒，后清洗，再消毒备用。观察并记录。

| 评价 | ①病人疼痛缓解。②护患沟通有效，病人配合。③操作熟练规范，病人未发生呛咳等。 |

【注意事项】

1. 严格查对　严格执行查对制度，一次不能取出两位病人的药物，确保病人用药安全。

2. 了解情况　发药前应了解病人的有关情况，如病人不在或因故暂时不能服药，则不能分发药物，同时应做好交接班。

3. 重新核对　发药时若病人提出疑问，护士应认真听取，重新核对，确认无误后耐心解释。

4. 观察病人　观察病人服药后的治疗效果和不良反应，有异常情况及时与医生联系，酌情处理。

5. 温水服药　需吞服的药物通常用 40～60℃温开水送下，不要用茶水服药。

6. 药片研碎　婴幼儿、鼻饲或上消化道出血病人所用的固体药，发药前需将药片研碎。

【建议和要求】

1. 要求该操作每个学生均考核达标。

2. 在仿真模型上练习或实际操作体验。考核时设置不同情境案例，布置工作任务。

3. 强调安全意识，避免呛咳，有效沟通。

4. 完成实训报告。

口服给药技术操作考核评分标准

项目	总分	技术操作要求	分值	扣分细则	得分
操作前	23	服装、鞋帽整洁	2		
		洗手、戴口罩	4	缺少任何一项扣4分	
		核对床号、姓名、住院号,向病人解释操作的目的、配合方法	4	未核对扣2分,未解释扣2分,语言、态度不当扣1分	
		作自我介绍	1		
		评估病人(病情、意识状态、吞咽能力、口腔及食管疾患,心理及合作程度)	4	少评估一项扣1分	
		备物齐全、按顺序放置	4	少一件扣1分,顺序错扣2分	
		环境(安静、整洁、舒适、安全)	2		
		卧位正确、舒适	2		
操作中	56	核对服药卡和服药本	4	未核对扣4分	
		先备固体药,然后备油剂与水剂	4	顺序错误扣2分	
		固体药:用药匙取	6	标签未朝向自己扣2分 粉剂、含化片未用纸包好扣2分 药量不正确扣6分	
		水剂:用量杯取	6	未摇匀药液扣2分 剂量刻度未与视线平行扣2分 不同的药液倒入一个药杯内扣2分 药量不正确扣6分	
		油剂、滴剂药量不足1ml,用滴管取	6	未用滴管扣2分 滴管未倾斜扣2分 药量不正确扣6分	

项目	总分	技术操作要求	分值	扣分细则	得分
操作中		摆药完毕,重新核对,发药前由另一护士再核对一次	4	未核对扣4分	
		洗手,准备温开水	4	缺少一项扣2分	
		再次核对,合理解释	4	未核对扣4分	
		协助病人服药,对危重病人及不能自行服药病人应喂药	14	喂食前未试水温扣4分 病人发生呛咳扣4分 未确认已服药即离开扣4分 未协助服药扣2分	
		观察病人服药效果及不良反应	4	未观察扣4分 观察不认真扣2分	
操作后	8	病人床单位整洁 清理用物 洗手,记录	2 3 3		
综合评价	13	病人感觉良好 动作轻巧稳重、准确,病人安全 与病人及时交流沟通	4 6 3		
总分	100				

(宫春梓)

实践二十二 ｜ 氧气雾化吸入技术

【工作情景】

病人,女性,52 岁,2d 前受凉后,咳嗽、咳痰,痰液黏稠不易咳出。医嘱:α- 糜蛋白酶 4 000U,氧气雾化吸入,b.i.d.。

【工作任务】

1. 氧气雾化吸入顺利,给药剂量准确。

2. 病人理解氧气雾化吸入的目的、方法、注意事项,病人能有效配合,操作过程安全,病人感觉舒适。

3. 操作熟练规范,护患沟通良好。

【工作过程】

评估	①病人的病情、治疗情况、意识状态。②病人的用药史、呼吸道情况。③病人的心理状态、合作程度。
计划	①病人了解氧气雾化吸入技术的相关知识。②护士洗手,戴口罩,做好解释工作。③备齐用物。④环境符合要求。
实施	◆ 检查配药:检查氧气雾化吸入器,遵医嘱将药液稀释至 5ml,注入雾化器的药杯内。 ◆ 核对连接:备齐用物,携用物至床旁,核对解释,取得配合,连接装置。 ◆ 调节流量:调节氧气流量为 6 ~ 8L/min。

◆ 开始雾化：将吸嘴放入病人口中，嘱病人紧闭口唇深吸气，用鼻呼气，直至药液吸完为止。

◆ 结束雾化：取出雾化器，关闭氧气开关。

◆ 整理记录：清洁口腔，协助病人取舒适体位，整理床单位，清理用物，洗手，记录病人用药后的反应。

评价 —— ①病人症状减轻，感觉舒适。②病人理解氧气雾化吸入的目的、方法、注意事项，积极配合治疗。③操作熟练规范，护患沟通有效。

【注意事项】

1. 正确使用供氧装置，注意用氧安全，室内应避免火源。

2. 氧气湿化瓶内勿盛水，以免液体进入雾化器内使药液稀释影响疗效。

3. 观察及协助排痰。注意观察痰液排出情况，可予以拍背、吸痰等方法排痰。

【建议和要求】

1. 要求该操作每个学生均考核达标。

2. 在仿真模型上练习或实际操作体验。考核时设置不同情境案例，布置工作任务。

3. 沟通有效，操作规范。

4. 完成实训报告。

【操作考核评分标准】

氧气雾化吸入技术操作考核评分标准

项目	总分	技术操作要求	分值	扣分细则	得分
操作前	23	服装、鞋帽整洁	2		
		洗手、戴口罩	4	缺少任何一项扣4分	
		核对床号、姓名，住院号，向病人解释操作目的、配合方法	4	未核对扣2分，未解释扣2分，语言、态度不当扣1分	

项目	总分	技术操作要求	分值	扣分细则	得分
操作前		作自我介绍	1		
		评估病人（病情、意识状态、呼吸道情况、心理状态及合作程度）	4	少评估一项扣1分	
		备物齐全、按顺序放置	4	少一件扣1分，顺序错扣4分	
		环境（安静、整洁、舒适、安全）	2		
		卧位正确、舒适	2		
操作中	56	检查、连接氧气雾化吸入器	4	缺少一项扣2分	
		遵医嘱稀释药液，注入雾化器的药杯内	8	未按医嘱加药扣8分	
		核对解释，取得病人的配合	8	未核对扣4分 未解释扣2分 语言、态度不当扣2分	
		将雾化器与氧气装置连接	6	湿化瓶内有湿化液扣2分	
		调节氧气流量为6～8L/min	10	未调节氧流量扣10分 调节不准确扣4分	
		指导病人将吸嘴放入口中，紧闭口唇深吸气，用鼻呼气	8	未指导扣8分 指导方法不到位扣4分	
		取出雾化器，关闭氧气开关	4	缺少一项扣2分	
		清洁口腔，协助病人取舒适体位	4	缺少一项扣2分	
		观察病人氧气雾化吸入的效果及不良反应	4	未观察扣4分 观察不认真扣2分	
操作后	8	病人床单位整洁	2		
		清理用物	3		
		洗手，记录	3		
综合评价	13	病人感觉良好	4		
		动作轻巧稳重、准确，病人安全	6		
		与病人及时交流沟通	3		
总分	100				

（宫春梓）

实践二十三 | 药物抽吸技术

【工作情景】

病人，女性，63岁，因高热、咳嗽、咳痰、呼吸急促，被其儿子送来医院。入院后诊断为支气管扩张合并肺部感染。医嘱：头孢拉定 0.5g i.m., b.i.d.。

【工作任务】

1. 严格执行医嘱，药液剂量准确。
2. 具有无菌观念，药液无污染。
3. 操作规范严谨，认真查对。

【工作过程】

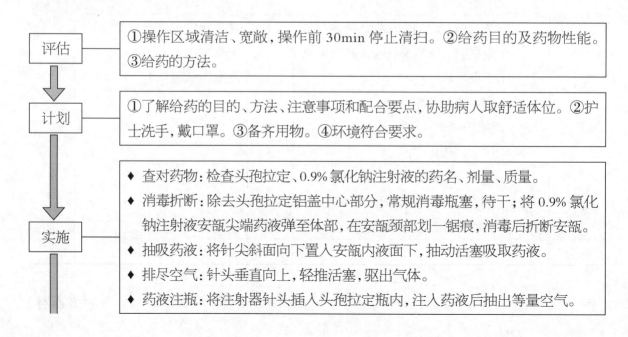

评估
①操作区域清洁、宽敞，操作前 30min 停止清扫。②给药目的及药物性能。③给药的方法。

计划
①了解给药的目的、方法、注意事项和配合要点，协助病人取舒适体位。②护士洗手，戴口罩。③备齐用物。④环境符合要求。

实施
- 查对药物：检查头孢拉定、0.9% 氯化钠注射液的药名、剂量、质量。
- 消毒折断：除去头孢拉定铝盖中心部分，常规消毒瓶塞，待干；将 0.9% 氯化钠注射液安瓿尖端药液弹至体部，在安瓿颈部划一锯痕，消毒后折断安瓿。
- 抽吸药液：将针尖斜面向下置入安瓿内液面下，抽动活塞吸取药液。
- 排尽空气：针头垂直向上，轻推活塞，驱出气体。
- 药液注瓶：将注射器针头插入头孢拉定瓶内，注入药液后抽出等量空气。

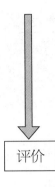

| ♦ 摇匀药液：摇动密封瓶混匀药液，并消毒瓶口。 |
| ♦ 注入空气：注入所需药液等量的空气。 |
| ♦ 抽吸药液：倒转药瓶，使针头位于液面下，吸取药液至所需量，拔出针头。 |
| ♦ 排尽空气：针头垂直向上，气泡集于乳头口，轻推活塞，驱出气体。 |

| 评价 | ①无菌观念强，无污染。②查对认真，无差错。③操作熟练、规范。 |

【注意事项】

1. 认真执行无菌操作原则和查对制度。

2. 抽药时不可用手握住活塞体部，以免污染空筒内面和药液，排气时不可浪费药液以免影响药量的准确性。

3. 根据药液的性质抽取药液，结晶、粉剂药用无菌 0.9% 氯化钠溶液、注射用水或专用溶媒将其充分溶解后吸取；混悬剂应摇匀后立即吸取；油剂可稍加温或双手对搓药瓶(药液易被热破坏者除外)后，用稍粗针头吸取。

4. 药液现用现抽吸，避免药液污染和效价降低。

【建议和要求】

1. 要求该操作每个学生均考核达标。
2. 在无菌操作室练习。考核时设置不同情境案例，布置工作任务。
3. 操作规范，无菌观念强。
4. 完成实训报告。

【操作考核评分标准】

药物抽吸技术操作考核评分标准

项目	总分	技术操作要求	分值	扣分细则	得分
操作前	23	服装、鞋帽整洁	2		
		洗手、戴口罩	4	缺少任何一项扣 4 分	

项目	总分	技术操作要求	分值	扣分细则	得分
操作前		核对床号、姓名、住院号,向病人解释操作目的、配合方法	4	未核对扣2分,未解释扣2分,语言、态度不当扣1分	
		作自我介绍	1		
		评估病人(病情、意识状态、呼吸道情况、心理状态及合作程度)	4	少评估一项扣1分	
		备物齐全、按顺序放置	4	少一件扣1分,顺序错扣4分	
		环境(安静、整洁、舒适、安全)	2		
		卧位正确、舒适	2		
操作中	56	检查药物的质量	4	缺少一项扣2分	
		除去铝盖中心部分,常规消毒瓶塞	8	未消毒扣8分 消毒未达标扣4分	
		将药液弹至体部,在安瓿颈部划痕、消毒,用棉球或纱布按住颈部折断	8	安瓿尖端有药液扣4分 未用棉球或纱布按住折断扣2分	
		将针尖斜面向下置入安瓿内液面下,抽动活塞吸取药液	8	药量不正确扣4分 污染一次扣2分	
		针头垂直向上,气泡集于乳头口,轻推活塞,驱出气体	4	排出药液过多扣2分 药量不准确扣6分	
		将注射器针头插入密封瓶内,注入药液,抽出等量空气	8	药液未完全注入扣4分 未抽出等量空气扣4分	
		摇动密封瓶混匀药液,并消毒瓶口	2	缺少一项扣2分	
		注入所需药液等量的空气	2		
		倒转药瓶,吸取药液至所需量,拔出针头	8	药量不准确扣8分	
		针头垂直向上,驱出气体	2	排出药液过多扣2分	
		核对无误后放入无菌注射盘内备用	2	未核对扣2分	
操作后	8	治疗台面整洁	2		
		清理用物	3		
		洗手,记录	3		

项目	总分	技术操作要求	分值	扣分细则	得分
综合评价	13	无菌观念强	4		
		操作规范、准确、安全	6		
		查对认真，无差错	3		
总分	100				

（宫春梓）

实践二十四 │ 皮内注射

【工作情景】

病人,男性,43岁,因肺炎球菌性肺炎入院。入院后医嘱:青霉素过敏试验,St.。

【工作任务】

1. 严格执行医嘱,药液剂量准确。
2. 具有无菌观念,解释清楚,指导到位,病人能有效配合,操作过程安全。
3. 操作规范严谨,关爱病人。

【工作过程】

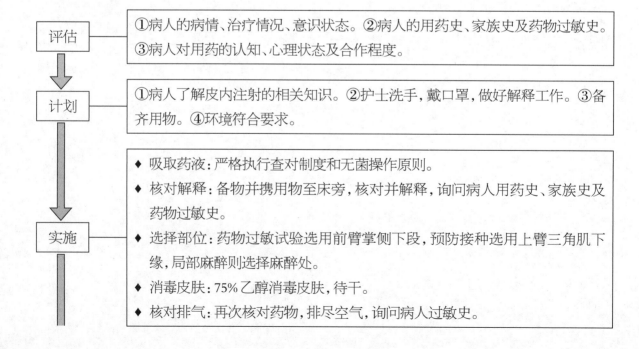

评估 ——①病人的病情、治疗情况、意识状态。②病人的用药史、家族史及药物过敏史。③病人对用药的认知、心理状态及合作程度。

计划 ——①病人了解皮内注射的相关知识。②护士洗手,戴口罩,做好解释工作。③备齐用物。④环境符合要求。

实施 ——
◆ 吸取药液:严格执行查对制度和无菌操作原则。
◆ 核对解释:备物并携用物至床旁,核对并解释,询问病人用药史、家族史及药物过敏史。
◆ 选择部位:药物过敏试验选用前臂掌侧下段,预防接种选用上臂三角肌下缘,局部麻醉则选择麻醉处。
◆ 消毒皮肤:75%乙醇消毒皮肤,待干。
◆ 核对排气:再次核对药物,排尽空气,询问病人过敏史。

◆ 进针推药：一手绷紧局部皮肤，一手持注射器，示指固定针栓，针尖斜面向上与皮肤成 5° 角刺入皮内，待针尖斜面完全刺入皮内后，放平注射器，用绷紧皮肤的手的拇指固定针栓，另一手推入药液 0.1ml，使局部隆起形成一皮丘。

◆ 拔针观察：注射完毕，迅速拔出针头，勿按压针眼，看表计时，20min 后观察局部反应。

◆ 再次核对：核对并交代注意事项。

◆ 安置体位：协助病人取舒适卧位。

◆ 整理记录：清理用物，整理床单位，洗手，记录。

评价 —— ①无菌观念强，操作熟练规范，查对认真，无差错。②注入药液剂量准确，皮丘形成，观察记录正确及时。③护患沟通良好，解释合理，病人满意且能积极配合治疗。

【注意事项】

1. 做药物过敏试验前，护士应详细询问病人的用药史、过敏史及家族史，如病人对该药物过敏，则不可做皮内试验，应与医生联系，更换其他药物。

2. 忌用含碘消毒剂，以免着色影响对局部反应的观察及与碘过敏反应相混淆。

3. 进针角度不宜太大，以免将药液注入皮下，影响药物作用的效果及反应的观察。

4. 做皮内过敏试验时，嘱病人勿按揉注射部位，以免影响对反应结果的判断。

【建议和要求】

1. 要求该操作每个学生均考核达标。

2. 在仿真模型上练习。考核时设置不同情境案例，布置工作任务。

3. 强调无菌观念、爱伤观念，动作轻柔，有效沟通。

4. 完成实训报告。

皮内注射技术操作考核评分标准

项目	总分	技术操作要求	分值	扣分细则	得分
操作前	23	服装、鞋帽整洁	2		
		洗手、戴口罩	4	缺少一项扣2分	
		核对床号、姓名、住院号,向病人解释操作目的、配合方法	4	未核对扣2分,少一项扣1分。未解释扣2分,语言、态度不当扣1分	
		作自我介绍	1		
		评估病人(病情、意识状态、皮肤状况、心理及合作程度)	4	少评估一项扣1分	
		备物齐全、按顺序放置	4	少一件扣1分,顺序错扣2分	
		环境(安静、整洁、安全、舒适)	2	一项不符扣0.5分	
		卧位正确、舒适	2		
操作中	56	遵医嘱吸取药液	4	药量不正确扣4分	
		核对解释,取得配合	4	未指导病人配合操作扣4分 未询问用药史、家族史、过敏史扣4分 语言、态度不当扣2分	
		根据目的选择合适的注射部位	4	部位不正确扣2分	
		用75%乙醇消毒皮肤,待干	4	消毒溶液不当扣2分 漏消毒扣2分 消毒范围不正确扣2分	
		再次核对,排尽空气	4	未核对扣4分 未排尽空气扣2分	
		再次询问过敏史	2	未询问扣2分	
		针尖斜面向上与皮肤成5°角刺入皮内,针尖斜面完全刺入皮内	6	进针角度过大扣4分 针尖斜面未完全刺入皮内扣4分	

项目	总分	技术操作要求	分值	扣分细则	得分
操作中		注入药液 0.1ml,使局部隆起形成一皮丘	6	注入药量不准确扣2分 未形成皮丘扣2分	
		迅速拔出针头,勿按压针眼,计时	6	按压拔针扣4分 未计时扣2分	
		再次核对,交代注意事项	8	未再次核对扣4分 未交代注意事项扣4分、内容不全扣2分	
		安置体位	4	未安置体位扣4分	
		操作过程中随时观察询问病人感受	4	未观察扣4分 观察不认真扣2分	
操作后	8	病人床单位整洁	2		
		清理用物	3		
		洗手,记录	3		
综合评价	13	无菌观念强	4		
		操作规范、准确、安全	4		
		查对认真、无差错	2		
		护患沟通良好,病人满意	3		
总分	100				

(宫春梓)

实践二十五 | 皮 下 注 射

【工作情景】

病人，男性，60岁，因糖尿病而入院。入院后血糖20.3mmol/L。医嘱：胰岛素 8U，t.i.d.，H.。

【工作任务】

1. 严格执行医嘱，药液剂量准确。
2. 具有无菌观念，解释清楚，指导到位，病人能有效配合，操作过程安全。
3. 操作规范严谨，关爱病人。

【工作过程】

评估	①病人的病情、治疗情况、意识状态。②病人的用药史、家族史及药物过敏史。③病人对用药的认知、心理状态及合作程度。

计划	①病人了解皮下注射的相关知识。②护士洗手，戴口罩，做好解释工作。③备齐用物。④环境符合要求。

实施	◆ 吸取药液：严格执行查对制度和无菌操作原则。 ◆ 核对解释：备物并携用物至床旁，核对并解释，告知病人餐前半小时内注射。 ◆ 选择部位：常选用上臂三角肌下缘、两侧腹壁、后背、大腿前侧和外侧等。 ◆ 消毒皮肤：常规消毒皮肤，待干。 ◆ 核对排气：再次核对药物，排尽空气。

◆ 进针推药：一手绷紧局部皮肤，一手持注射器，以示指固定针栓，针尖斜面向上，与皮肤成 30°～40° 角，快速将针梗 1/2～2/3 刺入皮下，松开绷紧皮肤的手，抽动活塞，如无回血，缓慢推注药液。

◆ 拔针观察：注射毕，用无菌干棉签轻压针刺处，快速拔针后按压片刻。

◆ 再次核对：核对并交代注意事项。

◆ 安置体位：协助病人取舒适卧位。

◆ 整理记录：清理用物，整理床单位，洗手，记录。

评价 ①无菌观念强，操作熟练规范，查对认真，无差错。②注入药液剂量准确。③护患沟通良好，解释合理，病人满意，能积极配合治疗。

【注意事项】

1. 对长期注射者，应有计划地更换注射部位，以免局部产生硬结，保证药物吸收的最好效果。如糖尿病病人胰岛素治疗时可采用多部位皮下轮流注射。

2. 刺激性强的药物不宜皮下注射。

3. 注射药液少于 1ml 时，应选择 1ml 注射器抽吸药液，以保证剂量准确。

4. 进针角度不宜超过 45°，以免刺入肌层；过瘦者可捏起局部组织并减小进针角度。

【建议和要求】

1. 要求该操作每个学生均考核达标。

2. 在仿真模型上练习。考核时设置不同情境案例，布置工作任务。

3. 强调无菌观念、爱伤观念，动作轻柔，有效沟通。

4. 完成实训报告。

【操作考核评分标准】

皮下注射技术操作考核评分标准

项目	总分	技术操作要求	分值	扣分细则	得分
操作前	23	服装、鞋帽整洁	2		
		洗手、戴口罩	4	缺少一项扣 2 分	

项目	总分	技术操作要求	分值	扣分细则	得分
操作前		核对床号、姓名、住院号,向病人解释操作目的、配合方法	4	未核对扣2分,少一项扣1分。未解释扣2分,语言、态度不当扣1分	
		作自我介绍	1		
		评估病人(病情、意识状态、皮肤状况、心理及合作程度)	4	少评估一项扣1分	
		备物齐全、按顺序放置	4	少一件扣1分,顺序错扣2分	
		环境(安静、整洁、安全、舒适)	2	一项不符扣0.5分	
		卧位正确、舒适	2		
操作中	56	遵医嘱吸取药液	4	药量不正确扣4分	
		核对解释,取得病人的配合	6	未指导病人注射时间扣4分 语言、态度不当扣2分	
		根据目的选择合适的注射部位	4	部位不正确扣2分	
		常规消毒皮肤,待干	6	消毒溶液不当扣2分 漏消毒扣2分 消毒范围不正确扣2分	
		再次核对,排尽空气	4	未核对扣4分 未排尽空气扣2分	
		针尖斜面向上,与皮肤成30°~40°角,快速将针梗1/2~2/3刺入皮下,抽动活塞无回血,缓慢推注药液	10	进针角度不正确扣4分 未抽回血扣2分 推注速度过快扣2分	
		注射毕,用无菌干棉签轻压针刺处,快速拔针后按压片刻	6	未按压拔针扣4分 未用无菌干棉签按压扣2分	
		再次核对,交代注意事项	8	未再次核对扣4分 未交代注意事项扣4分、内容不全扣2分	
		安置体位	4	未安置体位扣4分	
		操作过程中随时观察询问病人的感受	4	未观察扣4分 观察不认真扣2分	

项目	总分	技术操作要求	分值	扣分细则	得分
操作后	8	病人床单位整洁	2		
		清理用物	3		
		洗手，记录	3		
综合评价	13	无菌观念强	4		
		操作规范、准确、安全	4		
		查对认真、无差错	2		
		护患沟通良好，病人满意	3		
总分	100				

（宫春梓）

实践二十六 │ 肌 内 注 射

【工作情景】

病人,女性,26 岁,因急性胃肠炎而入院。入院后医嘱:山莨菪碱 10mg, i.m., St.。

【工作任务】

1. 严格执行医嘱,药液剂量准确。
2. 具有无菌观念,解释清楚,指导到位,病人能有效配合,操作过程安全。
3. 操作规范严谨,关爱病人。

【工作过程】

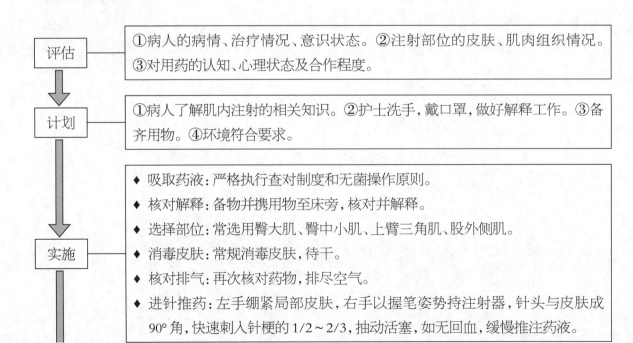

| 评估 | ①病人的病情、治疗情况、意识状态。②注射部位的皮肤、肌肉组织情况。③对用药的认知、心理状态及合作程度。 |

| 计划 | ①病人了解肌内注射的相关知识。②护士洗手,戴口罩,做好解释工作。③备齐用物。④环境符合要求。 |

实施

◆ 吸取药液:严格执行查对制度和无菌操作原则。

◆ 核对解释:备物并携用物至床旁,核对并解释。

◆ 选择部位:常选用臀大肌、臀中小肌、上臂三角肌、股外侧肌。

◆ 消毒皮肤:常规消毒皮肤,待干。

◆ 核对排气:再次核对药物,排尽空气。

◆ 进针推药:左手绷紧局部皮肤,右手以握笔姿势持注射器,针头与皮肤成 90° 角,快速刺入针梗的 1/2~2/3,抽动活塞,如无回血,缓慢推注药液。

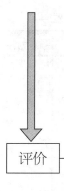

♦ 拔针观察：注射毕，用无菌干棉签轻压针刺处，快速拔针后按压片刻。
♦ 再次核对：核对并交代注意事项。
♦ 安置体位：取舒适卧位。
♦ 整理记录：清理用物，整理床单位，洗手，记录。

| 评价 | ①无菌观念强，操作熟练规范，查对认真，无差错。②注入药液剂量准确。③护患沟通良好，解释合理，病人满意，能积极配合治疗。 |

【注意事项】

1. 2岁以下婴幼儿不宜选用臀大肌注射，因臀大肌尚未发育完善，注射时有损伤坐骨神经的危险，最好选择臀中肌、臀小肌注射。

2. 注射时切勿将针梗全部刺入，以防针梗从衔接处折断。若针头折断，应嘱病人保持原位不动，以防针头移位，尽快使用无菌血管钳将断端取出。若断端全部埋入，速请外科医生处理。

3. 需长期注射者，应交替更换注射部位，并选用细长针头，避免或减少硬结的发生。如长期注射出现硬结时，可采用热敷、理疗等方法处理。

4. 两种或两种以上药物同时注射时，应注意药物的配伍禁忌。

【建议和要求】

1. 要求该操作每个学生均考核达标。
2. 在仿真模型上练习。考核时设置不同情境案例，布置工作任务。
3. 强调无菌观念、爱伤观念，动作轻柔，有效沟通。
4. 完成实训报告。

【操作考核评分标准】

肌内注射技术操作考核评分标准

项目	总分	技术操作要求	分值	扣分细则	得分
操作前	23	服装、鞋帽整洁	2		
		洗手、戴口罩	4	缺少一项扣2分	

项目	总分	技术操作要求	分值	扣分细则	得分
操作前		核对床号、姓名、住院号,向病人解释操作目的、配合方法	4	未核对扣2分,少一项扣1分。未解释扣2分,语言、态度不当扣1分	
		作自我介绍	1		
		评估病人(病情、意识状态、皮肤状况、心理及合作程度)	4	少评估一项扣1分	
		备物齐全、按顺序放置	4	少一件扣1分,顺序错扣2分	
		环境(安静、整洁、安全、舒适)	2	一项不符扣0.5分	
		卧位正确、舒适	2		
操作中	56	遵医嘱吸取药液	4	药量不正确扣4分	
		核对解释,取得配合	6	未核对解释扣4分 语言、态度不当扣2分	
		根据目的选择合适的注射部位	4	部位不正确扣2分	
		常规消毒皮肤,待干	6	漏消毒扣2分 消毒范围不正确扣2分	
		再次核对,排尽空气	4	未核对扣4分 未排尽空气扣2分	
		左手绷紧局部皮肤,右手以握笔姿势持注射器,针头与皮肤成90°角,快速刺入针梗的1/2~2/3,抽动活塞,如无回血,缓慢推注药液	10	未绷紧皮肤扣2分 进针角度不正确扣4分 未抽回血扣2分 推注速度过快扣2分	
		注射毕,用无菌干棉签轻压针刺处,快速拔针后按压片刻	6	未按压拔针扣4分 未用无菌干棉签按压扣2分	
		再次核对,交代注意事项	8	未再次核对扣4分 未交代注意事项扣4分、交代注意事项内容不全扣2分	
		安置体位	4	未安置体位扣4分	
		操作过程中随时观察询问病人的感受	4	未观察扣4分 观察不认真扣2分	

项目	总分	技术操作要求	分值	扣分细则	得分
操作后	8	病人床单位整洁	2		
		清理用物	3		
		洗手,记录	3		
综合评价	13	无菌观念强	4		
		操作规范、准确、安全	4		
		查对认真、无差错	2		
		护患沟通良好,病人满意	3		
总分	100				

(宫春梓)

实践二十七 │ 静 脉 注 射

【工作情景】

病人,女性,60岁,清晨在公园晨练时突感心慌,大汗,晕倒,以低血糖收入院。入院后医嘱:50% 葡萄糖 20ml, i.v., St.。

【工作任务】

1. 严格执行医嘱,药液剂量准确。
2. 具有无菌观念,解释清楚,指导到位,病人能有效配合,操作过程安全。
3. 操作规范严谨,关爱病人。

【工作过程】

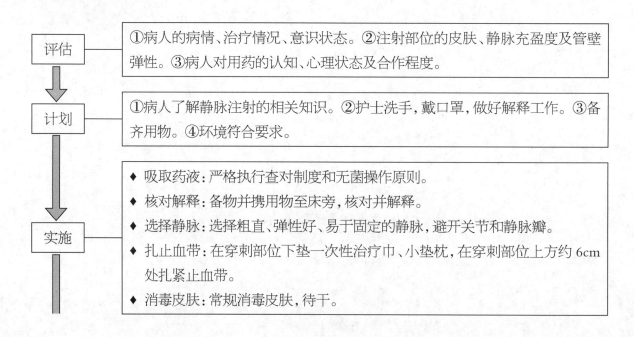

| 评估 | ①病人的病情、治疗情况、意识状态。②注射部位的皮肤、静脉充盈度及管壁弹性。③病人对用药的认知、心理状态及合作程度。 |

| 计划 | ①病人了解静脉注射的相关知识。②护士洗手,戴口罩,做好解释工作。③备齐用物。④环境符合要求。 |

| 实施 | ◆ 吸取药液:严格执行查对制度和无菌操作原则。
◆ 核对解释:备物并携用物至床旁,核对并解释。
◆ 选择静脉:选择粗直、弹性好、易于固定的静脉,避开关节和静脉瓣。
◆ 扎止血带:在穿刺部位下垫一次性治疗巾、小垫枕,在穿刺部位上方约6cm处扎紧止血带。
◆ 消毒皮肤:常规消毒皮肤,待干。 |

- ◆ 核对排气:再次核对药物,排尽空气。
- ◆ 穿刺静脉:一手绷紧静脉下端皮肤,一手持注射器(或头皮针针柄),针尖斜面向上,与皮肤成 15°～30° 角,自静脉上方或侧方刺入皮下,再沿静脉走向潜行刺入静脉,见回血,再顺静脉进针少许。
- ◆ 两松固定:松开止血带,嘱病人松拳,固定针头。
- ◆ 注药观察:缓慢注入药液。
- ◆ 拔针按压:注射毕,将无菌干棉签放于穿刺点上方,快速拔出针头,按压片刻。
- ◆ 再次核对:核对并交代注意事项。
- ◆ 安置体位:取舒适卧位。
- ◆ 整理记录:清理用物,整理床单位,洗手,记录。

评价

①无菌观念强,操作熟练规范,查对认真,无差错。②注入药液剂量准确。③护患沟通良好,解释合理,病人满意,能积极配合治疗。

【注意事项】

1. 根据病人年龄、病情及药物性质,掌握推药速度,随时听取病人主诉,观察病人状况及注射局部情况。

2. 注射对组织有强烈刺激性的药物时,应另备有 0.9% 氯化钠溶液的注射器和头皮针,穿刺成功后,先注入少量 0.9% 氯化钠溶液,证实针头在静脉内,再换上抽有药液的注射器缓慢推药,以免药液外溢而致组织坏死。

3. 静脉注射失败应立即拔针,以无菌棉签或棉球压迫止血,选择血管重新穿刺。

【建议和要求】

1. 要求该操作每个学生均考核达标。
2. 在仿真模型上练习。考核时设置不同情境案例,布置工作任务。
3. 强调无菌观念、爱伤观念,动作轻柔,有效沟通。
4. 完成实训报告。

静脉注射技术操作考核评分标准

项目	总分	技术操作要求	分值	扣分细则	得分
操作前	23	服装、鞋帽整洁	2		
		洗手、戴口罩	4	缺少一项扣2分	
		核对床号、姓名、住院号,向病人解释操作目的、配合方法	4	未核对扣2分,少一项扣1分。未解释扣2分,语言、态度不当扣1分	
		作自我介绍	1		
		评估病人(病情、意识状态、皮肤及血管状况、心理及合作程度)	4	少评估一项扣1分	
		备物齐全、按顺序放置	4	少一件扣1分,顺序错扣2分	
		环境(安静、整洁、安全、舒适)	2	一项不符扣0.5分	
		卧位正确、舒适	2		
操作中	56	遵医嘱吸取药液	4	药量不正确扣4分	
		核对解释,取得配合	4	未核对解释扣4分 语言、态度不当扣2分	
		选择粗直、弹性好、易于固定的静脉,避开关节和静脉瓣	4	未避开关节和静脉瓣扣2分	
		在穿刺部位下垫一次性治疗巾、小垫枕,在穿刺部位上方约6cm处扎紧止血带	4	扎止血带位置不合理扣2分 未垫治疗巾、小垫枕扣2分 止血带末端未向上扣2分	
		常规消毒皮肤,待干	4	漏消毒扣2分 消毒范围不正确扣2分	
		再次核对,排尽空气	4	未核对扣2分 未排尽空气扣2分	
		针尖斜面向上,与皮肤成15°~30°角,自静脉上方或侧方刺入皮下,见回血,顺静脉进针少许	10	进针角度不正确扣4分 未抽回血扣2分 穿刺失败扣10分 回针一次扣5分	

项目	总分	技术操作要求	分值	扣分细则	得分
操作中		松开止血带,嘱病人松拳,固定针头	4	未松一项扣2分	
		缓慢注入药液	2	推注速度过快扣2分	
		注射毕,将无菌干棉签放于穿刺点上方,快速拔出针头,按压片刻	4	未按压拔针扣4分 未用无菌干棉签按压扣2分	
		再次核对,交代注意事项	4	未再次核对扣4分 未交代注意事项扣4分 交代注意事项内容不全扣2分	
		安置体位	4	未安置体位扣4分	
		操作过程中随时观察询问病人的感受	4	未观察扣4分 观察不认真扣2分	
操作后	8	病人床单位整洁	2		
		清理用物	3		
		洗手,记录	3		
综合评价	13	无菌观念强	4		
		操作规范、准确、安全	4		
		查对认真、无差错	2		
		护患沟通良好,病人满意	3		
总分	100				

(宫春梓)

实践二十八 | 青霉素过敏试验技术

【工作情景】

病人,男性,43 岁。病人因肺炎球菌性肺炎入院。入院后医嘱:青霉素过敏试验,St.。

【工作任务】

1. 严格执行医嘱,药液剂量准确。
2. 具有无菌观念,解释清楚,指导到位,病人有效配合,操作过程安全。
3. 操作规范严谨,关爱病人。

【工作过程】

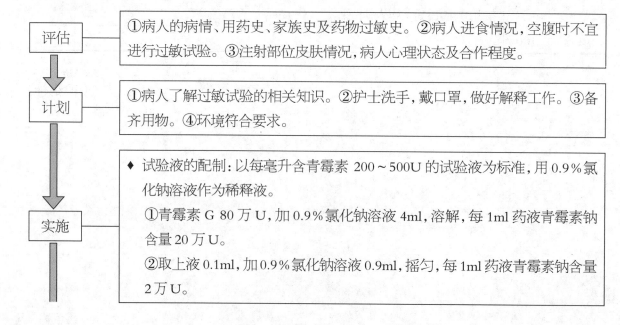

| 评估 | ①病人的病情、用药史、家族史及药物过敏史。②病人进食情况,空腹时不宜进行过敏试验。③注射部位皮肤情况,病人心理状态及合作程度。 |

| 计划 | ①病人了解过敏试验的相关知识。②护士洗手,戴口罩,做好解释工作。③备齐用物。④环境符合要求。 |

| 实施 | ◆ 试验液的配制:以每毫升含青霉素 200～500U 的试验液为标准,用 0.9%氯化钠溶液作为稀释液。
①青霉素 G 80 万 U,加 0.9%氯化钠溶液 4ml,溶解,每 1ml 药液青霉素钠含量 20 万 U。
②取上液 0.1ml,加 0.9%氯化钠溶液 0.9ml,摇匀,每 1ml 药液青霉素钠含量 2 万 U。 |

③取上液 0.1ml，加 0.9% 氯化钠溶液 0.9ml，摇匀，每 1ml 药液青霉素钠含量 2 000U。

④取上液 0.25ml，加 0.9% 氯化钠溶液 0.75ml，摇匀，每 1ml 药液青霉素钠含量 500U。

◆ 试验方法：于病人前臂掌侧下段皮内注射青霉素试验液 0.1ml（含青霉素 G 20～50U），20min 后观察结果并记录。

◆ 结果判断：

①阴性：局部皮丘大小无改变，周围无红肿，无红晕；病人无自觉症状，无不适表现。

②阳性：局部皮丘隆起增大，出现红晕，直径大于 1cm，周围有伪足伴局部痒感；病人可有头晕、心慌、恶心，甚至发生过敏性休克。

评价 —— ①无菌观念强，操作熟练规范，查对认真，无差错。②注入药液剂量准确，皮丘形成，观察记录正确及时。③护患沟通良好，解释合理，病人满意，能积极配合治疗。④病人清楚过敏试验的结果。

【注意事项】

1. 配制试验液时浓度与剂量必须准确。

2. 如对皮试结果有怀疑，应在对侧前臂皮内注射 0.9% 氯化钠溶液 0.1ml，作为对照，确认青霉素皮试结果为阴性方可用药。使用青霉素治疗过程中要继续严密观察病人的反应。

【建议和要求】

1. 要求该操作每个学生均考核达标。

2. 在仿真模型上练习。考核时设置不同情境案例，布置工作任务。

3. 强调无菌观念、爱伤观念，动作轻柔，有效沟通。

4. 完成实训报告。

青霉素过敏试验技术操作考核评分标准

项目	总分	技术操作要求	分值	扣分细则	得分
操作前	23	服装、鞋帽整洁	2		
		洗手、戴口罩	4	缺少一项扣2分	
		核对床号、姓名、住院号，向病人解释操作的目的、配合方法	4	未核对扣2分，少一项扣1分。未解释扣2分，语言、态度不当扣1分	
		作自我介绍	1		
		评估病人（病情、意识状态、皮肤状况、心理及合作程度）	4	少评估一项扣1分	
		备物齐全、按顺序放置	4	少一件扣1分，顺序错扣2分	
		环境（安静、整洁、安全、舒适）	2	一项不符扣0.5分	
		卧位正确、舒适	2		
操作中	56	核对解释，取得配合	4	未询问用药史、家族史、过敏史扣4分 未核对扣2分	
		检查青霉素、0.9%氯化钠注射液质量	4	每漏检查一项扣2分	
		试验液的配制：以每毫升含青霉素200~500U的试验液为标准，用0.9%氯化钠溶液作为稀释液	6	稀释液不正确扣2分 每毫升试验液青霉素钠含量不正确扣4分	
		80万U青霉素G+0.9%氯化钠溶液4ml=20万U青霉素钠含量/每毫升药液	6	每毫升试验液青霉素钠含量不正确扣6分	
		取上液0.1ml+0.9%氯化钠溶液0.9ml=2万U青霉素钠含量/每毫升药液	6	每毫升试验液青霉素钠含量不正确扣6分	

项目	总分	技术操作要求	分值	扣分细则	得分
操作中		取上液 0.1ml+0.9% 氯化钠溶液 0.9ml=2 000U 青霉素钠含量/每毫升药液	6	每毫升试验液青霉素钠含量不正确扣6分	
		取上液 0.25ml+0.9% 氯化钠溶液 0.75ml=500U 青霉素钠含量/每毫升药液	6	每毫升试验液青霉素钠含量不正确扣6分	
		试验方法:前臂掌侧下段皮内注射 0.1ml 皮试液(含青霉素 G 20~50U)	6	进针角度不正确扣2分 注入量不足或超过 0.1ml 扣2分	
		20min 后观察结果并记录	4	未观察结果扣4分 未记录扣2分	
		青霉素过敏试验结果的判断	4	未观察试验结果扣4分	
		操作过程中随时观察询问病人的感受	4	未观察扣4分 观察不认真扣2分	
操作后	8	治疗台面整洁	2		
		清理用物	3		
		洗手,记录	3		
综合评价	13	无菌观念强	4		
		操作规范、准确、安全	4		
		查对认真、无差错	2		
		护患沟通良好,解释合理,病人满意	3		
总分	100				

(宫春梓)

实践二十九 | 静脉输液技术

【工作情景】

　　病人,女性,63岁,肠梗阻术后肛门未排气。医嘱:禁饮食,胃肠减压,0.9%氯化钠溶液250ml,静脉滴注。

【工作任务】

1. 正确实施静脉输液,操作中严格执行查对制度和无菌技术操作,无输液反应发生。
2. 具有爱伤观念,解释清楚,指导到位,病人能有效配合,操作过程安全。
3. 规范严谨,动作轻稳,关爱病人。

【工作过程】

实践 29-1　头皮针周围静脉输液技术

评估	①病人的病情、治疗情况、意识状态。②穿刺静脉。③病人的心理状态、合作程度。
计划	①了解输液的目的,排空大小便,取舒适卧位。②护士洗手,戴口罩,做好解释工作。③备齐用物。④环境符合要求。
实施	◆ 核对加药:双人核对医嘱,备齐并检查药液,消毒加药。 ◆ 核对解释:核对病人信息,并做好解释工作,取得配合。 ◆ 初步排气:输液瓶挂在输液架上,茂菲滴管倒置,打开调节器,液体达到1/2～2/3满时转正滴管,直至液体流入头皮针管内,关闭调节器,检查有无气泡,妥善放置。

- ◆ 扎带消毒：备好输液贴，穿刺静脉肢体下垫小垫枕与治疗巾，穿刺点上方 6～8cm 处扎止血带，常规消毒皮肤，消毒直径 ≥ 5cm。
- ◆ 核对排气：再次核对病人信息，排气至液体滴出，检查针头与输液管内有无气泡。
- ◆ 静脉穿刺：病人握拳，针尖斜面向上并与皮肤成 15°～30° 角进针，见回血后再进针少许。
- ◆ 固定针头：松止血带、松调节器、嘱病人松拳，用输液贴分别固定针柄、针眼部位和头皮针下段输液管。
- ◆ 调节滴速：根据病人的年龄、病情、药物性质调节滴速，一般成人为 40～60 滴/min，儿童为 20～40 滴/min。
- ◆ 整理记录：再次查对，整理床单位，协助病人取舒适卧位，洗手，记录输液卡，告知病人注意事项。
- ◆ 更换液体：连续输入液体时，核对后常规消毒液体瓶塞，更换液体，检查有无气泡，调节滴速。
- ◆ 巡视观察：输液中加强巡视，及时处理输液故障。
- ◆ 拔针按压：输液完毕，关闭调节器，轻压穿刺点上方，迅速拔针。
- ◆ 整理记录：协助病人取舒适卧位，整理床单位，清理用物。洗手，记录。

评价

①病人补充液体、获取能量及治疗等需要得到满足。②护患沟通有效，病人配合。③操作熟练规范，无菌观念强，穿刺成功，爱护病人。

实践 29-2 静脉留置针输液技术

评估

①病人的病情、治疗情况、意识状态。②穿刺静脉。③病人的心理状态、合作程度。

计划

①了解输液的目的，排空大小便，取舒适卧位。②护士洗手，戴口罩，做好解释工作。③备齐用物。④环境符合要求。

实施

- ◆ 核对加药～初步排气：同头皮针周围静脉输液技术。
- ◆ 连接排气：手持外包装将肝素帽或可来福接头对接在留置针的侧管上，将输液器与肝素帽或可来福接头连接，排气并检查有无气泡，将留置针放妥备用；将输液器的头皮针插入留置针肝素帽内，将套管针内的气体排出，关闭调节器，将留置针放妥备用。

- ◆ 扎带消毒：备好胶布及透明敷贴，穿刺静脉肢体下垫小垫枕与治疗巾，穿刺点上方8~10cm处扎止血带，常规消毒皮肤，消毒直径≥8cm，在透明敷贴上写上日期和时间。
- ◆ 核对排气：再次核对，取下针套，旋转松动外套管，右手拇指与示指夹住留置针两翼，再次排气。
- ◆ 静脉穿刺：病人握拳，针尖斜面向上并与皮肤成15°~30°角进针，见回血后放平针翼，压低角度，再进针0.2cm，左手持三叉接口，右手后撤针芯0.5cm，持针座将外套管全部送入静脉内，左手固定针翼，右手迅速将针芯抽出。
- ◆ 固定针头：松止血带、松调节器、嘱病人松拳，用透明敷贴固定留置针，用透明胶布固定三叉接口，再用输液贴固定头皮针及输液管。
- ◆ 调节滴速至巡视观察：同头皮针周围静脉输液技术。
- ◆ 拔针封管：输液完毕，用封管液封管，边推药液边退针，确保正压封管，至针头完全退出为止。
- ◆ 再次输液：常规消毒肝素帽，将头皮针插入，完成输液。
- ◆ 整理记录：同头皮针周围静脉输液技术。

| 评价 | ①病人补充液体、获取能量及治疗等需要得到满足。②护患沟通有效，病人配合。③操作熟练规范，无菌观念强，穿刺成功，爱护病人。 |

实践29-3 头皮静脉输液技术

| 评估 | ①患儿的病情、治疗情况、意识状态。②穿刺静脉。③患儿的心理状态、合作程度。 |

| 计划 | ①排空大小便，取舒适卧位，根据需要剃去局部头发。②护士洗手，戴口罩，做好解释工作。③备齐用物。④环境符合要求。 |

| 实施 | ◆ 核对解释：备齐用物，携用物至床旁，核对信息，解释操作目的、配合要点。
◆ 挂液排气：挂输液瓶于输液架上，备输液贴、排气。
◆ 选择静脉：操作者在患儿头侧选择静脉，助手固定患儿头部及肢体，寻找较粗直的头皮静脉，必要时剃去局部头发。
◆ 消毒穿刺：用75%乙醇常规消毒局部皮肤，注射器抽取适量等渗盐水，连接头皮针，一手固定静脉，一手持针沿静脉向心方向平行进针。 |

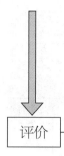

| 评价 | ◆ 固定调速：确定针头在血管内后分离注射器，连接输液器，待液体滴入通畅后用输液贴固定，调节滴速。
◆ 核对记录~整理记录：同头皮针周围静脉输液技术。 |

①患儿补充液体、获取能量及治疗等需要得到满足。②护患沟通有效，患儿家长配合。③操作熟练规范，无菌观念强，穿刺成功，爱护患儿。

【注意事项】

1. 遵守原则　严格执行无菌操作原则和查对制度。

2. 合理选择　长期输液者，注意合理使用和保护静脉，一般从远端小静脉开始穿刺。

3. 顺序恰当　根据病情需要，有计划地安排输液顺序。

4. 严防空气栓塞　输液前应排尽输液管及针头内的空气，药液滴尽前按需要及时更换输液瓶或拔针，严防造成空气栓塞。

5. 加强巡视　输液过程中要加强巡视，耐心听取病人的主诉；严密观察输液部位的皮肤有无肿胀，针头有无脱出、阻塞、移位，输液管有无扭曲、受压以及输液滴速是否适宜，并及时处理输液故障。

6. 留置观察　采用静脉留置针输液时，应严格掌握留置时间，一般留置 3～5d，最好不超过 7d。输液前后均应检查穿刺部位静脉有无红肿，询问病人有无不适，发现异常及时拔除，并对局部进行处理；每次输液后，嘱病人穿刺部位手臂不要过度活动、用力过度，以免引起大量回血。

7. 定时更换　需 24h 连续输液者，应每天更换输液器。

【建议和要求】

1. 要求该操作每个学生均考核达标。

2. 在仿真模型上练习或实际操作体验。考核时设置不同情境案例，布置工作任务。

3. 强调爱伤观念、无菌观念，严格执行查对制度，动作轻柔，有效沟通。

4. 完成实训报告。

静脉输液技术操作考核评分标准

项目	总分	技术操作要求	分值	扣分细则	得分
操作前	23	服装、鞋帽整洁	2		
		洗手、戴口罩	4	缺少一项扣2分	
		核对床号、姓名、住院号,向病人解释操作目的、配合方法	4	未核对扣2分,少一项扣1分。未解释扣2分,语言、态度不当扣1分	
		作自我介绍	1		
		评估病人(病情、过敏史、意识状态、输液静脉的肢体活动度、心理及合作程度)	4	少评估一项扣1分	
		备物齐全、按顺序放置	4	少一件扣1分,顺序错扣2分	
		环境(安静、整洁、安全、舒适)	2	一项不符扣0.5分	
		卧位舒适、排空大小便	2		
操作中	56	核对医嘱,检查药液质量,贴瓶贴	3		
		启瓶盖、消毒,输液器插入瓶塞备用	6	污染一次扣3分	
		核对解释,取得病人配合	3		
		再次核对药液,初步排气,不排出溶液	6	未核对扣3分 一次排气失败扣3分	
		垫小枕、治疗巾,备输液贴,扎止血带,消毒皮肤	7	未垫小枕、治疗巾扣2分 漏消毒扣2分 消毒范围不足扣2分 污染一次扣3分	
		静脉穿刺,见回血后再将针头沿血管方向潜行少许	8	穿刺失败扣8分 回针一次扣3分	
		松开止血带、调节器,嘱病人松拳,固定针头	6	未"三松"扣2分 固定针头方法不正确扣2分	

项目	总分	技术操作要求	分值	扣分细则	得分
操作中		调节滴速,再次核对	4	滴速正负超过4滴扣2分 未核对扣2分	
		整理、洗手、记录	3		
		按压拔针	3		
		分类处理用物,洗手,记录	4		
		操作过程中随时观察病人的反应	3		
操作后	8	病人床单位整洁	2		
		清理用物	3		
		洗手,记录	3		
综合评价	13	病人感觉良好,静脉穿刺成功	4		
		无菌观念强,严格查对	3		
		病人安全,有防护意识	3		
		与病人及时交流沟通	3		
总分	100				

(黄俊芳)

实践三十 | 静脉输血技术

【工作情景】

病人,男性,45 岁,因十二指肠溃疡致胃部大出血。病人面色苍白,脉搏 120 次 /min,血压 70/50mmHg。医嘱:输血 400ml。

【工作任务】

1. 正确实施静脉输血,操作中严格执行查对制度和无菌技术操作,无不良反应发生。
2. 具有爱伤观念,解释清楚,指导到位,病人能有效配合,操作过程安全。
3. 规范严谨,动作轻稳,关爱病人。

【工作过程】

实践 30　静脉输血技术

评估	①病人的病情、治疗情况、意识状态。②穿刺静脉。③病人的心理状态、合作程度。
计划	①病人了解输血的目的,排空大小便,取舒适卧位。②护士洗手,戴口罩,做好解释工作。③备齐用物。④环境符合要求。
实施	◆ 核对解释:按照"三查八对"进行核对,做好解释工作,取得配合。 ◆ 输入液体:按密闭式静脉输液技术穿刺固定后,先输入少量等渗盐水。 ◆ 摇匀血液:再次进行"三查八对",核对无误后用手腕转动将血袋内的血液轻轻摇匀,避免剧烈震荡。

◆ 输入血液：常规消毒血袋开口处塑料管，将输血器针从输液瓶上拔下，垂直插入塑料管内，将血袋倒挂于输液架上。

◆ 调速观察：开始速度宜慢，不超过 20 滴 /min，观察 15min 左右，如无不良反应，根据病情和年龄调节滴速。

◆ 输血完毕：更换等渗盐水继续输入，将输血器内的血液全部输入病人体内。

◆ 输液完毕：按压拔针，交代注意事项。

◆ 整理记录：输血器及针头按要求分类处理，空血袋保留 24h，洗手，记录。

评价 ①病人补充血容量，休克症状缓解。②护患沟通有效，病人配合。③操作熟练规范，无菌观念、查对意识强，穿刺成功，爱护病人。

【注意事项】

1. 严格查对　严格执行查对制度，输血前须经两人核对无误后方可输血。

2. 每次一位　采集血标本应根据输血申请单，每次只为一位病人采集血标本，禁止同时采集两位病人的血标本，以避免差错。

3. 检查质量　认真检查库存血质量，如血浆变红，血细胞呈暗紫色，或两者界限不清，提示可能溶血，不能使用。

4. 输入盐水　输血前后及输入两袋血液之间均须输入少量等渗盐水。

5. 不可加药　输入血液内不可随意加入其他药品，如钙剂、酸性或碱性药物、高渗或低渗溶液，以防止血液变质。

6. 加强巡视　输血过程中加强巡视，认真听取病人主诉，密切观察有无输血反应，如发生输血反应，立即停止输血，通知医生，采取相应的护理措施，并保留余血以供检查分析原因。

【建议和要求】

1. 要求该操作每个学生均考核达标。

2. 在仿真模型上练习或实际操作体验。考核时设置不同情境案例，布置工作任务。

3. 强调爱伤观念、无菌观念，严格执行查对制度，动作轻柔，有效沟通。

4. 完成实训报告。

静脉输血技术操作考核评分标准

项目	总分	技术操作要求	分值	扣分细则	得分
操作前	23	服装、鞋帽整洁	2		
		洗手、戴口罩	4	缺少一项扣2分	
		核对床号、姓名、住院号,向病人解释操作目的、配合方法	4	未核对扣2分,少一项扣1分。未解释扣2分,语言、态度不当扣1分	
		作自我介绍	1		
		评估病人(病情、过敏史、意识状态、穿刺静脉及肢体活动度、心理及合作程度)	4	少评估一项扣1分	
		备物齐全、按顺序放置	4	少一件扣1分,顺序错扣2分	
		环境(安静、整洁、安全、舒适)	2	一项不符扣0.5分	
		卧位舒适、排空大小便	2		
操作中	56	两人共同核对医嘱及输血通知单,检查药液及血液质量	3	未核对扣2分 未检查质量扣1分	
		启瓶盖、消毒,输血器插入瓶塞备用	5	污染一次扣3分	
		核对解释,取得病人的配合	2	未核对扣2分	
		再次核对,初步排气,不排出溶液	5	一次排气失败扣3分	
		垫小枕、治疗巾,备输液贴,扎止血带,消毒皮肤	5	未垫小枕、治疗巾扣2分 漏消毒扣2分 消毒范围不足扣2分 污染一次扣3分	
		静脉穿刺成功后,"三松",固定,调节滴速	8	穿刺失败8分 回针一次扣2分 未"三松"扣2分 滴速调节错误扣2分	
		两人再次核对,摇匀血液,输入血液	8	未两人再次核对扣4分 摇匀手法不正确扣2分	

项目	总分	技术操作要求	分值	扣分细则	得分
操作中		调节滴速,开始不超过20滴/min,观察15min后,根据病人病情和年龄调节滴速	6	未调节滴速扣4分 滴速正负超过4滴扣2分	
		再次核对,观察病情	2	未再次核对扣2分	
		输血完毕,更换等渗盐水继续输入	2		
		按压拔针	2		
		分类处理用物,空血袋保留24h,洗手,记录	5	未分类处理用物扣2分 未保留空血袋扣2分 未洗手、记录扣1分	
		操作过程中随时观察病人的反应	3	未观察病人反应扣4分	
操作后	8	病人床单位整洁	2		
		清理用物	3		
		洗手,记录	3		
综合评价	13	病人感觉良好,静脉输血安全	3		
		无菌观念强,严格查对	4		
		病人安全,有防护意识	3		
		与病人及时交流沟通	3		
总分	100				

(黄俊芳)

实践三十一 | 各种标本采集技术

【工作情景】

病人,男性,70 岁,吸烟 36 年,反复咳嗽、咳痰、喘息 25 年,咳出的痰多为白色黏痰,每年发作 3 个月左右,进行性呼吸困难 8 年,近 1 周症状加重入院。入院后诊断为慢性支气管炎合并慢性阻塞性肺气肿。医嘱:①采集静脉血标本,查肝功能、肾功能、血培养;②血气分析;③尿、粪便常规;④痰培养。

【工作任务】

1. 遵医嘱完成标本的采集。查肝功能,应抽取血清标本。查肾功能,应抽取全血标本。
2. 严格遵守无菌原则,标本容器选择无误,采集方法正确,病人安全。
3. 规范严谨,关爱病人,沟通有效。

【工作过程】

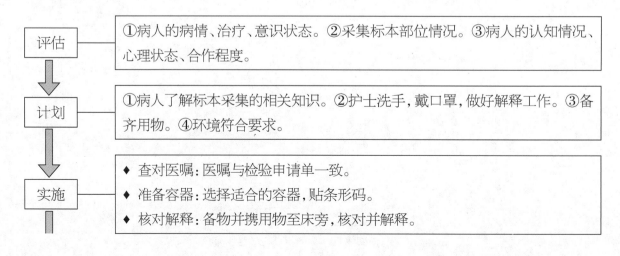

评估	①病人的病情、治疗、意识状态。②采集标本部位情况。③病人的认知情况、心理状态、合作程度。
计划	①病人了解标本采集的相关知识。②护士洗手,戴口罩,做好解释工作。③备齐用物。④环境符合要求。
实施	◆ 查对医嘱:医嘱与检验申请单一致。 ◆ 准备容器:选择适合的容器,贴条形码。 ◆ 核对解释:备物并携用物至床旁,核对并解释。

◆ 采集标本

（1）静脉血标本采集

①真空采血器采血：按静脉注射法行静脉穿刺，见回血后将真空采血针另一端针头刺入真空采血管，自动留取至所需血量，如需继续采集，置换另一真空采血管；②普通注射器采血：按静脉注射法行静脉穿刺，见回血后，抽取所需血量，更换 20G 针头后将血液注入培养瓶，轻摇动，一般取 5ml，亚急性心内膜炎时取血 10～15ml；取下针头，将血液缓慢注入试管，全血标本需轻轻转动试管；血清标本需注入干燥试管内，勿注入泡沫，不可摇动。

（2）动脉血标本采集

①动脉血气针采血：将活塞拉至预设位置，以 45°～90° 角进针，血液自动到达预设位置，拔针后迅速插入橡皮塞；②普通注射器采血：抽少量肝素湿润后弃去，见回血后，抽取所需血量，拔针后迅速插入橡皮塞。

（3）尿常规标本采集：晨起第一次尿，30～50ml。

（4）粪便常规标本采集：用检便匙取异常粪便 5g(约蚕豆大小) 放入便盒内。

（5）痰培养标本采集：晨起后先用朵贝尔溶液漱口，再用冷开水漱口，咳出气管深处的痰液吐入无菌集痰器内，加盖。

（6）咽拭子标本采集

①口咽拭子标本采集：用长棉签蘸无菌生理盐水擦拭两侧腭弓、咽、扁桃体上分泌物；②鼻咽拭子标本采集：执拭子从下鼻道深入抵达鼻咽后壁捻转拭子一周。

◆ 整理记录：清理用物，整理床单位，观察。取舒适卧位。洗手或进行手消毒，记录。

◆ 核对送检：将标本和检验申请单一同及时送检。

| 评价 | ①护士采集方法正确、剂量准确、送检及时。②护患沟通有效，病人能配合。③操作熟练规范、动作轻柔，病人安全，无意外发生。 |

【注意事项】

1. 静脉血标本采集　清晨空腹采血，并应提前告知病人。
2. 严禁在输液、输血的针头处采集血标本，有患肢时应在对侧肢体采集。
3. 真空采血管采血时，不可先将真空采血管与采血针头相连。
4. 采集细菌培养标本　应在使用抗生素前采集标本。

5. 采集动脉血标本　注射器内不可留有空气,防止气体混入标本。

6. 采集尿常规标本　不可将粪便混入。女性阴道分泌物较多时,应先清洁或冲洗会阴。月经期不宜留取尿标本。

7. 采集粪便常规标本　不可将尿液混入,及时送检。

8. 采集痰培养标本　时间宜选择在清晨。

9. 采集咽拭子标本　避免在进食后2h内采集标本。

【建议和要求】

1. 要求学生掌握操作过程、采集方法。

2. 练习时可设置不同情境案例,布置工作任务,在仿真模型上练习。

3. 动作规范、严格查对。

4. 操作中体现良好的人文关怀,能与病人进行有效沟通。

5. 完成实训报告。

【操作考核评分标准】

静脉血标本采集技术操作考核评分标准

项目	总分	技术操作要求	分值	扣分细则	得分
操作前	23	服装、鞋帽整洁	2		
		洗手、戴口罩	4	缺少一项扣2分	
		核对床号、姓名、住院号,向病人解释操作目的、配合方法	4	未核对扣2分,少一项扣1分。未解释扣2分,语言、态度不当扣1分	
		作自我介绍	1		
		评估病人(病情、意识、肢体活动、皮肤、血管情况、心理状态及合作程度),需空腹者了解是否空腹	4	少评估一项扣1分	
		备物齐全、按顺序放置	4	少一件扣1分,顺序错扣2分	
		环境(安静、整洁、安全、舒适)	2	一项不符扣0.5分	
		体位正确,舒适	2		

项目	总分	技术操作要求	分值	扣分细则	得分
操作中	56	选血管，置一次性垫巾、止血带	4	缺少一项扣2分	
		首次消毒	3	消毒不符扣3分	
		备胶布，扎止血带	4	止血带放置错误扣3分	
		再次消毒，嘱病人握拳	4	消毒不符扣3分	
		二次查对（床头卡、手腕带、检验申请单、标本容器、条形码）	3	未查对扣3分，少一项扣1分	
		按静脉注射法穿刺，见回血后固定针柄	10	污染穿刺部位、穿刺不成功各扣5分	
		将采血针另一端针头插入采血管，取适量血标本	3	血量不符扣2分	
		嘱病人松拳，松止血带	3	未松止血带拔针扣3分	
		先拔采血管，再拔针头，按压穿刺点	7	拔针顺序错误扣4分，出血或血肿扣4分	
		根据检查目的不同将标本置于不同容器内：采血培养标本时，将培养瓶盖打开，消毒瓶口，注入血液，轻轻摇匀；采全血标本时，将血液注入抗凝管，轻轻转动试管；采血清标本时，将血液注入干燥试管，避免震荡	10	试管分不清扣3分，手法错误扣3分，标本污染扣5分	
		查对检验申请单、标本、病人，交代注意事项	3	未查对扣3分，少一项扣1分	
		标本及时送检（口述）	2		
操作后	8	病人床单位整洁	2		
		清理用物	3		
		洗手，记录	3		
综合评价	13	操作熟练，严格无菌	6		
		采血标本符合检验项目要求	4		
		与病人及时交流沟通，病人感觉良好	3		
总分	100				

动脉血标本采集技术操作考核评分标准

项目	总分	技术操作要求	分值	扣分细则	得分
操作前	23	服装、鞋帽整洁	2		
		洗手、戴口罩	4	缺少一项扣2分	
		核对床号、姓名、住院号，向病人解释操作目的、配合方法	4	未核对扣2分，少一项扣1分。未解释扣2分，语言、态度不当扣1分	
		作自我介绍	1		
		评估病人（病情、意识、肢体活动、皮肤、血管情况、心理状态及合作程度）	4	少评估一项扣1分	
		备物齐全、按顺序放置	4	少一件扣1分，顺序错扣2分	
		环境（安静、整洁、安全、舒适）	2	一项不符扣0.5分	
		体位正确，舒适	2		
操作中	56	选穿刺动脉，定位	4	定位错误扣4分	
		置一次性垫巾，夹纱布	4	纱布污染扣4分	
		消毒皮肤，直径8cm以上	6	消毒不符扣6分	
		拆动脉血气针或注射器（抽少量肝素湿润后弃去）和橡胶塞外包装	4	注射器采集血标本未用肝素湿润扣4分	
		戴无菌手套或消毒左手示指、中指	4	任何一处不规范扣4分	
		二次查对（床头卡、手腕带、检验申请单、标本容器、条形码）	3	未查对扣3分，少一项扣1分	
		将活塞拉至预设位置，去针帽	4	拉至位置不符扣4分	
		确定穿刺点，两指固定	5	破坏无菌扣5分	
		以45°～90°角穿刺，取适量血标本	8	污染穿刺部位，穿刺不成功各扣5分	
		拔针，用纱布按压止血	4	出血或有血肿扣4分	
		即刻将针垂直插入橡胶塞	2		
		颠倒混匀5次，手搓注射器5s	3		
		查对检验申请单、标本、病人，交代注意事项	3	未查对扣3分，少一项扣1分	
		标本及时送检（口述）	2		

项目	总分	技术操作要求	分值	扣分细则	得分
操作后	8	病人床单位整洁	2		
		清理用物	3		
		洗手,记录	3		
综合评价	13	操作熟练,严格无菌	6		
		血标本符合检验项目要求	4		
		与病人及时交流沟通,病人感觉良好	3		
总分	100				

口咽拭子标本采集技术操作考核评分标准

项目	总分	技术操作要求	分值	扣分细则	得分
操作前	27	服装、鞋帽整洁,传染病病人穿防护套装(口述)	4	少一项扣2分	
		洗手、戴口罩	4	少一项扣2分	
		核对床号、姓名、住院号,向病人解释操作目的、配合方法	4	未核对扣2分,少一项扣1分。未解释扣2分,语言、态度不当扣1分	
		作自我介绍	1		
		评估病人(病情、意识状态、口咽状况、进食时间、心理状态及合作程度),疾病有无传染性	6	少评估一项扣1分	
		备物齐全、按顺序放置	4	少一件扣1分,顺序错扣2分	
		环境(安静、整洁、安全、舒适)	2	一项不符扣0.5分	
		体位正确、舒适	2		
操作中	49	点燃酒精灯	2		
		检查培养管,贴条形码,打开培养管	6	少一项扣2分	
		一手准备压舌板,一手准备咽拭子	3		
		光线充足,嘱被采样人员头微仰,张嘴发"啊"音,暴露采样部位	7	未指导病人充分暴露采样部位扣5分	
		用压舌板压舌面	2		
		用长棉签蘸无菌生理盐水	4		

项目	总分	技术操作要求	分值	扣分细则	得分
操作中		轻柔擦拭两侧腭弓、咽、扁桃体	6	动作粗暴扣6分	
		消毒培养管口及棉塞	4	消毒不合格扣4分	
		将棉签插入培养管，折断拭子末端，盖紧	7	污染拭子扣6分	
		查对检验申请单、标本、病人，交代注意事项	3	未查对扣3分，少一项扣1分	
		传染标本放入密封袋中	3		
		标本及时送检（口述）	2		
操作后	10	病人床单位整洁	2	未口述接触有传染性的标本进行手消毒扣5分	
		清理用物	3		
		洗手或进行手消毒（有传染性的标本），记录	5		
综合评价	14	病人感觉良好	4		
		动作轻巧稳重、准确、安全	6		
		与病人及时交流沟通	4		
总分	100				

（余美珍）

实践三十二 ｜ 吸 痰 技 术

【工作情景】

　　病人,男性,74 岁,患有肺源性心脏病 10 余年,近几日因受凉出现咳嗽、咳痰,痰液黏稠不易咳出,喘息症状加重遂来院就诊。查体:体温 38.5℃,脉搏 92 次 /min,呼吸 26 次 /min,血压 160/100mmHg,呼吸困难,伴有痰鸣音。医嘱:电动吸引器吸痰。

【工作任务】

1. 因痰液黏稠不易咳出,用电动吸引器为病人正确实施吸痰。
2. 遵循无菌操作原则,调节负压、插管、吸痰动作准确无误。
3. 操作中动作轻稳,力度适当,病人无损伤,关怀体贴病人。

【工作过程】

| 评估 | ①病人的病情、治疗情况、意识状态、合作程度。②口、鼻腔黏膜及人工气道情况。③痰液深度、性质和量。④若有活动义齿,应取下。 |

| 计划 | ①病人了解吸痰法的相关知识。②护士洗手,戴口罩,做好解释工作。③备齐用物。④环境符合要求。 |

| 实施 | ◆ 核对解释:备物并携用物至床旁,核对并解释。
◆ 检查调压:调节负压,成人为 40.0～53.3kPa,儿童 <40.0kPa。
◆ 安置卧位:取舒适卧位,头偏向操作者,昏迷病人用开口器帮助张口。 |

◆ 检查评估：检查口、鼻腔，取下活动义齿，舌后坠者用舌钳将舌拉出。

◆ 开包倒液：打开一次性吸痰包，倒生理盐水。

◆ 试吸检畅：戴无菌手套，连接吸痰管，试吸生理盐水，湿润吸痰管并检查吸痰管是否通畅。

◆ 抽吸痰液：反折吸痰管末端，经鼻或口插入至口咽部，放松吸痰管末端，左右旋转，从深部向上提拉，先吸净口咽部分泌物，再吸出气管内分泌物；若为气管切开吸痰，先吸气管切开处，再吸口(鼻)部。

◆ 冲管观察：每次吸痰管退出后，立即抽吸生理盐水冲洗管腔，同时观察气道是否通畅及病人的反应。

◆ 安置病人：拭净病人口鼻及面部，协助病人采取舒适卧位。

◆ 清理消毒：吸痰用物根据吸痰操作性质每班更换或每天更换1～2次。

◆ 洗手记录：洗手后记录吸痰时间、次数，痰液颜色、性质、量、黏稠度、气味及病人的反应等。

| 评价 | ①符合无菌操作。②护患沟通有效，病人配合。③操作熟练规范、手法正确。④气道通畅，呼吸功能改善，黏膜无损伤。 |

【注意事项】

1. 吸痰前检查电动吸引器的性能是否完好，连接是否正确。

2. 严格执行无菌操作，治疗盘内吸痰用物每天更换1～2次，吸痰管每次更换，勤做口腔护理，储液瓶内的液体不超过瓶的2/3满。

3. 密切观察病情，及时吸痰。痰液黏稠病人可协助其变换体位，配合叩背、雾化吸入等。

4. 吸痰时动作轻稳，以防损伤呼吸道黏膜。如为婴幼儿吸痰时，吸痰管要细、负压要小。

5. 每次吸引时间<15s，如需再次吸引应间隔3～5min，以免引起缺氧。使用呼吸机或缺氧严重者，吸痰前后增加氧流量。

6. 建议成人和儿童使用的吸痰管直径要小于使用的气管插管直径的50%，婴儿使用的吸痰管直径要小于使用的气管插管直径的70%。

【建议和要求】

1. 要求该操作每个学生均考核达标。
2. 在仿真模型上练习，考核时设置不同情境案例，布置工作任务。
3. 强调遵循无菌原则、动作规范、吸痰有效、病人安全。
4. 完成实训报告。

【操作考核评分标准】

吸痰技术操作考核评分标准

项目	总分	技术操作要求	分值	扣分细则	得分
操作前	23	服装、鞋帽整洁	2		
		洗手、戴口罩	4	缺少任何一项扣2分	
		核对床号、姓名，向病人解释操作目的、配合方法	4	未核对扣2分，少一项扣1分。未解释扣2分，语言、态度不当扣1分	
		作自我介绍	1		
		评估病人（病情、意识状态、口鼻腔黏膜、人工气道及痰液情况、有无义齿、心理反应、合作程度）	4	少评估一项扣1分	
		备物齐全、按顺序放置	4	少一件扣1分，顺序错扣2分	
		环境（安静、整洁、安全、舒适）	2	一项不符扣0.5分	
		卧位正确、舒适	2		
操作中	59	检查吸引器，各处应连接紧密，无漏气，接通电源，打开开关，调节负压准确	10	缺少任何一项扣2分	
		打开一次性吸痰包、倒生理盐水方法正确	6	污染一处扣2分	
		戴无菌手套正确 连接吸痰管、试吸生理盐水、检查吸痰管通畅手法正确	8	污染一处扣2分 缺少任何一项扣2分	

项目	总分	技术操作要求	分值	扣分细则	得分
操作中		反折吸痰管末端	4		
		吸痰管经鼻或口插入口咽部,方法正确	4		
		放松吸痰管末端	4		
		左右旋转,从深部向上提拉,方法正确	8		
		时间适宜(<15s)	2		
		先吸净口咽部分泌物、(更换吸痰管)	4		
		再吸出气管内分泌物,方法正确			
		如有咳嗽反射,应轻轻拉出吸痰管(口述)	1		
		冲管彻底,观察到位	4	少一项扣2分	
		拭净病人口鼻及面部,病人体位舒适	4	少一项扣2分	
操作后	8	用物处理符合要求	2		
		洗手、脱口罩正确	4	错一项扣2分	
		记录准确	2		
综合评价	10	病人感觉良好	2		
		动作轻巧稳重、准确、安全	6	错一项扣2分	
		与病人沟通有效	2		
总分	100				

（顾玉霞）

实践三十三 | 洗 胃 技 术

【工作情景】

病人,女性,50岁,误服有毒物质后昏迷不醒,被家人发现后立即送医院抢救。家属不能准确说出毒物的名称及性质。查体:体温36.5℃,脉搏76次/min,呼吸28次/min,血压110/75mmHg。病人呈昏迷状态,流涎,多汗,双侧瞳孔明显缩小,对光反射减弱。医嘱:洗胃、吸氧。

【工作任务】

1. 遵医嘱采用自动洗胃机洗胃法为病人正确实施洗胃。
2. 选择正确的洗胃溶液,插管、连接、调节药量流速准确无误。
3. 动作迅速、操作熟练,急救意识强,病人无损伤,关怀体贴病人。

【工作过程】

| 评估 | ①病人的生命体征、意识状态、合作程度。②口腔、鼻腔黏膜情况。③摄入毒物的种类、剂量、浓度和时间。④既往史。 |

| 计划 | ①护士着装整洁,洗手,戴口罩。②向病人、家属做好解释工作。③备齐用物。④环境符合要求。 |

| 实施 | ◆ 核对解释:备物并携用物至床旁,核对,向病人(家属)解释并告知注意事项。
◆ 检查准备:接通电源,检查机器性能,调节药量流速。
◆ 连接管道:将三根橡胶管分别与机器的药管、胃管、污水管连接,将药管的另一端放入洗胃液桶内,污水管的另一端放入污水桶内。 |

◆ 安置体位：中毒较轻者取坐位或半坐位，中毒较重者取左侧卧位，昏迷病人去枕平卧，头偏向一侧，取下活动义齿，将弯盘置于口角旁。

◆ 润滑插管：测量插管长度，润滑胃管前端，由口腔插入胃管 55～60cm，证实胃管在胃内（同鼻饲技术）后固定，将洗胃管与机器上胃管的另一端连接。

◆ 反复灌洗：按"手吸"键，吸出胃内容物，再按"自动"键，机器对胃进行自动冲洗，直至洗出液澄清无味为止，按"停机"键停止工作。

◆ 观察情况：观察洗出液的性质、颜色、气味、量及病人的面色、脉搏和血压变化。

◆ 反折拔管：反折胃管末端，用纱布包裹后迅速拔出。

◆ 清洁管腔：将药管、胃管、污水管同时放在清水中，按"清洗"键，清洗干净后取出，待机器内的水排尽后，按"停机"键关机。

◆ 整理记录：整理、洗手，记录。

| 评价 | ①洗胃彻底有效，病人安全。②沟通有效。③操作熟练、动作轻稳。④急救意识强。 |

【注意事项】

1. 清醒合作者首选口服催吐法。

2. 中毒物质不明时，先抽取少量胃内容物送检。选用温开水或生理盐水洗胃，待毒物性质明确后，再选用拮抗剂进行洗胃。

3. 洗胃过程中，注意观察病人的面色、生命体征、意识及瞳孔变化，倾听病人主诉，每次灌入量以 300～500ml 为宜，灌入量与引出量需平衡。如病人感到腹痛，引出液体呈血性或病人出现休克，立即停止洗胃，采取急救措施。

4. 幽门梗阻病人洗胃宜在饭后 4～6h 或空腹时进行，记录胃内潴留量。

5. 吞服强酸强碱等腐蚀性物质、食管 - 胃底静脉曲张、胃穿孔、近期有上消化道大出血的病人禁忌洗胃；消化道溃疡、食管狭窄、胃癌等病人不宜洗胃；昏迷病人洗胃应谨慎。

6. 注意病人的心理反应、合作程度及对康复的信心。

1. 要求该操作每个学生均考核达标。
2. 在仿真模型上练习,考核时设置不同情境案例,布置工作任务。
3. 操作过程中,动作迅速、熟练,急救意识强,洗胃有效,病人安全。
4. 完成实训报告。

【操作考核评分标准】

洗胃技术操作考核评分标准

项目	总分	技术操作要求	分值	扣分细则	得分
操作前	23	服装、鞋帽整洁	2		
		洗手、戴口罩	4	缺少任何一项扣2分	
		核对床号、姓名,向病人(家属)解释操作的目的、注意事项及配合方法	4	未核对扣2分,少一项扣1分。未解释扣2分,语言、态度不当扣1分	
		作自我介绍	1		
		评估病人(生命体征、意识状态、口鼻腔黏膜情况、有无义齿、心理反应、合作程度)	4	少一项扣1分	
		备物齐全、按顺序放置	4	少一件扣1分,顺序错扣2分	
		环境符合操作要求(安静、整洁、安全、舒适)	2	一项不符扣0.5分	
		卧位正确、舒适	2		
操作中	59	检查、调试自动洗胃机方法正确	4	少一项扣2分	
		3根连接管与洗胃机的各接口连接正确;药管和污水管的另一端分别放入洗胃液桶及污水桶	10	错一处扣2分	

项目	总分	技术操作要求	分值	扣分细则	得分
操作中		测量插管深度方法正确、长度准确	2	错一处扣2分	
		润滑到位	2		
		插入胃管方法正确	2		
		验证胃管在胃内方法正确	2		
		固定胃管方法正确、牢固	2		
		胃管的另一端与洗胃机连接正确	2		
		洗胃操作程序正确(手吸键—自动键—停机键),清洗彻底到位	12	错一处扣4分	
		观察认真仔细,病人安全	4		
		反折胃管末端后拔出,方法正确,动作规范、熟练,病人无不适	10	未反折扣4分,其余少一项扣2分	
		清洁管腔方法正确,清洗到位,管腔内无污物残留	4	少一项扣2分	
		拭净口鼻及面部,体位舒适	3	少一项扣1分	
操作后	8	用物处理符合要求	2	少一项扣2分	
		洗手、脱口罩正确	4		
		记录准确	2		
综合评价	10	关爱病人	2	少一项扣2分	
		动作轻巧	2		
		操作熟练	2		
		洗胃有效	2		
		病人安全	2		
总分	100				

(顾玉霞)

实践三十四 | 氧气吸入技术

【工作情景】

病人，女性，55岁，误服有毒物质后昏迷不醒，被家属发现后立即送医院抢救，家属不能准确说出毒物的名称及性质。查体：体温 36.5℃，脉搏 76 次/min，呼吸 28 次/min，血压 110/75mmHg，呈昏迷状态，流涎，多汗，双侧瞳孔明显缩小，对光反射减弱。医嘱：洗胃、吸氧。

【工作任务】

1. 采用双侧鼻氧管吸氧法为病人正确实施吸氧。
2. 遵循操作规程，调节氧流量、插鼻氧管、安装及取下流量表动作准确无误。
3. 操作中动作轻稳，注意用氧安全，病人无损伤，关怀体贴病人。

【工作过程】

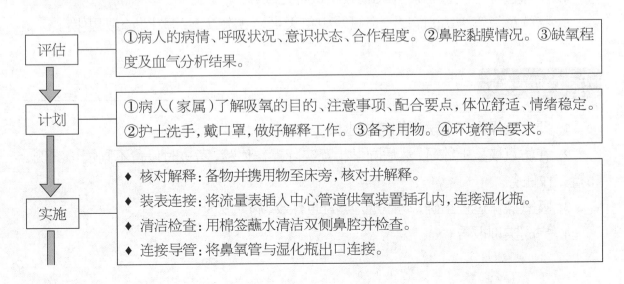

评估 —— ①病人的病情、呼吸状况、意识状态、合作程度。②鼻腔黏膜情况。③缺氧程度及血气分析结果。

计划 —— ①病人（家属）了解吸氧的目的、注意事项、配合要点，体位舒适、情绪稳定。②护士洗手，戴口罩，做好解释工作。③备齐用物。④环境符合要求。

实施 ——
- ◆ 核对解释：备物并携用物至床旁，核对并解释。
- ◆ 装表连接：将流量表插入中心管道供氧装置插孔内，连接湿化瓶。
- ◆ 清洁检查：用棉签蘸水清洁双侧鼻腔并检查。
- ◆ 连接导管：将鼻氧管与湿化瓶出口连接。

- ◆ 调节流量：打开流量表，根据病情调节流量。
- ◆ 湿润检畅：鼻氧管前端放入小药杯蘸水湿润并检查鼻氧管是否通畅。
- ◆ 插管固定：将鼻氧管轻轻插入双侧鼻孔 1cm，再将鼻氧管绕过耳后，固定于下颌。
- ◆ 用氧指导：告知病人及家属用氧注意事项，根据用氧方式，指导病人有效呼吸。
- ◆ 观察记录：观察呼吸状况及吸氧效果，洗手、记录。
- ◆ 停用氧气：先拔出鼻氧管，再关闭流量表；清洁鼻部，安置病人于舒适体位，整理床单位；取下流量表，清理消毒用物；洗手，记录。

评价	①符合操作程序，用氧安全。②沟通有效，病人（家属）配合。③操作熟练规范、手法正确。④缺氧症状得到改善，无呼吸道损伤及其他意外发生。

【注意事项】

1. 严格遵守操作规程，注意用氧安全，切实做好"四防"。

2. 保证用氧安全，吸入氧气时，应先调节流量而后应用。停用氧气时应先拔出鼻氧管，再关闭氧气开关。中途改变流量时，应先分离鼻氧管与湿化瓶连接处，调节好流量后再连接上。

3. 常用湿化液为灭菌蒸馏水，若为急性肺水肿病人吸氧时，湿化瓶内改用 20%～30% 乙醇。

4. 用氧过程中注意观察病人缺氧症状有无改善。

5. 持续鼻氧管给氧的病人，鼻氧管应每天更换 2 次以上，湿化瓶每天更换。

【建议和要求】

1. 要求该操作每个学生均考核达标。

2. 在仿真模型上练习，然后同学相互实际操作体验，考核时设置不同情境案例，布置工作任务。

3. 吸氧操作过程正确，动作规范、沟通有效、病人安全。

4. 完成实训报告。

氧气吸入技术操作考核评分标准

项目	总分	技术操作要求	分值	扣分细则	得分
操作前	23	服装、鞋帽整洁	2		
		洗手、戴口罩	4	缺少任何一项扣2分	
		核对床号、姓名,向病人解释操作目的、配合方法	4	未核对扣2分,少一项扣1分。未解释扣2分,语言、态度不当扣1分	
		作自我介绍	1		
		评估病人(病情、呼吸情况、意识状态、鼻腔黏膜情况、心理反应、合作程度)	4	少一项扣1分	
		备物齐全、按顺序放置	4	少一项扣1分,顺序错扣2分	
		环境符合操作要求(安静、整洁、安全、无明火、无热源)	2	一项不符扣0.5分	
		卧位正确、舒适	2		
操作中	59	流量表插入中心管道插孔方法正确	2	错一项扣2分	
		连接湿化瓶方法正确	2		
		湿化瓶内盛放蒸馏水量准确	2		
		检查、关闭流量开关正确	4		
		检查鼻腔方法正确	2	错一项扣2分	
		棉签蘸水不可过湿	2		
		清洁鼻腔方法正确	2		
		鼻氧管与流量表连接正确	3		
		根据病情调节氧流量准确	4		
		湿润鼻氧管、检查鼻氧管通畅方法正确	4	少一项扣2分	
		鼻氧管插入及固定方法正确	4	错一项扣2分	
		告知用氧注意事项(5条)准确	10	少一条扣2分	
		根据用氧方式,指导病人有效呼吸方法正确	2		

项目	总分	技术操作要求	分值	扣分细则	得分
操作中		观察病人呼吸状况及吸氧效果及时	2	少一项扣2分	
		洗手正确	2		
		记录全面、准确	2		
		停用氧气： 核对解释正确	2	错一处扣2分	
		先拔出鼻氧管	2		
		再关闭流量表方法正确	2		
		清洁鼻部动作轻稳，安置体位舒适	2		
		取下流量表方法正确	2		
操作后	8	用物处理符合要求	2	错一项扣2分	
		洗手、脱口罩正确	4		
		记录准确	2		
综合评价	10	与病人沟通有效，病人感觉良好	2	错一项扣2分	
		动作轻巧稳重、准确、安全	6		
		操作熟练，关爱病人	2		
总分	100				

（顾玉霞）

实践三十五 | 简易呼吸器使用技术

【工作情景】

病人，男性，46 岁，3d 前因施工不慎从高处坠落，急诊入院。查体：体温 36.0℃，脉搏 102 次 /min，呼吸 8 次 /min，血压 80/55mmHg，呈昏迷状态，呼吸困难。诊断为颅脑损伤、失血性休克、身体多处骨折。医嘱：立即给予升压、扩容、呼吸兴奋剂等对症处理，同时辅以简易呼吸器辅助呼吸。

【工作任务】

1. 遵循急救原则，反应迅速，动作敏捷，立即施救。
2. 正确安装呼吸气囊、面罩装置并检测气囊功能。
3. 正确实施简易呼吸器通气操作，动作规范、熟练，关怀体贴病人。

【工作过程】

评估	①病人的病情、意识状态、生命体征及合作程度。②呼吸状况、呼吸道是否通畅。③有无活动义齿。

计划	①病人取去枕平卧位，头后仰，如有活动性义齿应取下，畅通呼吸道。②护士洗手，戴口罩，做好解释工作。③备齐用物。④环境符合要求。

实施	◆ 核对解释：备物并携用物至床旁，核对并解释。 ◆ 安置体位：病人去枕平卧、颈下垫枕。 ◆ 畅通气道：清除上呼吸道分泌物或呕吐物，松解衣领、腰带。

◆ 扣紧面罩：抢救者站于病人头顶，病人头后仰，托起下颌，面罩紧扣口、鼻部，不漏气。

◆ 挤压气囊：右手挤压呼吸囊 1/2～2/3 处，一次挤压可有 400～600ml 空气进入肺内。婴幼儿以胸廓隆起为宜，通气频率为 10～12 次 /min。

◆ 观察判断：密切观察，判断病人呼吸是否改善。

◆ 安置体位：取适宜体位，枕头立于头顶部；昏迷病人取仰卧位，头偏向一侧。

◆ 整理记录：整理用物，洗手，记录。

评价　①符合操作程序，急救意识强。②沟通有效，病人配合。③操作熟练规范、手法正确。④病人能维持有效呼吸，低氧血症得到纠正。

【注意事项】

1. 保持气道通畅，及时清理分泌物。
2. 使用时注意呼吸活瓣有无漏气，病人出现自主呼吸时应同步挤压呼吸囊。
3. 使用期间注意观察病人胸廓起伏、双肺呼吸音、脉搏、血氧及呼吸改善情况。

【建议和要求】

1. 要求该操作每个学生均考核达标。
2. 在仿真模型上练习，考核时设置不同情境案例，布置工作任务。
3. 操作过程正确，动作规范、沟通有效、病人安全。
4. 完成实训报告。

【操作考核评分标准】

简易呼吸器使用技术操作考核评分标准

项目	总分	技术操作要求	分值	扣分细则	得分
操作前	23	服装、鞋帽整洁，反应迅速，动作敏捷	2		
		洗手、戴口罩	4	缺少一项扣 2 分	

项目	总分	技术操作要求	分值	扣分细则	得分
操作前		核对床号、姓名,向病人(家属)解释操作目的、配合方法	4	未核对扣2分,少一项扣1分。未解释扣2分,语言、态度不当扣1分	
		作自我介绍	1		
		评估病人(病情、意识状态、呼吸情况、口鼻部情况、有无活动义齿)	4	少一项扣1分	
		备物齐全,检查、安装呼吸气囊装置,按顺序放置	4	少一件扣1分,顺序错扣2分	
		环境(安静、整洁、安全、舒适)	2	一项不符扣0.5分	
		卧位正确、舒适	2		
操作中	59	清除口鼻分泌物	4	错一项扣4分	
		取下活动义齿	4		
		松解衣领、腰带方法正确	4		
		护士站位正确	5	错一项扣5分	
		开放气道方法正确	5		
		安置、固定面罩手法正确	5		
		测试密闭性方法正确	5		
		挤压手法、送气量正确	4	错一项扣4分	
		通气频率正确	4		
		有自主呼吸时与病人呼吸同步	4		
		通气时无漏气	4		
		观察、判断方法正确	8	少一项扣4分	
		病人卧位舒适、安全	3		
操作后	8	用物处理符合要求	2	少一项扣2分	
		洗手、脱口罩正确	4		
		记录准确	2		
综合评价	10	与病人沟通有效,病人感觉良好	2	少一项扣2分	
		反应迅速,动作准确、安全	6		
		操作熟练,关爱病人	2		
总分	100				

(顾玉霞)

实践三十六 | 尸体护理技术

【工作情景】

病人，女性，80岁，因多器官功能衰竭，出现深度昏迷，心搏、呼吸停止，瞳孔散大、固定，对光反射消失，无吞咽反射、角膜反射，脑电波平坦。经医护人员全力抢救无效，宣告死亡。

【工作任务】

1. 正确进行尸体护理。
2. 规范严谨，态度严肃认真，尊重死者，彰显人文关怀。

【工作过程】

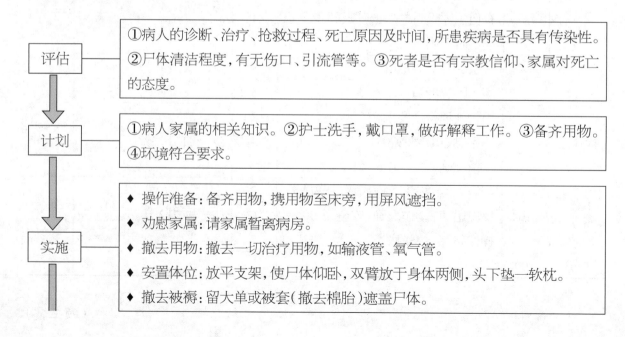

评估	①病人的诊断、治疗、抢救过程、死亡原因及时间，所患疾病是否具有传染性。②尸体清洁程度，有无伤口、引流管等。③死者是否有宗教信仰、家属对死亡的态度。
计划	①病人家属的相关知识。②护士洗手，戴口罩，做好解释工作。③备齐用物。④环境符合要求。
实施	◆ 操作准备：备齐用物，携用物至床旁，用屏风遮挡。 ◆ 劝慰家属：请家属暂离病房。 ◆ 撤去用物：撤去一切治疗用物，如输液管、氧气管。 ◆ 安置体位：放平支架，使尸体仰卧，双臂放于身体两侧，头下垫一软枕。 ◆ 撤去被褥：留大单或被套(撤去棉胎)遮盖尸体。

- 整理遗容：洗脸，死者如有义齿代为装上；闭合眼睑，若眼睑不能闭合，可按摩、用毛巾热湿敷眼周，或于上眼睑下垫少许棉花，使上眼睑下垂闭合；闭合嘴，若嘴不能闭紧，可轻揉下颌关节，必要时用多头绷带托住下颌。
- 填塞孔道：用血管钳将不脱脂棉球填塞于口、鼻、耳、阴道、肛门等孔道。
- 清洁全身：脱去衣裤，擦洗上肢、胸、腹、背、臀及下肢，更衣，梳发，用松节油清除胶布痕迹；有伤口者更换敷料，有引流管者拔出引流管，缝合伤口或用蝶形胶布封闭伤口并包扎。
- 包裹尸体：为死者穿上衣裤，将第一张尸体识别卡系于尸体右手腕部，把尸体放进尸袋里拉好拉链；也可用尸单包裹尸体，移尸体于尸单上，先用尸单两端遮盖尸体的头和脚，再将尸单左右两边整齐包好，用绷带将胸、腰、踝部固定。第二张识别卡别在尸体腰前的尸袋(尸单)上。
- 运送尸体：移尸体于平车上，盖上大单送至太平间，安置于停尸屉内或殡仪馆的车上尸箱内，将第三张尸体识别卡挂在停尸屉外。
- 终末消毒：按终末消毒原则处理床单位、用物及病室。
- 整理病历：完成各项记录。将死亡时间填写在当日体温单40~42℃相应时间栏内；注销各种执行单(治疗、药物、饮食等)，按出院手续办理结账。
- 处理遗物：清点遗物交给家属，若家属不在，需两人共同清点，核对登记，列出清单，交护士长妥善保存。

评价	①尸体整洁、无渗液，外观良好，易于辨认。②护士与家属沟通有效，家属对尸体护理表示满意。

【注意事项】

1. 尸体护理应在医生开出死亡通知、家属同意后立即进行，以防尸体僵硬。

2. 护理人员应具有高尚的职业道德和情感，态度严肃认真。

3. 传染病病人的尸体应使用消毒液擦洗，用消毒液浸泡的棉球填塞各孔道，尸体用尸单包裹后装入不透水的袋中，并做出传染标识。

【建议和要求】

1. 要求该操作每个学生均考核达标。

2. 态度严肃认真，彰显人文关怀。
3. 完成实训报告。

【操作考核评分标准】

尸体护理技术操作考核评分标准

项目	总分	技术操作要求	分值	扣分细则	得分
操作前	20	服装、鞋帽整洁，态度严肃认真	4		
		洗手、戴口罩	4	缺少任何一项扣4分	
		填写尸体识别卡，备物齐全、按顺序放置	5	少一件扣1分，顺序错扣5分	
		环境（单独房间或用屏风遮挡）	4		
		劝慰家属节哀，家属理解、合作	3		
操作中	55	撤去所有急救用物	2	未撤完扣2分	
		尸体仰卧，头下放置枕头	3	未仰卧扣1分，未垫枕扣2分	
		用大单或被套遮盖尸体	2	未遮盖扣2分	
		更换敷料，处理伤口	4	未处理伤口扣4分	
		处理尸体面部	6	一处处理不到位扣2分	
		填塞孔道	6	少填塞一处扣1分	
		清洁尸体	6	未清洁扣6分	
		系尸体识别卡于腕部	6	尸体识别卡位置错误扣6分	
		包裹尸体	6	未包裹尸体扣6分	
		绷带固定于胸、腰、踝部	6	未固定一处扣2分	
		别尸体识别卡于尸单上	3	未放置尸体识别卡扣3分	
		将尸体送至太平间，将第三张尸体识别卡挂在停尸屉外	5	未悬挂尸体识别卡扣3分	
操作后	15	填写死亡通知单，清理用物 处理体温单等其他医疗文件 处理遗物 用物分类消毒处理，传染病病人按终末消毒处理	4 5 2 4	用物处理不当扣2分；医疗文件一处处理不当扣2分；未处理遗物扣2分；用物分类处理错误扣4分	

项目	总分	技术操作要求	分值	扣分细则	得分
综合评价	10	程序正确,操作规范,动作熟练、轻稳	3	操作不规范扣2分	
		态度严肃认真,尊重死者	2		
		尸体整洁,外观良好	3		
		与家属沟通有效	2		
总分	100				

(陈银华)

实践三十七 │ 体温单的绘制

【工作情景】

病人,男性,76 岁。病人入住消化内科,病室:2,床号:6,住院号:656358,入院日期:2022 年 1 月 8 日,入院时间:9 时 45 分。入院时测量生命体征:体温(腋下温度)38.5℃,脉搏 80 次/min,呼吸 20 次/min,体重 56kg,血压 100/70mmHg;病人有青霉素过敏史。

【工作任务】

1. 根据所提供的病人资料,正确绘制体温单。
2. 填写和绘制真实、完整,符号与位置正确,无涂改。
3. 在操作中态度严谨、细致、求实。

【工作过程】

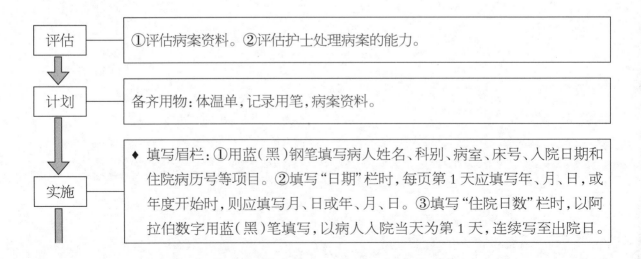

| 评估 | ①评估病案资料。②评估护士处理病案的能力。 |

| 计划 | 备齐用物:体温单,记录用笔,病案资料。 |

| 实施 | ◆ 填写眉栏:①用蓝(黑)钢笔填写病人姓名、科别、病室、床号、入院日期和住院病历号等项目。②填写"日期"栏时,每页第 1 天应填写年、月、日,或年度开始时,则应填写月、日或年、月、日。③填写"住院日数"栏时,以阿拉伯数字用蓝(黑)笔填写,以病人入院当天为第 1 天,连续写至出院日。 |

④填写"术后(分娩)日数"栏,用红钢笔填写,以手术(或分娩)的次日为术后(或分娩后)第一日,用阿拉伯数字依次填写至第 14 天止;若在 14 天内进行第二次手术,则将第一次手术日数作为分母,第二次手术日数作为分子进行填写。

♦ 40～42℃:用红钢笔在 40～42℃相应的时间栏内纵向填写病人入院、转入、手术、分娩、出院、死亡等时间。

♦ 绘制体温、脉搏曲线:①用正确的颜色在相应时间栏内绘制正确的体温、脉搏符号。②两次符号之间用同色直线相连。③降温、脉搏短绌情况的绘制。④体温、脉搏在同一点的绘制。

♦ 呼吸记录:用红钢笔将实际测量的呼吸次数以阿拉伯数字表示,填写在相应的呼吸栏内,相邻两次呼吸上下交错记录。

♦ 底栏记录:①用蓝笔填写大便次数、血压、尿量、出入量、体重等数据。②蓝笔记录病人药物过敏情况。③填写体温单页码。

♦ 整理用物:整理用物,洗手。

评价 —— 填写及绘制规范,顺利完成。

【注意事项】

1. 填写及绘制应真实、完整,符号与位置正确。
2. 字迹不潦草,无错填、漏填、伪造、涂改。

【建议和要求】

1. 学生掌握填写及绘制方法。
2. 设置不同案例,布置工作任务,学生反复进行绘制练习。
3. 培养学生严谨的工作态度。
4. 完成实训报告。

（陈银华）

实践三十八 │ 护理相关文件的书写技术

【工作情景】

病人，女，20岁，于两天前淋雨受凉后突发高热，腋下温度最高达40℃，服用退热药后出汗多，体温下降，但不久又发热，并有咳嗽，痰不多，呈白色黏液状，咳时伴胸痛，急诊入院。医嘱：急查血常规，胸部X线检查，青霉素皮试，青霉素400万U，iv.gtt, b.i.d.（皮试结果为阴性）。下午四点，体温（腋下温度）39℃，脉搏98次/min，呼吸20次/min，仍有咳嗽及胸痛症状。

【工作任务】

1. 根据所提供的病人资料，正确处理医嘱。
2. 根据所提供的病人资料，正确书写病区交班报告。
3. 在操作中态度严谨、细致、求实。

【工作过程】

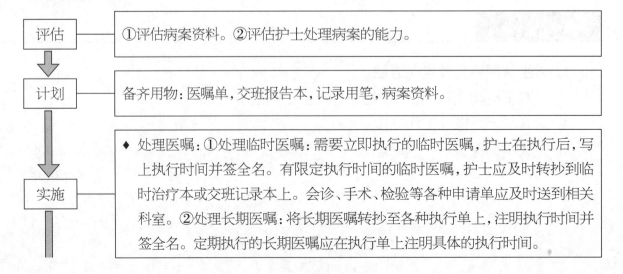

评估	①评估病案资料。②评估护士处理病案的能力。
计划	备齐用物：医嘱单，交班报告本，记录用笔，病案资料。
实施	◆ 处理医嘱：①处理临时医嘱：需要立即执行的临时医嘱，护士在执行后，写上执行时间并签全名。有限定执行时间的临时医嘱，护士应及时转抄到临时治疗本或交班记录本上。会诊、手术、检验等各种申请单应及时送到相关科室。②处理长期医嘱：将长期医嘱转抄至各种执行单上，注明执行时间并签全名。定期执行的长期医嘱应在执行单上注明具体的执行时间。

◆ 书写交班报告：①用蓝(黑)钢笔填写眉栏各项，如病室、日期、时间、病人总数和入院、出院、转出、转入、手术、分娩、病危及死亡病人数等。②出院病人说明出院时间；转出病人注明转往何院、何科及转出时间；死亡病人简要注明抢救过程及死亡时间。③新入院病人应报告入科时间和状态，病人主诉和主要症状、体征，既往重要病史，存在的护理问题以及下一班需要观察及注意的事项，给予的治疗、护理措施及效果。④危重病人、有异常情况以及做特殊检查或治疗的病人应写明病人主诉、生命体征、神志、病情动态、特殊抢救、护理措施、治疗效果及下一班需要重点观察和注意的事项。⑤其他需特殊观察病人说明需观察的要点。

◆ 整理用物：整理用物，洗手。

评价	正确处理医嘱，交班报告书写规范，顺利完成。

【注意事项】

1. 书写应真实、完整。
2. 字迹不潦草，无错填、漏填、伪造、涂改。

【建议和要求】

1. 学生掌握医嘱处理方法及交班报告的正确书写顺序、内容。
2. 设置不同案例，布置工作任务，学生反复进行练习。
3. 培养学生严谨的工作态度。
4. 完成实训报告。

（陈银华）

第二部分 | 重点难点及考点测试

第一章 | 护理学概述

一、重点难点

【重点】

1. 护理学概念演变过程；护理学的主要任务、范畴及工作方式。
2. 护士素质及角色功能。
3. 人、健康、环境、护理的概念及内容。
4. 系统理论、需要层次理论、压力与适应理论在护理中的应用。

【难点】

1. 现代护理学三个发展阶段的主要特点。
2. 护理学四个基本概念之间的关系。

二、考点测试

（一）选择题

A1 型题

1. 有关护理学性质的描述，正确的是
   A. 促进人健康的职业
   B. 一门有关人的生命的基础学科
   C. 一门有关人的社会人文学科
   D. 研究范围只涉及临床实践的学科

E. 综合了自然、社会及人文科学的应用科学

2. 科学护理专业的诞生是在

    A. 16 世纪中叶   B. 17 世纪中叶

    C. 18 世纪中叶   D. 19 世纪中叶

    E. 20 世纪中叶

3. 母系氏族社会中,妇女照顾家中伤病者,形成的主要照顾方式是

    A. "自我保护"式   B. 家庭式

    C. 宗教团体   D. 社会化服务

    E. 护理社团

4. 中世纪的护理服务是

    A. 自我保护式   B. 家庭式

    C. 社会化和组织化服务   D. 停滞时期

    E. 科学的护理专业

5. 以病人为中心的护理阶段特点**不包括**

    A. 逐渐形成了独立的学科理论知识体系

    B. 护士与医生成为合作伙伴关系

    C. 强调护理是一门专业

    D. 建立了以病人为中心的教育和临床实践模式

    E. 护理工作的主要内容是执行医嘱和完成各项护理技术操作

6. 将"nurse"一词译为"护士"的护理界前辈是

    A. 聂毓禅   B. 田粹励

    C. 钟茂芳   D. 伍哲英

    E. 王琇瑛

7. 现代医学模式是

    A. 生物医学模式   B. 生物－生理－社会医学模式

    C. 生理－心理－社会医学模式   D. 生物－心理－社会医学模式

    E. 自然哲学医学模式

8. 以人的健康为中心的护理阶段特点**不包括**

    A. 护理对象从个体扩展到群体

    B. 护理教育方面有完善的教育体制

    C. 护士角色呈现多元化发展

    D. 工作场所从医院扩展到社区和家庭

E. 护理从属于医疗,护士是医生的助手

9. 中国护理界的群众性学术团体最早命名为

    A. 中华护士会   B. 中国护士会

    C. 中华护士学会   D. 中华护理学会

    E. 中国护理学会

10. 1950 年第一届全国卫生工作会议,将护理教育确定为

    A. 岗位培训   B. 中等护理教育

    C. 专科护理教育   D. 本科护理教育

    E. 继续教育

11. 1983 年,率先在国内开设 5 年制本科护理专业的医学院校是

    A. 燕京大学   B. 协和医学院

    C. 岭南大学   D. 天津医学院

    E. 齐鲁大学

12. 医院设护理部,实行护理三级管理制,要求病床应保证在

    A. 100 张以上   B. 150 张以上

    C. 200 张以上   D. 250 张以上

    E. 300 张以上

13. 我国首次颁发《中华人民共和国护士管理办法》是在

    A. 1990 年   B. 1992 年

    C. 1993 年   D. 1994 年

    E. 1995 年

14. 我国举行首届全国护士执业资格考试是在

    A. 1992 年   B. 1993 年

    C. 1994 年   D. 1995 年

    E. 1996 年

15. 适用于重症监护病人的护理工作方式为

    A. 个案护理   B. 功能制护理

    C. 小组护理   D. 责任制护理

    E. 系统化整体护理

16. 个案护理的工作特点为

    A. 护士责任明确但耗费人力   B. 护士提供连续的整体护理

    C. 护士分为小组进行护理活动   D. 各级护士各司其职

E. 护士工作任务单一

17. 将护士分为"治疗护士""办公室护士"等用以完成护理任务的工作方式为
    A. 责任制护理　　　　　　　　　　B. 小组制护理
    C. 综合护理　　　　　　　　　　　D. 功能制护理
    E. 个案护理

18. 以分组方式对病人进行全面护理的工作方法为
    A. 个案护理　　　　　　　　　　　B. 功能制护理
    C. 系统化整体护理　　　　　　　　D. 责任制护理
    E. 小组制护理

19. 以病人为中心,由责任护士对病人实行 8h 在岗、24h 负责制的护理工作方法为
    A. 责任制护理　　　　　　　　　　B. 小组制护理
    C. 功能制护理　　　　　　　　　　D. 个案护理
    E. 综合护理

20. 中医的"三分治,七分养"中的"养"是指
    A. 护理　　　　　　　　　　　　　B. 中医
    C. 食疗　　　　　　　　　　　　　D. 医疗
    E. 药疗

21. 世界上第一所正式护士学校创建的时间和地址为
    A. 1853 年, 德国　　　　　　　　　B. 1854 年, 美国
    C. 1860 年, 英国　　　　　　　　　D. 1864 年, 俄国
    E. 1901 年, 英国

22. 国际红十字会首次颁发南丁格尔奖章的时间是
    A. 1907 年　　　　　　　　　　　　B. 1909 年
    C. 1910 年　　　　　　　　　　　　D. 1912 年
    E. 1920 年

23. 我国第一所护士学校创办于
    A. 1888 年　　　　　　　　　　　　B. 1878 年
    C. 1870 年　　　　　　　　　　　　D. 1868 年
    E. 1860 年

24. 中华护士会成立于
    A. 1835 年　　　　　　　　　　　　B. 1888 年

C. 1909 年   D. 1934 年

E. 1936 年

25. 护理学的实践范畴**不包括**

　　A. 整体护理   B. 社区护理

　　C. 护理教育   D. 护理管理

　　E. 护理科研

26. 关于人的素质的论述**不正确**的是

　　A. 是指个体健康的心理活动   B. 是一种较稳定的心理特征

　　C. 是人所特有的一种实力   D. 具有先天自然性和后天社会性

　　E. 需要一个长期的培养锻炼过程

27. 下列属于护士应具备的思想品德素质的是

　　A. 较高的慎独修养   B. 较强的实践技能

　　C. 应与病人的情绪保持一致   D. 健康的体魄

　　E. 较强的自控能力

28. 现代护士的角色功能**不包括**

　　A. 生活照顾者   B. 疾病治疗者

　　C. 知识教育者   D. 护理计划者

　　E. 健康协调者

29. 素质在心理学上是指人的一种较稳定的

　　A. 心理特征   B. 文化修养

　　C. 心理涵养   D. 行为举止

　　E. 品质特点

30. 护士的思想道德素质内容**不包括**

　　A. 为人类健康服务的奉献精神   B. 慎独精神

　　C. 人道主义精神   D. 较强的自控能力

　　E. 忠于职守的精神

31. 护士作为健康协调者的角色是因为护士在临床护理中要

　　A. 满足病人需求   B. 具有开拓精神

　　C. 起协调和促进作用   D. 给病人进行卫生宣教

　　E. 对病人进行指导

32. 下列有关护士素质的描述正确的是

　　A. 护士只需要具有实践技术

B. 护士的工作服可以根据自己的条件选择

C. 护士仪表素质中姿态的要求包括站姿、坐姿和卧姿

D. 健康的心理、稳定的情绪是合格护士所必备的素质

E. 护士鞋以白色或乳白色最好，袜子应为单色，色彩不限

33. 后天获得的稳定的素质**不包括**

    A. 知识技能　　　　　　　　　　B. 行为习惯

    C. 文化涵养　　　　　　　　　　D. 大脑结构

    E. 道德品质

34. 护士应具有的人文科学及社会科学知识**不包括**

    A. 心理学、社会学　　　　　　　B. 英语、日语

    C. 政治经济学　　　　　　　　　D. 哲学、美育

    E. 伦理学、法律法规

35. 有关角色转变的叙述**不正确**的是

    A. 角色转变是一种正向的成长　　B. 角色转变是角色期待的结果

    C. 角色转变不受环境的影响　　　D. 角色转变是通过学习实现的

    E. 角色转变是发展一种新角色的过程

36. 护士对某一护理措施的效果进行观察与研究，护士此时的角色是

    A. 管理者　　　　　　　　　　　B. 协调者

    C. 研究者　　　　　　　　　　　D. 教育者

    E. 照顾者

37. 护士思想品德素质是指

    A. 具有一定的文化修养　　　　　B. 具有较强的实践技能

    C. 具有开朗稳定的情绪　　　　　D. 具有高尚的道德情操

    E. 具有和谐的人际关系

38. 在提高护士的心理素质方面，下列叙述**不恰当**的是

    A. 情绪稳定、宽容豁达　　　　　B. 丰富业余文化生活

    C. 结交知己、与人为善　　　　　D. 小心从事、避免挫折

    E. 欣赏自己、积极进取

39. 护士应具备的专业能力**不包括**

    A. 规范的操作技能　　　　　　　B. 敏锐的洞察能力

    C. 评判性思维能力　　　　　　　D. 经济策划的能力

    E. 独立的创新能力

40. 护士应具备的专业素质是

    A. 较高的慎独修养   B. 较强的实践技能

    C. 应与病人的情绪保持一致   D. 健康的体魄

    E. 较强的自控能力

41. 以下哪项**不是**护士的职业角色功能

    A. 提供护理的角色   B. 教师的角色

    C. 母亲的角色   D. 管理协调者的角色

    E. 科研的角色

42. 护士应具备的素质**不包括**

    A. 慎独的修养   B. 审美的能力

    C. 稳定的情绪   D. 冒险的精神

    E. 合理的知识结构

43. 护士良好的身体素质体现在

    A. 具有平和的心态   B. 具有团队协作精神

    C. 具有高尚的情操   D. 具有充沛的精力

    E. 具有奉献精神

44. 护理学四个基本概念的核心是

    A. 人   B. 环境

    C. 护理   D. 健康

    E. 环境与人的关系

45. 对健康和疾病关系的认识,其中哪项是**不正确**的

    A. 健康是动态的   B. 健康和疾病没有明显的界线

    C. 健康不是绝对的   D. 人们对健康的认识都是一致的

    E. 健康没有统一的标准

46. 有关"人"的概念,描述**不正确**的是

    A. 对人的认识是护理理论、护理实践的核心

    B. 人只有生理和心理层次的需要

    C. 人包括病人,也包括健康人

    D. 人是护理服务的对象

    E. 人是一个开放系统

47. 护理理论的四个基本概念是

    A. 预防、治疗、护理、环境   B. 病人、健康、社会、护理

C. 人、环境、健康、预防　　　　　　D. 病人、预防、治疗、护理

E. 人、环境、健康、护理

48. 关于护理学基本概念"人"的描述，下列叙述正确的是

A. 人是一个闭合的系统　　　　　　B. 人应对周围人的健康负责

C. 人是由生理和心理两部分组成　　D. 人是护理实践的核心和基础

E. 在不同发展阶段人都有相同的基本需要

49. 人不断地同周围环境进行能量、物质、信息的交换，体现了人是

A. 开放系统　　　　　　　　　　　B. 闭合系统

C. 生理属性　　　　　　　　　　　D. 生物属性

E. 社会属性

50. 人需要与他人沟通交流、被认同、被肯定等体现了人的

A. 开放系统　　　　　　　　　　　B. 闭合系统

C. 生理属性　　　　　　　　　　　D. 生物属性

E. 社会属性

51. 有关"健康"的概念的描述，正确的选项是

A. 健康就是没有疾病或不适　　　　B. 健康和疾病具有清晰的界限

C. 健康是一个动态的、连续的过程　D. 健康只受个人生理因素影响

E. 健康主要是指机体内部各系统的协调和稳定

52. 1989 年世界卫生组织对健康定义的完整说法是

A. 无躯体疾病，完整心理状态和良好的社会适应能力

B. 无躯体疾病，心理健康、社会适应良好和道德健康

C. 无躯体疾病，完整生理、心理状态和良好的社会适应能力

D. 无躯体疾病，完整心理状态和道德健康

E. 无躯体疾病，良好的社会适应能力

53. 世界卫生组织对健康的定义**不包括**

A. 没有躯体疾病　　　　　　　　　B. 有完整的生理状态

C. 有一定的劳动力　　　　　　　　D. 有完整的心理状态

E. 有良好的社会适应能力

54. 健康和疾病的关系是

A. 相对的且呈动态变化　　　　　　B. 由环境变化决定的

C. 可人为控制的　　　　　　　　　D. 绝对的且有明确的分界线

E. 由社会因素决定的

55. 世界卫生组织称之为的"第三状态"指的是
    A. 健康状态　　　　　　　　B. 疾病状态
    C. 亚健康状态　　　　　　　D. 疲劳状态
    E. 抑郁状态

56. 人的社会环境**不包括**
    A. 风俗习惯　　　　　　　　B. 宗教信仰
    C. 人际关系　　　　　　　　D. 气候
    E. 政治法律

57. 属于社会环境的是
    A. 植物　　　　　　　　　　B. 心理
    C. 经济　　　　　　　　　　D. 空气
    E. 土壤

58. 属于机体内环境的是
    A. 病人所在病室环境　　　　B. 病人所在病区环境
    C. 病人生理心理变化　　　　D. 气候变化
    E. 社会环境变化

59. 属于外环境的是
    A. 病人生理心理环境　　　　B. 自然环境和社会环境
    C. 生活方式　　　　　　　　D. 政治环境
    E. 经济环境

60. 护理的对象是
    A. 所有的人　　　　　　　　B. 健康的人
    C. 患病的人　　　　　　　　D. 有残疾的人
    E. 有心理缺陷的人

61. 护理永恒的主题是
    A. 保健　　　　　　　　　　B. 照顾
    C. 治疗　　　　　　　　　　D. 帮助
    E. 人道

62. 有关护理学基本概念的描述，**错误**的是
    A. 良好的社会适应能力是健康的一个方面
    B. 健康和疾病是动态变化的
    C. 完整的人是心理、社会两方面的统一体

第一章 ｜ 护理学概述 ｜ **167**

D. 环境包括内环境和外环境

E. 护理的功能是促进个体和群体向最佳状态发展

63. 颜面烧伤的病人常有失落感，病人**没有**得到满足的需要层次是

A. 尊重的需要　　　　　　　　B. 自我实现的需要

C. 安全的需要　　　　　　　　D. 爱与归属的需要

E. 生理的需要

64. **不属于**心理社会方面压力源的选项是

A. 离婚　　　　　　　　　　　B. 怀孕

C. 战争　　　　　　　　　　　D. 转学

E. 人际关系紧张

65. 有关人类基本需要各层次之间关系的陈述，**不正确**的是

A. 人们满足各层次需要的活动基本相同

B. 维持生存所必需的低层次的需要应首先给予满足

C. 满足较高层次的需要对每个人来说意义各不相同

D. 人的各需要层次之间可以相互影响

E. 一个层次的需要相对满足了，就将向高一层次发展

66. 人际关系紧张属于

A. 心理性压力源　　　　　　　B. 生理性压力源

C. 社会性压力源　　　　　　　D. 文化性压力源

E. 生物性压力源

67. 按照马斯洛的"人类基本需要层次理论"，生理需要满足后，则应满足

A. 爱的需要　　　　　　　　　B. 尊重的需要

C. 社交的需要　　　　　　　　D. 安全的需要

E. 被尊重的需要

68. 应激与适应学说中的第三线防卫是指

A. 避免与应激源接触　　　　　B. 利用支持的力量

C. 求助于专业医护人员　　　　D. 正确对待情感

E. 成功的适应

69. 下列对系统概念的描述**不正确**的是

A. 系统是由若干相互联系作用的要素组成

B. 系统是具有一定结构和功能的整体

C. 系统的各要素有着相同的目的和功能

D. 系统的各要素有着不同的目的和功能

E. 系统的整体功能大于各要素功能之和

70. 一个系统具有的基本属性**不包括**

A. 整体性   B. 相关性

C. 持久性   D. 动态性

E. 层次性

71. 美籍奥地利生物学家贝塔朗菲提出的理论是

A. 系统理论   B. 需要层次理论

C. 压力与适应理论   D. 自理模式

E. 适应模式

72. 按系统的运动状态分类，系统可分为

A. 封闭系统和开放系统   B. 自然系统和人造系统

C. 动态系统和静态系统   D. 物质系统和概念系统

E. 输入系统和输出系统

73. 按系统与环境的关系分类可划分为

A. 自然系统与人造系统   B. 封闭系统与开放系统

C. 动态系统与静态系统   D. 物质系统与概念系统

E. 输入系统与输出系统

74. 按组成系统的内容分类，系统可分为

A. 封闭系统和开放系统   B. 自然系统和人造系统

C. 动态系统和静态系统   D. 物质系统和概念系统

E. 生理系统和心理系统

75. 有关系统理论在护理中应用的描述，**错误**的是

A. 人是一个自然系统   B. 护理系统是一个开放系统

C. 人是一个开放、静态的系统   D. 人是具有主观能动性的系统

E. 护理系统是一个动态系统

76. **不符合**系统论观点的陈述是

A. 一个系统为次系统还是超系统是相对而言的

B. 一个系统的基本目标是维持内部的稳定和平衡

C. 人是开放系统

D. 绝对的闭合系统是不存在的

E. 系统整体是由各组成部分简单相加而成的

77. 促进了整体护理思想的发展并构成护理程序理论框架的理论是
   A. 压力理论
   B. 一般系统论
   C. 角色理论
   D. 成长与发展
   E. 解决问题论

78. 提出人类基本需要层次理论的是
   A. 美国,马斯洛
   B. 德国,冯特
   C. 美国,华生
   D. 瑞士,皮亚杰
   E. 美国,罗杰斯

79. 根据需要层次论排列下列需要的优先顺序,正确的是
   A. 水电解质平衡、感官刺激、发挥自我潜能、受到赞扬、友情
   B. 氧气、活动、免受伤害、良好人际关系、有尊严
   C. 尊重、休息、营养、友谊、家庭和睦
   D. 睡眠、增加生活乐趣、营养、有尊严、爱情
   E. 循环、免受伤害、体温、娱乐、事业有成

80. 需要层次理论对护理实践的意义,**不妥**的是
   A. 帮助护士识别病人未被满足的需要
   B. 帮助护士诊断病人的生理性疾病
   C. 帮助护士确定护理计划的优先顺序
   D. 指导护士满足病人需要的方式
   E. 帮助护士有目的地对病人进行健康教育

81. 依据马斯洛的人类基本需要层次理论,下列**不属于**人的生理需要的是
   A. 氧气
   B. 自我实现
   C. 水
   D. 营养
   E. 温度

82. 下列属于自我实现需要的内容是
   A. 空气、水、食物
   B. 生活和工作稳定
   C. 希望被别人认同
   D. 个人能力得到充分发挥
   E. 渴望加入某个群体

83. 当生理需要满足后,则应满足
   A. 尊重的需要
   B. 社交的需要
   C. 爱与归属的需要
   D. 安全的需要
   E. 自我实现的需要

84. "希望能与他人友好相处"属于人的

    A. 尊重的需要　　　　　　　　B. 生理的需要

    C. 爱与归属的需要　　　　　　D. 安全的需要

    E. 自我实现的需要

85. 一位支气管哮喘发作的病人，应立即满足的需要是

    A. 食物　　　　　　　　　　　B. 氧气

    C. 舒适　　　　　　　　　　　D. 尊重

    E. 睡眠

86. 为危重病人进行口腔护理是满足病人的

    A. 生理的需要　　　　　　　　B. 心理的需要

    C. 安全的需要　　　　　　　　D. 尊重的需要

    E. 社交的需要

87. 关于"压力与适应"学说的解释，下列**错误**的是

    A. 多种压力源可以导致一种压力反应

    B. 适应是所有生物的特征

    C. 适应是应对行为的最终目标

    D. 压力是个体对任何刺激做出非特异性反应的一个过程

    E. 压力均会给人造成不利的影响

88. 常见的压力源**不包括**

    A. 躯体性压力源　　　　　　　B. 心理性压力源

    C. 社会性压力源　　　　　　　D. 环境性压力源

    E. 文化性压力源

89. 以下属于面对压力的生理反应是

    A. 情感低落　　　　　　　　　B. 肌肉张力增加

    C. 注意力难以集中　　　　　　D. 悲观失望

    E. 自我估计能力降低

90. 下列**不属于**住院病人常见的压力源的是

    A. 环境陌生　　　　　　　　　B. 疾病威胁

    C. 缺少信息　　　　　　　　　D. 无法有效沟通

    E. 丧失自尊

91. 在给病人做护理操作前，未向病人解释而导致病人紧张，此压力源属于

    A. 不被重视　　　　　　　　　B. 丧失自尊

C. 环境陌生　　　　　　　　　　D. 缺少信息

E. 恐惧害怕

92. 个体面对压力时,所采取的应对措施**不包括**

A. 树立正确的人生观　　　　　B. 减少压力的刺激

C. 正确认识、评价压力　　　　D. 减轻压力反应

E. 及时寻求专业帮助

93. 当压力引起情绪变化时首先应

A. 自我评估　　　　　　　　　B. 寻求帮助

C. 争取社会支持　　　　　　　D. 寻求专业辅助

E. 心理治疗

94. 帮助病人减少压力,促进适应能力,以下**不妥**的是

A. 分析具体情况,找出压力源

B. 向病人介绍病室室友,消除陌生感

C. 协助病人面对现实,回避矛盾,达到适应

D. 鼓励病人参与护理活动

E. 动员家属常来探望,消除抑郁

95. 长期在医院工作的人员,已习惯了各种消毒液的气味,这种适应属于

A. 环境适应　　　　　　　　　B. 生理适应

C. 社会文化适应　　　　　　　D. 心理适应

E. 技术适应

96. 人们面对微生物入侵压力时的第三线防卫是

A. 专业辅助　　　　　　　　　B. 健全的免疫系统

C. 评估自身的健康状况　　　　D. 向家属求助

E. 积极锻炼,增强体质

A2 型题

97. 病人,男性,52 岁,骨髓移植术后第 1 天。护士长安排护士小张对该病人进行 24h 监护,此种护理工作方式是

A. 功能制护理　　　　　　　　B. 个案护理

C. 小组制护理　　　　　　　　D. 责任制护理

E. 综合护理

98. 病人,女性,56 岁,肝癌晚期,因大量呕血入院。病人疼痛较剧烈,护士小刘遵医嘱为其注射一支哌替啶,此项护理措施的目的是

A. 促进健康   B. 预防疾病

C. 减轻痛苦   D. 恢复健康

E. 治疗疾病

99. 病人，女性，40岁，因卵巢囊肿需进行手术治疗。护士小王于术前行导尿管留置，引出尿液排空膀胱，以避免手术中误伤膀胱，此项护理措施属于

A. 基础护理   B. 护理教育

C. 护理管理   D. 社区护理

E. 护理研究

100. 病人，女性，73岁，因左下肢骨折住院3周。护士与病人及家属共同研究和讨论出院后的功能锻炼问题，此时护士最主要的角色是

A. 提供照顾者   B. 健康咨询者

C. 健康教育者   D. 护理计划者

E. 病人代言人

101. 病人，男性，80岁，因肢体瘫痪自理困难。护士为使病人舒适，将他的污被单更换为清洁被单。此时护士的角色是

A. 提供照顾者   B. 健康咨询者

C. 健康协调者   D. 护理计划者

E. 病人代言人

102. 一位糖尿病病人及其家属向护士询问出院后的饮食安排，护士耐心解答，此时护士的角色是

A. 教育者   B. 治疗者

C. 帮助者   D. 咨询者

E. 管理者

103. 病人，女性，48岁，因腹泻脱水入院治疗。护士为其准备静脉留置针，病人和家属坚决反对，此时护士向其说明使用静脉留置针的原因，病人顺利接受了，请问护士此时的角色是

A. 照顾者   B. 协调者

C. 咨询者   D. 沟通者

E. 教育者

104. 病人，女性，25岁，因外伤致颜面部毁容，给病人带来的最主要的影响是

A. 角色的改变   B. 行为的改变

C. 对个人形象的影响   D. 对个人自主性的影响

E. 对家庭经济的影响

105. 病人，男性，45岁，经常酗酒、赌博，因高血压合并酒精性肝硬化入院治疗。影响病人健康状况的因素是

　　　A. 遗传因素　　　　　　　　　B. 环境因素

　　　C. 心理因素　　　　　　　　　D. 生活方式

　　　E. 文化信仰

106. 病人，女性，50岁，近日感觉心慌气短、头痛、头晕，到医院进行全面检查。病人处于健康疾病轴的阶段是

　　　A. 最佳状态　　　　　　　　　B. 不佳状态

　　　C. 较好状态　　　　　　　　　D. 疾病状态

　　　E. 极差状态

107. 病人，男性，28岁，在体检中发现自己是色盲，你认为其原因是

　　　A. 遗传因素　　　　　　　　　B. 环境因素

　　　C. 心理因素　　　　　　　　　D. 生活方式

　　　E. 文化信仰

108. 病人，男性，35岁，因肺炎住院治疗。护士按护理程序对其实施整体护理，整体护理的特点是

　　　A. 以病人为中心　　　　　　　B. 以疾病为中心

　　　C. 以人的健康为中心　　　　　D. 以护理为中心

　　　E. 以治疗为中心

109. 病人，男性，70岁，患高血压10余年。在医生的指导下，他坚持用药，血压基本得到控制，此时他达到了他本人的

　　　A. 高度健康　　　　　　　　　B. 健康不良状态

　　　C. 疾病状态　　　　　　　　　D. 最佳健康状态

　　　E. 极劣的健康状态

110. 病人，女性，62岁，其老伴突发心肌梗死去世。病人因过度悲伤引起失眠、血压升高，影响其健康的因素是

　　　A. 生物因素　　　　　　　　　B. 环境因素

　　　C. 心理因素　　　　　　　　　D. 医疗服务

　　　E. 社会因素

111. 病人，男性，71岁，长期吸烟导致慢性支气管炎，影响其健康的主要因素是

　　　A. 生物因素　　　　　　　　　B. 环境因素

C. 心理因素   D. 生活方式

E. 社会因素

112. 病人,女性,52岁,近期经常失眠,并感到胸闷、憋气,时有剑突下不适,多次到医院进行全面检查,均没有发现器质性疾病。你认为该病人的身体状况属于

A. 最佳健康状态   B. 较好的健康状态

C. 不佳的健康状态   D. 疾病状态

E. 严重的疾病状态

113. 病人,男性,22岁,之前是一位出色的足球运动员,在参加比赛时不慎下肢骨折而入院。入院后经治疗病情稳定,但情绪低落,很少与人交往,你认为他的表现可能是由于哪一层次的基本需要未被满足

A. 生理的需要   B. 安全的需要

C. 爱与归属的需要   D. 尊重的需要

E. 自我实现的需要

114. 病人,女性,72岁,家住外地,住院期间无亲人探视。病人表现为流泪,不语,心情焦虑,护士应给予满足的需要是

A. 生理的需要   B. 安全的需要

C. 爱与归属的需要   D. 尊重的需要

E. 自我实现的需要

115. 病人,女性,33岁,因患乳腺癌而接受了乳腺癌根治术。病人术后常有自卑感,不愿见人,护士应注意满足病人的哪方面需要

A. 生理的需要   B. 安全的需要

C. 爱与归属的需要   D. 尊重的需要

E. 自我实现的需要

116. 病人,女性,40岁,刚被确诊为原发性高血压。她努力调整自己的心态去接受患病的事实,此种适应属于

A. 生理适应   B. 心理适应

C. 文化适应   D. 社会适应

E. 技术适应

117. 病人,男性,32岁,因患肝炎住院。住院期间,朋友没来探视过,他常唉声叹气,心情焦虑,护士应注意满足病人哪方面的需要

A. 自我实现   B. 安全

C. 尊重   D. 爱与归属

E. 生理

118. 病人，女性，38 岁，乳腺癌切除术后。病人常有失落感，没有得到满足的需要是

A. 生理的需要   B. 尊重的需要

C. 自我实现的需要   D. 安全的需要

E. 归属的需要

119. 病人，男性，68 岁，退休工人，因慢性肾炎住院。入院后病人要求护士将同病室的病人介绍与他认识，这是属于满足其

A. 生理需要   B. 安全需要

C. 自尊需要   D. 爱与归属需要

E. 自我实现需要

120. 小余是一位护生，进入临床医院实习，她按照护士素质要求努力工作，并逐渐改正自己说话声音大的习惯。小余的表现说明她面对实习压力所采取的做法是

A. 生理适应   B. 心理适应

C. 社会文化适应   D. 技术适应

E. 对非特异性反应的调整

121. 病人，女性，29 岁，未婚，因卵巢癌入院。病人常常情绪低落、哭泣、悲观，对其适宜的护理措施是

A. 告知家属   B. 给予生活照顾

C. 鼓励病人倾诉   D. 允许陪护

E. 遵医嘱给予治疗

122. 护士小田，进入医院实习后，尽力按照工作人员的标准严格要求自己，自觉遵守医院的规章制度，她的适应表现属于

A. 生理适应   B. 心理适应

C. 社会文化适应   D. 技术适应

E. 专业适应

A3/A4 型题

（123、124 题共用题干）

小朱是重症监护室护士，工作时一个人护理一位病人，病人需要的全部护理由她负责，她对病人实施个体化护理。

123. 在重症监护室常运用的护理方式是

A. 个案护理   B. 功能制护理

C. 责任制护理   D. 小组护理

E. 临床路径

124. 对重症监护室的重症病人进行护理,以下**不正确**的是

A. 一对一 24h 特级护理   B. 备齐各种急救设施和药品

C. 制订并执行护理计划   D. 正确、及时做好各项治疗

E. 0.5h 巡视病人一次

（125、126题共用题干）

病人,女性,50 岁,患支气管哮喘,不能平卧,口唇发绀。护士小李是病人的责任护士,她将病人的床头抬高使病人呈端坐位,并给予氧气吸入。

125. 此时护士小李的角色是

A. 提供照顾者   B. 健康咨询者

C. 健康协调者   D. 健康教育者

E. 护理计划者

126. 护士小李实施的护理工作方式属于

A. 功能制护理   B. 个案护理

C. 小组制护理   D. 责任制护理

E. 综合护理

（127~129题共用题干）

病人,女性,75 岁,因冠心病入院,每天需进行静脉输液。护士秦某,作为病区的"治疗护士",负责该病人的静脉输液工作。

127. 请问此种护理工作方式是

A. 功能制护理   B. 个案护理

C. 小组制护理   D. 责任制护理

E. 系统化整体护理

128. 此种护理工作方式的优点是

A. 能发挥各级护士的作用   B. 能调动护士积极性

C. 便于与病人沟通   D. 全面了解病人的病情

E. 节省人力,易于组织管理

129. 此种护理工作方式的缺点是

A. 护士分工明确   B. 忽视病人身心整体护理

C. 护士工作压力增加   D. 对护士知识架构有较高要求

E. 文字记录任务较多

（130、131题共用题干）

病人，男性，60岁，因上消化道出血急诊入院。入院后禁食，生活不能自理，护士需为其进行口腔护理。

130. 护士为病人进行口腔护理，此时护士的角色是

    A. 提供照顾者   B. 健康咨询者

    C. 健康协调者   D. 健康教育者

    E. 病人代言人

131. 病人出院之前，护士为其讲解回家后饮食及生活中的注意事项、防止再次出血的方法等，此时护士的角色是

    A. 提供照顾者   B. 健康咨询者

    C. 健康协调者   D. 健康教育者

    E. 病人代言人

（132、133题共用题干）

海伦·凯勒不仅聋哑而且双目失明，但她克服了身体残障，不仅成为了伟大的作家，而且还致力于残障儿童的教育工作，充分发挥了机体尚存的功能。

132. 其体现的健康模式是

    A. 健康－疾病连续体模式   B. 优化健康模式

    C. 最佳健康模式   D. 健康－疾病共同体模式

    E. 现代健康模式

133. 其事例充分说明了

    A. 健康是绝对的   B. 健康是相对的

    C. 健康有统一的标准   D. 健康是静止的

    E. 健康是明确的

（134、135题共用题干）

病人，男性，42岁，近期胃部出现不适，自己没有在意。两天前因饮酒过量导致胃出血而被家人强行送入院。入院后病人一直强调自己没事，不喝酒就好了，单位还有许多事等待自己去处理，要求带药出院。

134. 影响病人健康的主要因素是

    A. 生物因素   B. 心理因素

    C. 环境因素   D. 生活方式

    E. 社会因素

135. 对该病人进行护理时下列**不妥**的是

A. 密切观察血压、脉搏的变化　　B. 及时询问和观察大便的颜色

C. 劝病人戒酒　　D. 严格遵医嘱进饮食

E. 告知病人确实没事，以免增加病人的心理负担

（136、137 题共用题干）

病人，女性，38 岁，最近被确诊患有乳腺癌，需要施行乳腺癌根治术。病人得知此诊断后不停地哭泣。

136. 此病人所面对的压力源的类型为

A. 物理因素　　B. 化学因素

C. 生物因素　　D. 生理病理因素

E. 心理社会因素

137. 护士与此病人进行沟通时适宜的方法是

A. 劝病人不要哭泣

B. 不断询问哭泣的原因

C. 为病人准备一条冷的湿毛巾擦脸

D. 尽量让病人一人独处

E. 可使用沉默技巧陪伴病人

（138～140 题共用题干）

患儿，男性，5 岁，因支气管肺炎并发哮喘入院。护理体检：神志清楚，口唇轻度发绀，T 39℃，P 104 次 /min，R 24 次 /min，听诊双肺有湿性啰音及哮鸣音。

138. 下列影响患儿基本需要得到满足的因素是

A. 病理因素　　B. 心理因素

C. 社会因素　　D. 环境因素

E. 文化因素

139. 当病情稳定后，患儿闷闷不乐，并不停地说："妈妈还不来"，此时患儿尚**未满足**的需要是

A. 生理需要　　B. 安全需要

C. 自尊需要　　D. 自我实现需要

E. 爱与归属的需要

140. 经过护士耐心安慰并给患儿讲故事、做游戏等，患儿心情好转，这属于

A. 生理适应　　B. 心理适应

C. 感觉适应　　D. 技术适应

E. 社会文化适应

（二）判断题

（　　　）1. 为纪念南丁格尔，国际护士会决定将她的生日 5 月 12 日定为国际护士节。

（　　　）2. 护理的目标是帮助人们满足人的基本的需要。

（　　　）3. 以疾病为中心阶段的护理特点是护士按护理程序的工作方法对病人实施护理。

（　　　）4. "慎独"是指个人独处时，仍能谨慎行事。

（　　　）5. 护士角色功能之一是健康医疗。

（　　　）6. 护理工作的对象是人。

（　　　）7. 思想品德素质包括政治思想素质和职业道德素质。

（　　　）8. 护理教育一般划分为学历教育、毕业后教育和继续教育三大类。

（　　　）9. 人、环境、健康和护理四个基本概念的核心是健康。

（　　　）10. 护士角色是指护士应具有的与职业相适应的社会行为模式。

（　　　）11. 自理模式是由美国当代护理学家马斯洛提出的。

（　　　）12. 安全的需要是指生理上安全的需要。

（　　　）13. 凡是能对机体施加影响的因素都被称作压力源。

（　　　）14. 人际关系紧张属于社会性压力源。

（　　　）15. 社会文化适应是指调整个体的行为举止，以符合社会团体的规范。

（　　　）16. 强烈的压力源导致严重心身疾病时，必须积极自力救助。

（　　　）17. 技术适应是指人类对先进科学技术所造成的新压力源的适应。

（　　　）18. 人遇到各种压力时，都会设法去适应它。

（　　　）19. 机体面对压力源常见的生理反应有心率加快、血压升高、胃肠蠕动增强、肌张力增加、免疫力降低等。

（　　　）20. 压力反应是个体对所受压力而产生的一系列特异性反应。

（三）名词解释

1. 护理学　　　　2. 个案护理　　　　3. 护士角色　　　　4. 健康
5. 护理　　　　　6. 系统　　　　　　7. 压力　　　　　　8. 压力源

（四）简答题

1. 简述南丁格尔对近代护理学的伟大贡献。

2. 现代护理学经历了哪几个发展阶段？各阶段有哪些特点？

3. 护理学的实践范畴有哪些？

4. 简述护理学的主要任务。

5. 当代护士多元化的角色有哪些?

6. 为适应现代护理工作的需要,护士应具备怎样的职业素质?

7. 为什么说人是一个统一的整体?

8. 简述护理的内涵。

9. 影响健康的因素有哪些?

10. 简述马斯洛的人类基本需要层次理论的主要内容。

(五)综合分析题

1. 病人,男性,71 岁,有高血压病史 10 余年,早餐后在公园锻炼时突然出现头部剧烈疼痛,有喷射状呕吐 1 次,伴左侧肢体瘫痪。病人被急诊送到医院后,血压为 180/110mmHg,立即进行 CT 检查,结果提示"高血压脑出血",入院后立即安置于重症监护室进行抢救。

(1)针对病人情况,应采用哪种护理工作方式?

(2)此种护理工作方式的优缺点是什么?

(3)常见的护理工作方式有哪些?

2. 病人,女性,56 岁,因输尿管结石急诊入院。入院时腰部、腹部剧烈疼痛,辗转不安,焦虑、烦躁。

(1)威胁病人的压力源有哪些?

(2)如何帮助病人应对压力?

三、参考答案

(一)选择题

1. E	2. D	3. B	4. C	5. E	6. C	7. D	8. E	9. A
10. B	11. D	12. E	13. C	14. D	15. A	16. A	17. D	18. E
19. A	20. A	21. C	22. D	23. A	24. C	25. A	26. A	27. A
28. B	29. A	30. D	31. C	32. D	33. D	34. B	35. C	36. C
37. D	38. D	39. D	40. B	41. C	42. D	43. D	44. A	45. D
46. B	47. E	48. D	49. A	50. E	51. C	52. B	53. C	54. A
55. C	56. D	57. C	58. C	59. B	60. A	61. B	62. C	63. A
64. B	65. A	66. C	67. D	68. C	69. C	70. C	71. A	72. C
73. B	74. D	75. C	76. E	77. B	78. A	79. D	80. B	81. B
82. D	83. D	84. C	85. B	86. A	87. E	88. D	89. B	90. D
91. D	92. A	93. B	94. C	95. B	96. A	97. B	98. C	99. A

100. C 101. A 102. D 103. C 104. C 105. D 106. B 107. A 108. C
109. D 110. C 111. D 112. C 113. E 114. C 115. D 116. B 117. D
118. B 119. D 120. C 121. C 122. C 123. A 124. E 125. A 126. D
127. A 128. E 129. B 130. A 131. D 132. C 133. B 134. D 135. E
136. D 137. E 138. A 139. E 140. B

（二）判断题

1.（√） 2.（√） 3.（×） 4.（√） 5.（×） 6.（√） 7.（√）
8.（√） 9.（×） 10.（√） 11.（×） 12.（×） 13.（×） 14.（√）
15.（√） 16.（×） 17.（√） 18.（√） 19.（×） 20.（×）

（三）名词解释

1. 护理学是一门以自然科学与社会科学为理论基础,研究有关预防保健、治疗疾病、恢复健康过程中的护理理论、知识、技术及其发展规律的综合性应用科学。

2. 临床上由一名护士护理一位病人,即由专人负责实施个体化护理的方式,称为个案护理。

3. 护士角色是指护士应具有的与职业相适应的社会行为模式。

4. 健康不仅是没有疾病,而且包括躯体健康、心理健康、社会适应良好和道德健康。

5. 护理是诊断和处理人类对现存的或潜在的健康问题所产生的反应。

6. 系统是指由若干相互联系、相互作用的要素所组成的具有一定结构和功能的整体。

7. 压力是指个体对作用于自身的内外环境刺激做出认知评价后,引起的一系列非特异性的生理及心理紧张性反应状态的过程。

8. 压力源又称应激源或紧张源,指任何能使机体产生压力反应的内外环境的刺激。

（四）简答题

1. 南丁格尔对近代护理学的伟大贡献:①创建了世界上第一所护士学校。②著书立说指导护理工作。③首创了科学的护理专业。④创立了一整套护理制度。⑤提出了护理伦理的思想。

2. 现代护理学的发展可概括为三个发展阶段。

（1）以疾病为中心的阶段。此阶段护理的特点是:①护理已成为专门的职业,护士从业前须经过专业的培训。②护理从属于医疗,护士被看作是医生的助手。③护理工作的主要内容是执行医嘱和完成各项护理技术操作。④由于护理尚未形成独立的理论体系，因此护理教育类同于医学教育，课程内容涵盖较少的护理内容。

（2）以病人为中心的阶段。此阶段护理的特点是：①强调护理是一门专业，逐步建立了护理的专业理论基础。②护士与医生成为合作伙伴关系。③护理工作内容不再是单纯地、被动地执行医嘱和完成护理技术操作，取而代之的是对病人实施身体、心理、社会等全方位的整体护理，满足病人的健康需要。④护理学逐渐形成了独立的学科理论知识体系，脱离了类同医学教育的课程设置，建立了以病人为中心的教育和临床实践模式。

（3）以人的健康为中心的阶段。此阶段护理的特点是：①护理学成为现代科学体系中一门独立的、综合自然科学与社会科学的、为人类健康服务的应用科学。②护士角色多元化，使护士不仅是医生的合作伙伴，还是护理计划制订者、照顾者、教育者、管理者、咨询者、病人的代言人等。③护理工作场所从医院扩展到家庭和社区及各种机构。④工作范畴从对病人的护理扩展到对人的生命全过程的护理，护理对象由个体扩展到群体。⑤护理教育方面有完善的教育体制，有雄厚的护理理论基础，有良好的科研体系，并有专业自主性。

3. 护理学的实践范畴包括临床护理、社区护理、护理教育、护理管理，护理科研。

4. 护理学的主要任务：促进健康、预防疾病、恢复健康、减轻痛苦。

5. 当代护士多元化的角色包括照顾者、计划者、管理者、咨询者、协调者、教育者、研究者、代言人和保护者。

6. 护士的职业素质包括思想品德素质、科学文化素质、专业素质、心理素质、身体素质。

7. 人是一个统一的整体，因为：人具有双重属性；人是一个开放系统；人是护理的服务对象。

8. 护理的内涵：

（1）照顾：照顾是护理永恒的主题。

（2）人道：护士是人道主义忠实的执行者。

（3）帮助性关系：是护士用来与护理对象互动以促进健康的手段，这种帮助性关系是双向的。

9. 影响健康的因素有生物因素、心理因素、环境因素、行为与生活方式、卫生保健服务体系、社会因素。

10. 马斯洛的人类基本需要层次理论认为，人的基本需要有不同层次，按其重要性和发生的先后顺序，由低到高分为五个层次：生理的需要、安全的需要、爱与归属的需要、尊重的需要、自我实现的需要。

（五）综合分析题

1. （1）针对病人情况，应采用个案护理。

（2）个案护理的优点：护士负责完成病人全部护理活动，责任明确；能全面掌握病人情况，及时满足病人的各种护理需要；在工作中可以使护士的才能得到充分的发挥，体现个人才能，使护士获得成就感；有利于建立良好的护患关系。缺点：耗费大量人力；护士只能在班负责，不能实施连续性护理；对护士要求高；不适合所有病人的护理。

（3）常见的护理工作方式有个案护理、功能制护理、小组制护理、责任制护理、综合护理。

2. （1）威胁病人的压力源包括环境陌生、疾病威胁、缺少信息、丧失自尊、与外界隔离、不被重视。

（2）协助病人应对压力的护理方法：协助病人适应病区环境、协助病人适应病人角色、提供有关疾病的信息、锻炼病人的自理能力、调动病人的各种社会支持系统、心理保健训练。

（王冬梅）

第二章 | 护 理 程 序

一、重点难点

【重点】

1. 护理程序、护理诊断的概念。
2. 护理程序的步骤及各阶段的内容。

【难点】

1. 正确书写护理诊断。
2. 正确制订护理计划。

二、考点测试

（一）选择题

A1 型题

1. 护理程序的各步骤及排列顺序是
   A. 评估、计划、诊断、实施、评价
   B. 评估、诊断、计划、实施、评价
   C. 诊断、评估、计划、实施、评价
   D. 诊断、计划、评估、实施、评价
   E. 评价、实施、诊断、计划、评估

2. 关于护理程序的叙述，**不正确**的是
   A. 建立在人、环境、健康、护理这四个基本概念之上
   B. 是一种系统的为护理对象提供全面、整体护理的工作方法
   C. 是一种系统方法，是实施计划性、连续性、全面整体护理的理论与实践模式
   D. 是一种临床护理工作的简化形式
   E. 是一个综合的、动态的、具有决策和反馈功能的过程

3. 构成护理程序的理论框架是

    A. 系统理论　　　　　　　　　　　B. 需要层次理论

    C. 信息理论　　　　　　　　　　　D. 控制理论

    E. 应激理论

4. 护理程序的理论基础**不包括**

    A. 系统理论　　　　　　　　　　　B. 运动理论

    C. 需要层次理论　　　　　　　　　D. 沟通理论

    E. 压力与适应理论

5. 护理评估是护理程序的开始,应在

    A. 病人入院时　　　　　　　　　　B. 病人出院时

    C. 从入院到出院整个过程中　　　　D. 遵照医生的医嘱

    E. 病人入院及出院时

6. 评估资料的主要来源是

    A. 护理对象　　　　　　　　　　　B. 家属及重要关系人

    C. 病案资料　　　　　　　　　　　D. 病例和记录

    E. 文献资料

7. 属于护理程序评估阶段内容的是

    A. 确定预期目标　　　　　　　　　B. 制订护理计划

    C. 实施护理措施　　　　　　　　　D. 整理分析资料

    E. 评价护理效果

8. 下列**不属于**收集资料内容的是

    A. 病人的民族、职业、文化程度　　B. 病人的生活方式及自理程度

    C. 病人家庭成员的婚育史　　　　　D. 病人的家庭关系、经济状况

    E. 病人体格检查的结果

9. 护士在收集病人资料过程中,**错误**的是

    A. 正式交谈前应做好充分的准备,有目的地引导病人交谈

    B. 正式交谈的内容应贴近病人的病情

    C. 非正式交谈常在为病人提供护理服务的过程中进行

    D. 非正式交谈有助于护士和病人感情的增进及对病情的了解

    E. 所有资料均来自护士与病人的正式与非正式交谈

10. 下列**不属于**收集资料方法的是

    A. 交谈　　　　　　　　　　　　　B. 观察

C. 健康评估 D. 查阅资料

E. 实验室检查

11. 下列属于客观资料的是

A. 多梦 B. 头痛

C. 乏力 D. 脉搏细速

E. 恶心

12. 主观资料是指

A. 护士观察获得的资料 B. 体格检查

C. 病人主诉 D. 实验室检查结果

E. 医疗仪器检查结果

13. 下列属于主观资料的是

A. 体温 36.8℃ B. 发绀

C. 血压 120/80mmHg D. 二尖瓣杂音

E. 心慌

14. 有关收集资料的描述，下列说法**错误**的是

A. 收集资料由护士来完成 B. 收集资料是护理程序的第一步

C. 收集资料应准确、全面 D. 收集资料只是在病人刚入院时进行

E. 收集资料为作出正确的护理诊断提供依据

15. 整理、分析资料**不包括**

A. 核实主观资料 B. 澄清含糊资料

C. 对收集到的资料分类 D. 资料记录

E. 初步制订护理目标

16. 护理诊断描述的内容是

A. 病人所患疾病的病理解剖变化 B. 病人生活中诱发疾病的不健康行为

C. 病人所患疾病的病理生理状态 D. 病人对生命健康的愿望

E. 对个体、家庭及社区的健康问题或生命过程反应的临床判断

17. 关于护理诊断下列**错误**的是

A. 护理诊断以收集的资料为诊断依据

B. 护理诊断是描述个体或群体对健康问题的反应

C. 护理诊断随病情变化而变化

D. 一个护理诊断可针对多个问题

E. 护理诊断在护理职责范围内

18. 护理诊断的相关因素**不包括**

    A. 病理生理   B. 心理方面

    C. 治疗方面   D. 情境方面

    E. 性格方面

19. "现存的"护理诊断常用的陈述方式是

    A. P 方式   B. PE 方式

    C. PS 方式   D. PSE 方式

    E. SE 方式

20. "有……的危险"护理诊断常用的陈述方式是

    A. P 方式   B. PE 方式

    C. PS 方式   D. PSE 方式

    E. SE 方式

21. 下列护理诊断应排在首位的是

    A. 有活动不耐受的危险   B. 愿意加强健康管理

    C. 口腔黏膜完整性受损   D. 从事娱乐活动减少

    E. 气体交换受损

22. 下列护理诊断的叙述，**不正确**的是

    A. 有感染的危险　与服用免疫抑制剂有关

    B. 有体液容量不足的危险　与腹泻有关

    C. 活动不耐受　与肝炎有关

    D. 恐惧　与缺乏疾病相关知识有关

    E. 睡眠型态紊乱　与环境改变有关

23. 下列护理诊断排序的描述中，**错误**的是

    A. 护理诊断的先后顺序是固定不变的

    B. 先解决低层次需要，后解决高层次需要

    C. 优先解决危及护理对象生命的问题

    D. 可考虑优先解决病人认为最为迫切的问题

    E. 在有些情况下，可优先解决潜在的护理问题

24. 下列属于医护合作性问题的是

    A. 便秘　与长期卧床有关

    B. 睡眠型态紊乱　与环境陌生有关

    C. 有皮肤完整性受损的危险　与长期卧床有关

D. 知识缺乏：缺乏高血压病自我护理知识

E. 潜在并发症：脑出血

25. 护理计划阶段的内容**不包括**

   A. 列出护理诊断　　　　　　　　　B. 排列优先顺序

   C. 设立预期目标　　　　　　　　　D. 制订护理措施

   E. 护理计划成文

26. 属于护理程序计划阶段的内容是

   A. 提出护理诊断　　　　　　　　　B. 分析资料

   C. 实施护理措施　　　　　　　　　D. 确定护理目标

   E. 评价护理对象的反应

27. 下列有关预期目标的叙述，**不正确**的是

   A. 一个目标针对一个护理诊断　　　B. 目标的主语是病人或护士

   C. 目标可测量、可评价　　　　　　D. 目标制订得切实可行

   E. 目标可作为护理效果的评价标准

28. 下列护理目标中叙述正确的是

   A. 在护士的搀扶下每天下床行走 15min

   B. 每天用轮椅推病人外出活动 30min

   C. 教病人学会自我注射胰岛素的方法

   D. 教病人学会有效呼吸的方法

   E. 教病人学会下肢功能锻炼的方法

29. PIO 记录法中的"I"指的是

   A. 诊断名称　　　　　　　　　　　B. 临床表现

   C. 护理结果　　　　　　　　　　　D. 护理措施

   E. 分类

30. 护理程序的评价内容**不包括**

   A. 收集的资料是否准确、全面　　　B. 护理诊断是否正确

   C. 医疗措施是否正确　　　　　　　D. 有无新的健康问题

   E. 预期目标是否具体和切实可行

31. 下列属于护理程序实施阶段内容的是

   A. 收集主客观资料　　　　　　　　B. 确定护理诊断

   C. 确定预期目标　　　　　　　　　D. 评价护理效果

   E. 进行护理记录

32. 护理诊断与医护合作性问题区别的关键是
    A. 诊断的名称
    B. 诊断是否为一个疾病名称
    C. 是否单纯由医疗完成
    D. 是否能用护理措施独立解决
    E. 是否诊断名称是某种症状

A2 型题

33. 病人,女性,58岁,患肝硬化3年。护士收集到以下资料,属于主观资料的是
    A. 皮肤干燥
    B. 体温 36.4℃
    C. 脉搏 110 次 /min
    D. 心慌乏力
    E. 呕血 750ml

34. 病人,男性,45岁,因高血压入院。护士收集到以下资料,属于客观资料的是
    A. 头晕、头痛
    B. 咽喉部充血
    C. 全身无力
    D. 感到恶心
    E. 不想吃饭

35. 患儿,女性,8个月,因肺炎入院。平时由奶奶照顾,此时收集资料的主要来源是指
    A. 患儿自己
    B. 患儿母亲
    C. 患儿奶奶
    D. 患儿的病历
    E. 文献资料

36. 病人,男性,46岁,因"二尖瓣狭窄"入院。护理评估时发现病人呈"二尖瓣面容",收集此资料的方法属于
    A. 听觉观察法
    B. 嗅觉观察法
    C. 视觉观察法
    D. 触觉观察法
    E. 味觉观察法

37. 病人,男性,36岁,因高热、呼吸困难 2d 入院,诊断为大叶性肺炎。护理体格检查:体温 38.5℃,呼吸困难,咯铁锈色痰。对该病人护理诊断的描述,下列正确的是
    A. 肺炎球菌性肺炎
    B. 大叶性肺炎
    C. 高热
    D. 体温过高
    E. 呼吸困难

38. 病人,男性,68岁,患冠心病,主述心前区疼痛。护士在列护理诊断时,关于护理诊断和医疗诊断下列**错误**的是
    A. 护理诊断的决策者是护理人员

B. 护理诊断是对个体病理生理变化的一种临床判断

C. 护理诊断随病情的变化而变化

D. 医疗诊断描述一种疾病

E. 医疗诊断一旦确诊后不会改变

39. 病人,男性,56 岁,有溃疡病史 8 年,最近 1 周中上腹持续性胀痛,较以往严重,伴恶心、呕吐。今日呕血一次,量约 800ml,呕血后气促明显,血压 100/75mmHg。该病人目前潜在的护理问题是

A. 恐惧

B. 疼痛

C. 活动无耐力

D. 营养失调

E. 有体液不足的危险

40. 病人,女性,70 岁。因右下肢股骨颈骨折入院,给予患肢持续牵引复位。病人情绪紧张,主诉患肢疼痛,评估病人后,护士应首先解决的健康问题是

A. 生活自理缺陷

B. 焦虑

C. 疼痛

D. 躯体移动障碍

E. 有皮肤完整性受损的危险

41. 病人,女性,62 岁,胃大部切除术后 3d,体温 39.9℃,护士立刻进行温水擦浴。护士此行为属于执行

A. 依赖性护理措施

B. 独立性护理措施

C. 合作性护理措施

D. 预防性护理措施

E. 非护理措施

42. 病人,男性,28 岁,因颅脑外伤入院。护士评估病人后确认存在以下健康问题,应优先解决的是

A. 有皮肤完整性受损的危险

B. 营养失调:高于机体需要量

C. 有窒息的危险

D. 语言沟通障碍

E. 睡眠型态紊乱

43. 病人,女性,60 岁,因外出旅游持续 3 天未解大便,腹胀不适,下列护理诊断正确的是

A. 便秘:腹胀　由活动减少引起

B. 便秘:因活动减少所致,腹胀

C. 便秘:腹胀　与环境改变有关

D. 便秘:导致腹胀不适　与活动减少有关

E. 腹胀:便秘　与环境改变有关

44. 病人，女性，40岁，腹痛、腹泻，近日排水样便6～7次/d，食欲不佳，伴有呕吐。查体：体温38.7℃，皮肤弹性差、无光泽，下列护理诊断排在首位的是

    A. 体温过高   B. 营养失调

    C. 焦虑   D. 自理缺陷

    E. 体液不足

45. 病人，女性，30岁，因发热、胸闷、胸痛、咳嗽2d入院。体检：体温为39.2℃，右肺闻及湿啰音，血白细胞为13×10⁹/L。请问以下可作为病人的护理问题的是

    A. 肺部啰音   B. 肺炎

    C. 发热原因待查   D. 体温过高

    E. 白细胞过高

46. 病人，女性，76岁，因车祸入院。在下述措施中属于独立性护理措施的是

    A. 内科会诊   B. 输血

    C. 地西泮5mg口服   D. 更换卧位每2h 1次

    E. X线检查

A3/A4型题

（47、48题共用题干）

病人，男性，78岁，脑血管意外致半身不遂，发热、咳嗽、咳痰5d。查体：体温39.0℃，呼吸28次/min，肺部听诊有湿啰音，痰液黏稠，不易咳出，病人情绪紧张。

47. 该病人首选的护理诊断是

    A. 体温过高   B. 恐惧

    C. 清理呼吸道无效   D. 发热

    E. 焦虑

48. 病人不能自行翻身，"有皮肤完整性受损的危险"，此护理诊断属于

    A. 现存的护理诊断   B. 健康的护理诊断

    C. 可能的护理诊断   D. 合作性问题

    E. 潜在的护理诊断

（49、50题共用题干）

病人，男性，44岁，因腹痛伴发热、恶心、呕吐，以"急性胃肠炎"收治入院。入院时病人呈急性面容，精神萎靡，体温38.2℃，粪便呈水样。

49. 属于主观资料的是

    A. 恶心、呕吐   B. 水样粪便

    C. 体温38.2℃   D. 腹痛

E. 急性面容

50. 对该病人首先应解决的护理问题是

    A. 体液不足   B. 疼痛

    C. 焦虑   D. 发热

    E. 精神萎靡

（51、52 题共用题干）

病人，女性，60 岁，因 3h 前胸骨后压榨样疼痛发作，伴呕吐、冷汗及濒死感而入院。护理体检：神志清楚，合作，心率 112 次 /min，律齐，交替脉，心电图检查显示有急性广泛性前壁心肌梗死。

51. 病人存在的最主要的护理问题是

    A. 心输出量减少   B. 体液量过多

    C. 潜在心律失常   D. 潜在感染

    E. 活动无耐力

52. 首要的护理措施是

    A. 建立静脉通路   B. 监测生命体征

    C. 吸氧   D. 心理护理

    E. 绝对卧床休息

（53、54 题共用题干）

病人，女性，46 岁，恶心、呕吐、腹痛，每天排黏液便 4～6 次，不思饮食，神疲懒言而就医。体格检查：T 38.2℃，皮肤干燥、无光泽。

53. 下列护理诊断应排在首位的是

    A. 营养失调   B. 体温过高

    C. 焦虑   D. 恶心

    E. 体液不足

54. 护士制订预期目标陈述正确的是

    A. 了解急性胃肠炎发生的机制

    B. 卧床休息 3d

    C. 2 天后排便次数减少为每天 1～2 次

    D. 给予口服止泻剂每天 3 次

    E. 禁食 24h

（二）判断题

（   ）1. 护士对住院病人的评估应在病人入院时进行。

（　　）2. 收集资料的主要来源是护理对象。

（　　）3. 护理诊断的内容是对个体病理生理变化的临床判断。

（　　）4. 目标未实现或部分实现，护理对象仍存在健康问题，应继续执行计划。

（三）名词解释

1. 护理程序　　　　2. 护理诊断

（四）简答题

1. 护理程序各阶段的主要护理工作有哪些？

2. 列表比较护理诊断与医疗诊断的区别。

（五）综合分析题

病人，女性，18 岁，因急性化脓性阑尾炎住院，给予急症手术。术后第 3 天出现发热，伤口疼痛。查体：T 39℃，P 90 次 /min，R 22 次 /min，BP 88/64mmHg，神志清楚，面色潮红，右下腹伤口处发红、肿胀、压痛无波动感，无腹膜刺激征。病人因对病情不了解担心预后，心情烦躁，睡眠欠佳。请问：

（1）护士在收集资料时如何区分以上资料中的主观资料和客观资料？

（2）请列出有哪些护理诊断？

（3）病人护理诊断中属于首优问题的是？

（4）根据其中一项护理诊断制订护理计划，并以 PIO 格式进行护理记录。

三、参考答案

（一）选择题

1. B	2. D	3. A	4. B	5. C	6. A	7. D	8. C	9. E
10. E	11. D	12. C	13. E	14. D	15. E	16. E	17. D	18. E
19. D	20. B	21. E	22. C	23. A	24. E	25. A	26. C	27. B
28. A	29. D	30. C	31. C	32. D	33. D	34. B	35. C	36. C
37. D	38. B	39. E	40. C	41. B	42. C	43. C	44. C	45. D
46. D	47. C	48. E	49. D	50. A	51. C	52. E	53. E	54. C

（二）判断题

1.（×）　　2.（√）　　3.（×）　　4.（×）

（三）名词解释

1. 护理程序是以促进和恢复护理对象的健康为目标所进行的一系列有目的、有计划的护理活动，是一个综合的、动态的、具有决策和反馈功能的过程，通过对护理对象进行主动、全面的整体护理，使其达到最佳健康状态。

2. 护理诊断是关于个人、家庭、社区对现存的或潜在的健康问题及生命过程中问题的反应的一种临床判断,是护士为达到预期结果选择护理措施的基础,这些预期结果应能通过护理职能达到。

(四)简答题

1.(1)护理评估阶段的主要护理工作是指有目的、有计划、系统地收集资料,并对资料进行核实、整理、分析、记录,为护理活动提供可靠依据。

(2)护理诊断阶段的主要护理工作是护士运用评判性思维对收集的健康资料进行分析,以判断护理对象的健康问题以及引起健康问题的原因。

(3)护理计划阶段的主要护理工作是以护理诊断为依据,制订预期目标和护理措施,预防、缓解和解决护理诊断中确定的健康问题,是护理行动的指南。

(4)护理实施阶段的主要护理工作是执行护理计划、实现护理目标的过程。

(5)护理评价阶段的主要护理工作是有计划地、系统地将护理对象的健康现状与确定的预期目标进行比较,并作出判断的过程。

2. 护理诊断与医疗诊断的区别如下:

区别点	护理诊断	医疗诊断
诊断核心	对个体、家庭及社区的健康问题或生命过程反应的临床判断	对个体病理生理变化的临床判断
描述内容	个体对健康问题的反应	一种疾病
问题状态	现存或潜在的	多是现存的
决策者	护理人员	医疗人员
职责范围	护理职责范围	医疗职责范围
适用范围	个体、家庭、社区的健康问题	个体的疾病
数量	可同时有多个	通常只有一个
稳定性	随健康状况变化而变化	一旦确诊不会改变

(五)综合分析题

(1)主观资料是护理对象的主诉和主观感觉,一般无法被观察或测量,如伤口疼痛、压痛、心情烦躁、睡眠欠佳。客观资料是通过观察、体格检查、仪器检查或实验室检查等方法获得护理对象健康状况的资料,如 T 39℃,P 90 次/min,R 22 次/min,BP 88/64mmHg,右下腹伤口处发红、肿胀,面色潮红。

(2)护理诊断

1)体温过高:面色潮红、T 39℃ 与急性化脓性阑尾炎手术有关。

2）知识缺乏：缺乏急性化脓性阑尾炎手术预后方面的知识。

3）疼痛：右下腹伤口处发红、肿胀、压痛　与急性化脓性阑尾炎手术后有关。

（3）首优问题

疼痛：右下腹伤口处发红、肿胀、压痛　与急性化脓性阑尾炎手术后有关。

（4）根据其中一项护理诊断制订护理计划，并以PIO格式进行护理记录。

知识缺乏：缺乏急性化脓性阑尾炎手术预后方面的知识。

P：知识缺乏。

I：①为病人讲解病情及急性化脓性阑尾炎手术后的预后。

　　②鼓励病人说出感受，倾听并理解，消除病人烦躁的心情。

　　③创设良好的睡眠环境。

　　④让家人陪伴。

O：自述了解急性化脓性阑尾炎手术预后方面的知识。

（冉国英）

第三章 | 医院与住院环境

一、重点难点

【重点】

1. 门、急诊病人的护理工作。
2. 病区物理环境的管理。
3. 铺床技术。

【难点】

1. 各种铺床法折床角的手法、各层床单与床中线的对齐。
2. 人体力学在护理工作中的应用。

二、考点测试

（一）选择题

A1 型题

1. 医院的任务**不包括**

   A. 医疗工作
   B. 临床带教工作
   C. 科学研究
   D. 预防保健和指导基层卫生院
   E. 制定计划生育卫生政策

2. 关于医院的分类，正确的描述是

   A. 按照医院分级管理范围划分，可以分为军队医院和企业医院
   B. 一级医院包括全民医院、集体医院和合资医院
   C. 二级医院包括乡镇卫生医院
   D. 三级医院包括大学的附属医院、省级医院

E. 我国现阶段大部分医院是营利性医院

3. 预检护士掌握急诊就诊标准应做到
   A. 一问、二看、三检查、四分诊　　　　B. 五定
   C. 四轻　　　　　　　　　　　　　　　D. 三查八对与二人查对
   E. 二人查对

4. 急救物品应做到"五定"，其内容**不包括**
   A. 定数量品种　　　　　　　　　　　B. 定期消毒、灭菌
   C. 定期检查维修　　　　　　　　　　D. 定时使用
   E. 定点安置、定人保管

5. 病区良好的病区社会环境，**不包括**
   A. 建立良好的护患关系　　　　　　　B. 病室环境清洁、整齐
   C. 老病人对新病人关心　　　　　　　D. 保护病人的隐私权
   E. 家属对病人关心

6. 病室最适宜的温度和湿度是
   A. 14～16℃，30%～40%　　　　　　B. 16～18℃，40%～50%
   C. 16～18℃，50%～60%　　　　　　D. 22～24℃，60%～70%
   E. 18～22℃，50%～60%

7. 医院的中心任务是
   A. 教学任务　　　　　　　　　　　　B. 医疗工作
   C. 预防保健　　　　　　　　　　　　D. 卫生宣教
   E. 科研任务

8. 对前来门诊就诊的病人，护士首先应该进行的工作是
   A. 健康教育　　　　　　　　　　　　B. 预检分诊
   C. 查阅病案　　　　　　　　　　　　D. 心理安慰
   E. 配合医生进行检查

9. 病室的湿度过低病人会出现
   A. 口渴、咽痛　　　　　　　　　　　B. 肌肉紧张
   C. 烦躁不安　　　　　　　　　　　　D. 头晕、头痛
   E. 胸闷、咳嗽

10. 为了达到室内空气置换的目的，一般通风的时间应为
    A. 5min　　　　　　　　　　　　　　B. 10min
    C. 20min　　　　　　　　　　　　　D. 30min

E. 40min

11. 白天病区较理想的声音强度范围是

  A. 55~60dB   B. 50~55dB

  C. 40~45dB   D. 45~50dB

  E. 35~40dB

12. 急诊护士在抢救过程中,正确的是

  A. 任何情况下,护士不能执行口头医嘱

  B. 输液瓶、输血袋用后及时按医用垃圾分类处理

  C. 急救药品的空安瓿经病人检查后方可丢弃

  D. 抢救完毕后,请医生第2天补写医嘱与处方

  E. 口头医嘱应向医生复述一遍,双方确认无误后方可执行

13. 遇有刑事案件,急诊护士应立即通知

  A. 家属   B. 总值班

  C. 医院保卫部门或公安部门   D. 护士长

  E. 医务科

14. 门诊护士的工作内容**不包括**

  A. 维持候诊秩序   B. 入室登记,建立病案

  C. 健康宣教   D. 根据需要调整候诊顺序

  E. 整理分类检查报告单

15. 护士每天定时为病室通风,护士向病人解释通风的主要目的**不包括**

  A. 调节室内湿度   B. 调节室内的温度

  C. 降低二氧化碳浓度   D. 减少室内微生物密度

  E. 使紫外线进入室内起杀菌作用

16. 符合探视制度的做法是

  A. 探视证一般由护士签发   B. 可以随时来病区探视病人

  C. 探视者一般不超过3人   D. 不宜带儿童来病区探视

  E. 允许穿好隔离衣探视隔离病人

17. 门诊护士要做好隔离消毒工作,最主要的是因为门诊

  A. 属于公共场所   B. 病人集中,病种复杂

  C. 危重病人多   D. 人群流量多

  E. 医务人员工作量大

18. 铺备用床的目的是
    A. 使病人安全、舒适
    B. 方便病人治疗护理
    C. 预防并发症
    D. 保持病室整洁,迎接新病人住院
    E. 保持病室整洁,准备接受新病人

19. 属于我国城市医疗卫生网中的二级医院的是
    A. 街道卫生院
    B. 卫生学校
    C. 区级妇幼保健院
    D. 乡镇卫生院
    E. 医学院的附属医院

20. 门诊发现传染病病人时,护士采取的首要措施是
    A. 进行卫生宣教与候诊教育
    B. 将病人隔离诊治
    C. 组织其他病人撤离
    D. 安排病人提前就诊
    E. 转入急诊科

21. **不属于**候诊室护士工作范畴的是
    A. 根据病情测量生命体征并记录于候诊卡上
    B. 收集整理各种检验报告
    C. 随时观察候诊者病情变化
    D. 候诊者多时,协助医生诊治
    E. 按先后顺序叫号就诊

22. 某急诊科护士接诊了一位血气胸伤员,正在记录抢救时间,其中**不需**记录的是
    A. 病人到达的时间
    B. 医生到达的时间
    C. 抢救措施落实的时间
    D. 病情变化的时间
    E. 家属到达的时间

23. 病室湿度过高时,下列病人可能出现的反应有
    A. 神经系统受到抑制
    B. 口干舌燥、咽痛
    C. 尿液排出量增加
    D. 肌肉紧张
    E. 出汗增多

A2 型题

24. 病人,女性,75岁,文盲,因头晕、头痛来医院就诊。对该病人,门诊护士首先应进行
    A. 心理安慰
    B. 卫生指导
    C. 预检分诊
    D. 用药指导

E. 查阅病历资料

25. 病人,男性,65岁,护士在巡视候诊大厅时发现该病人独自就诊,持续咳嗽,呼吸急促,面色潮红,病人主诉发热2d。护士首先应

    A. 立即扶病人坐下   B. 将病人带至发热门诊

    C. 详细询问病人病史   D. 向医务科汇报

    E. 通知病人家属来院

26. 某门诊实习护士,在门诊接诊工作中,下列哪种疾病的病人中应首先安排就诊

    A. 阑尾炎   B. 胃癌

    C. 急性胃肠炎   D. 胃出血合并休克

    E. 白血病

27. 病人,男性,78岁,被家人搀扶步入急诊。分诊护士见病人面色发绀,口唇呈黑紫色,呼吸困难,家属称病人"肺源性心脏病又发作"了。护士立即通知医生,并将病人送入抢救室。在医生尚未到达前,护士需立即对病人进行的处理是

    A. 为病人挂号   B. 不做处理,等待医生到来

    C. 吸氧,测量血压   D. 叩背排痰

    E. 让病人去枕平卧

28. 病人,男性,30岁,因车祸致右下肢开放性骨折,大量出血,被送来急诊。护士立即与医生展开抢救,抢救配合正确的是

    A. 抢救时可执行口头医嘱,抢救完毕6h内请医生补写医嘱

    B. 抢救时,为了争分夺秒,直接执行口头医嘱

    C. 口头医嘱由两名护士双人核对后执行

    D. 只执行书面医嘱

    E. 各种使用后的急救药品空瓶、血袋,核对完成后即可丢弃

29. 病人,女性,38岁因车祸导致骨盆骨折入院手术。手术室的室内温度应控制在

    A. 16 ~ 18℃   B. 18 ~ 22℃

    C. 22 ~ 24℃   D. 24 ~ 26℃

    E. 26 ~ 28℃

30. 病人,男性,46岁,因恶性肿瘤住院化疗。护士为了给病人提供一个良好的住院环境,下列措施正确的是

    A. 病室温度控制在18 ~ 22℃

    B. 病室每次通风时间1h

C. 保持病床间距约 0.5m

D. 保持病室安静,白天的声音控制在 35～45dB

E. 病室内多放置花草树木、减少噪声

31. 病人,女性,36 岁,因急性肾盂肾炎入院治疗。病人在病房休息时,由于房间门窗紧闭,感觉越来越烦躁、倦怠,出现头晕不适。发生该情况最可能的原因是

A. 室内湿度过低   B. 室内湿度过高

C. 室内温度过低   D. 室内温度过高

E. 室内通风不良,空气污浊

32. 病人,男性,76 岁,初中文化,既往有慢性支气管炎、高血压。护士应调节病室温度范围为

A. 15～16℃   B. 16～18℃

C. 18～20℃   D. 18～22℃

E. 22～24℃

33. 病人,男性,16 岁,因为溺水,心跳、呼吸骤停,被送到急诊室,医生未到达之前,护士的做法**不恰当**的是

A. 立即给药   B. 人工呼吸

C. 开放气道   D. 胸外心脏按压

E. 做好抢救记录

34. 病人,男性,38 岁,因颅骨骨折行急诊手术,护士为其准备麻醉床,下列**错误**的是

A. 盖被扇形三折于门对侧床边

B. 枕头开口背门并横立于床头

C. 橡胶单和中单铺于床中部和尾部

D. 备好麻醉护理盘、输液架等

E. 将床旁椅放于盖被同侧

35. 病人,女性,52 岁,在门诊候诊时,出现剧烈腹痛,四肢冰凉,呼吸急促。门诊护士应

A. 安慰病人   B. 测量体温

C. 催促医生   D. 观察病情进展

E. 安排其提前就诊

36. 病人,男性,46 岁,从高处跌下,头部着地,当时昏迷约 10min 后清醒,左耳道流出血性液体,被家属送来急诊。护士在医生到达之前,首先应采取的措施是

A. 安慰病人   B. 测量生命体征

C. 建立静脉通道   D. 清洁消毒耳道

E. 查看有无合并伤

37. 病人,男性,36 岁,因车祸致大出血休克,昏迷。在抢救过程中,护士遵医嘱静脉注射盐酸肾上腺素。使用后的空安瓿经两人核对后集中放置,目的是

A. 保持病区整洁   B. 方便废品回收

C. 落实锐器管理制度   D. 便于统计和查对

E. 落实医疗废物管理制度

38. 病人,男性,43 岁,因车祸致伤急诊入院。初步检查拟诊为骨盆骨折合并腹腔内脏损伤,有休克征象。急诊护士在医生未达到之前,应首先

A. 建立静脉通道   B. 准备骨盆兜,行悬吊牵引

C. 准备腹腔手术止血   D. 准备髋部石膏固定

E. 准备骨牵引器材

39. 病人,男性,46 岁,因肾绞痛到急诊科就诊,后送入留观室观察和治疗。留观室护士给予的护理,**不妥**的是

A. 书写留观病情报告   B. 主动巡视病人,加强病情观察

C. 做好病人和家属的管理   D. 告知病人留观时间只能 1~3d

E. 正确执行医嘱

40. 病人,男性,43 岁,诊断为破伤风,神志清楚,全身肌肉阵发性痉挛、抽搐,下面说法正确的是

A. 为病人保持室温 18~22℃,相对湿度 50%~60%,避免空气干燥而加重肾脏负担

B. 为病人保持安静,门、椅脚钉橡皮垫,护理操作分次进行,减少刺激

C. 为方便操作,可以拉开床帘,保持光线充足

D. 护士做到说话轻、操作轻、关门轻、走路轻,控制病室的噪声强度在 35~45dB

E. 破伤风是传染病,需要安排病人到单间的隔离病房

41. 病人,女性,45 岁,全麻手术后,病房门窗紧闭 2d。护士指导病人家属定期开窗通风,每次通风时间为

A. 15min   B. 20min

C. 30min   D. 45min

E. 60min

42. 病人，男性，74岁，因下肢动脉硬化闭塞住院，护士促使病人适应医院环境的护理措施**不包括**

        A. 增加病人的信任感   B. 热情接待并介绍医院的规定

        C. 关心病人并主动询问其需要   D. 协调处理病友关系

        E. 帮助病人满足一切需要

43. 病人，男性，68岁，因摔伤致股骨头骨折，送手术室拟在全麻下行内固定术。护士为病人铺麻醉床，铺橡胶单和中单的位置正确的是

        A. 床头、床中部   B. 床中、床尾部

        C. 床头、床尾部   D. 床头、床中、床尾部

        E. 床尾部

A3/A4 型题

（44、45 题共用题干）

病人，男性，55岁，因脑外伤在全麻下行开颅探查术。

44. 病房护士应为病人准备

        A. 暂空床，床中部和床上部各加一橡胶中单、中单

        B. 麻醉床，床中部和床上部各加一橡胶中单、中单

        C. 备用床，床中部和床上部各加一橡胶中单、中单

        D. 暂空床，床中部和床尾部各加一橡皮中单、中单

        E. 麻醉床，床中部和床尾部各加一橡胶中单、中单

45. 护士为该病人准备麻醉床，病室的门与窗户在同侧，下列哪项是**错误**的

        A. 盖被放置于门窗对侧

        B. 枕头开口背门放置

        C. 盖被纵向扇形三折叠于一侧床边，开口向门

        D. 椅子放置于靠门窗侧床尾

        E. 床旁桌放置于靠门窗侧床头

（46~48 题共用题干）

病人，男性，75岁，因尿失禁入院治疗。

46. 病区护士接到入院处通知后，为该新病人准备的床单位正确的是

        A. 备用床

        B. 将备用床改为暂空床，并在床中部加铺橡胶单和中单

        C. 将备用床改为暂空床，并在床中部和头部加铺橡胶单和中单

        D. 麻醉床

E. 手术床

47. 护士为病人准备上述床单位,其中**错误**的是
   A. 橡胶单和中单上缘距床头 45cm B. 枕头开口应向门放置
   C. 中单应完全覆盖橡胶单 D. 盖被放置于床尾使之与床尾平齐
   E. 盖被头端向内折 1/4,再横向扇形三折

48. 经评估,病人易发生跌倒。为了防止病人发生机械性损伤,护士应
   A. 严格掌握药物治疗原则,熟悉常用药物的药理知识
   B. 在病室、浴室、厕所的地面放置防滑垫和扶手杆,室内减少障碍物,并设置呼叫系统
   C. 做好病区的消毒、灭菌工作,设防蚊、灭蚊和防蝇、灭蝇等设备
   D. 使用高浓度药液进行静脉注射时,充分稀释后再使用
   E. 注意言行,以免言语不慎或违反操作规程而造成病人心理和生理上的损伤

(49~51题共用题干)

病人,男性,68岁,胃癌。行胃大部切除术,术中生命体征正常,术后回病房。

49. 护士应为该病人准备
   A. 备用床 B. 麻醉床
   C. 暂空床 D. 加铺橡胶单的备用床
   E. 加铺橡胶单的暂空床

50. 准备该床的目的是
   A. 使病人舒适、安全,预防并发症 B. 供暂离床活动的病人使用
   C. 准备接收新病人 D. 保持病室整洁
   E. 使病室内病床配置一致

51. 床旁椅应放置于
   A. 床头处 B. 近侧床头
   C. 近侧床尾 D. 对侧床头
   E. 对侧床尾

(52、53题共用题干)

病人,女性,78岁,有高血压病史 10 年。2h 前用力大便后突然出现头痛、喷射状呕吐、言语不清、跌倒在地,由家人送至急诊。

52. 分诊护士最恰当的处理是
   A. 优先安排到心血管内科急诊 B. 优先安排到神经外科急诊
   C. 优先安排到普外科急诊 D. 优先安排到骨科急诊

E. 进一步询问病史

53. 病人在全麻下行开颅手术，在病人返回病房前，护士为其准备麻醉床，操作**错误**的是

    A. 床旁桌放置麻醉护理盘

    B. 盖被扇形折叠于床尾

    C. 枕头横立于床头

    D. 根据需要将橡胶单及中单铺于床头、床中部

    E. 床旁椅与盖被同一侧

（54、55题共用题干）

病区护士接到急诊护士通知，拟接收急性阑尾炎病人入住病房。应如何正确为其准备床单位

54. 护士铺床时，符合节力原则的是

    A. 上身直立，两膝稍弯曲，两脚前后或左右分开

    B. 身体与床保持一定距离

    C. 来回走动，以便于床头、床尾、床中尽快完成操作

    D. 使用双手及腕部力量，避免肘关节过度活动

    E. 保持上身弯曲，使身体尽量靠近床边

55. 护士采取上身直立，两膝稍弯曲，两脚前后或左右分开姿势铺床的作用原理是

    A. 缩短力臂   B. 缩短阻力臂

    C. 利用杠杆原理   D. 扩大支撑面、降低重心

    E. 增加铺床速度，省时省力

（二）判断题

（   ）1. 预检分诊要按照"一问、二看、三检查、四分诊"的顺序，快速准确作出判断。

（   ）2. 根据世界卫生组织（WHO）规定的噪声标准，白天病区的噪声强度应控制在 45～50dB。

（   ）3. 二级医院是指向几个地区甚至全国范围提供医疗卫生服务，并承担教学、科研任务，同时指导一、二级医院工作与相互合作的医疗卫生机构。

（   ）4. 急诊观察室留观时间一般为 3～7d。

（   ）5. 铺麻醉床时应将床旁桌移回原处，床旁椅移至盖被折叠对侧床尾。

（三）名词解释

1. 病室湿度   2. 病床单位

（四）简答题

1. 急诊室的抢救物品应如何管理？

2. 病室适宜的湿度是多少？过高或过低会带来什么影响？

3. 为什么病室内要保持通风？病室通风的效果与哪些因素有关？

4. 医院为控制噪声，要求工作人员必须做到哪"四轻"？

（五）综合分析题

1. 比较三种铺床法的异同点。

2. 病人，女性，68岁，有高血压病史10年，因脑出血来医院就诊收住院。体格检查：T 36.2℃，P 64次/min，R 24次/min，BP 176/106mmHg。病人处于昏迷状态，左侧肢体活动障碍，左侧瞳孔散大，对光反应消失，角膜反射消失。请问：

（1）病区护士应如何为该病人准备床单位？

（2）为让病人得到充分的休息，促进康复，病区护士应采取哪些措施保持病室安静？

三、参考答案

（一）选择题

1. E	2. D	3. A	4. D	5. B	6. E	7. B	8. B	9. A
10. D	11. E	12. E	13. C	14. B	15. E	16. D	17. B	18. E
19. C	20. B	21. D	22. E	23. C	24. C	25. B	26. D	27. C
28. A	29. C	30. A	31. E	32. E	33. A	34. C	35. E	36. B
37. D	38. A	39. D	40. E	41. C	42. E	43. A	44. B	45. D
46. B	47. B	48. B	49. B	50. A	51. E	52. B	53. B	54. A
55. D								

（二）判断题

1.（√）　　2.（×）　　3.（×）　　4.（√）　　5.（×）

（三）名词解释

1. 病室湿度一般指相对湿度，即在一定温度条件下，单位体积的空气中所含水蒸气的量与其达到饱和时含量的百分比，即为空气中含水分的程度。

2. 病床单位是指住院期间医疗机构提供给病人使用的家具和设备，它是病人住院期间休息、睡眠、治疗与护理等活动的最基本的生活单位。

（四）简答题

1. 急诊室的抢救物品要求做到"五定"，即定数量品种、定点安置、定人保管、定期消毒灭菌和定期检查维修,急救物品完好率要达到100%。

2. 病室适宜的湿度是50%～60%。湿度过高时,机体水分蒸发减少,出汗受到抑制,病人感到闷热不适,尿量增加,对患心脏、肾脏疾病的病人尤为不利;湿度过低时,空气干燥,机体水分蒸发快,可导致口干舌燥、咽痛、烦渴等,对气管切开、呼吸道感染、急性喉炎病人尤为不利。

3. 通风可以使室内空气流通,保持空气清新,并可调节室内温、湿度,增加空气中的氧含量,降低二氧化碳浓度和微生物的密度,减少呼吸道疾病传播。因此,病室应定时通风换气,一般每天两次,每次30min左右。通风效果与通风面积(门窗大小)、室内外温差、通风时间和室外气流速度有关。

4. "四轻",即说话轻、走路轻、操作轻、开关门轻。

(五)综合分析题

1. 三种铺床法的异同点如下:

	备用床	暂空床	麻醉床
目的	保持病室整洁、美观,准备迎接新病人	保持病室整洁、美观,供新入院或暂离床活动的病人使用	保持病室整洁、美观,便于接收和护理麻醉手术后病人
用物	床上用品	床上用品,必要时加橡胶单、中单	床上用品,加橡胶单及中单;备麻醉护理盘
棉被	平铺床上:盖被两侧边缘向内折叠与床沿齐,尾端向内折叠与床尾齐	折于床尾:将备用床的盖被头端向内折1/4,再横向扇形三折于床尾	折于一侧床边:将盖被纵向扇形三折叠于一侧床边,开口向门
枕头	平放床头	平放床头	横立床头
床旁椅	床旁桌同侧床尾	床旁桌同侧床尾	折叠盖被同侧床尾

2. (1)为病人铺暂空床,并铺上橡胶单和中单。橡胶单及中单上缘距床头45～50cm,中线与床中线对齐。

(2)为保持病室安静,病区护士应采取以下措施:①医护人员应做到"四轻":走路轻、说话轻、操作轻、开关门窗轻。②电话、手机、呼叫系统等有声响的设备应使用消音设置,或将音量调至最低。③病区的桌椅脚应钉上橡胶垫,推车的轮轴定期检查并滴注润滑油,以减少过度摩擦而发出的声音。④加强对病人及家属的宣传工作,共同保持病室安静。

(王静芬)

第四章 护理安全防范与职业防护

一、重点难点

【重点】

1. 护理安全相关概念、护理职业防护的相关概念及意义。
2. 职业损伤危险因素。

【难点】

常见护理职业损伤及防护措施。

二、考点测试

（一）选择题

A1 型题

1. 属于职业损伤危险因素的生物因素是

   A. 细菌、病毒
   B. 甲醛
   C. 机械性损伤
   D. 放射性损伤
   E. 锐器伤

2. 下列生物性因素所造成的职业损伤危害性最大的是

   A. 流感病毒
   B. 艾滋病毒
   C. 葡萄球菌
   D. 肺炎球菌
   E. 大肠埃希菌

3. 下列能够贯彻落实护理安全措施的选项是

   A. 护理科研
   B. 护理防护
   C. 护理管理
   D. 护理隐患

E. 护理风险

4. 加强护理职业安全教育，应树立的观念是

    A. 教育第一   B. 安全第一

    C. 医疗第一   D. 护理第一

    E. 管理第一

5. 导致护理职业暴露最直接的原因是

    A. 护理培训不到位   B. 病人对治疗不配合

    C. 病人家属的不理解   D. 直接接触感染病人

    E. 技术水平的不专业

6. 护理职业防护的意义**不包括**

    A. 提高疾病的治愈率   B. 营造轻松的工作氛围

    C. 增加职业满意度   D. 科学规避职业风险

    E. 提高职业生命质量

7. 医院建立安全网络以控制护理不安全因素，应实施

    A. 二级目标管理责任制   B. 一级目标管理责任制

    C. 三级目标管理责任制   D. 科室主任负责制

    E. 病室护士长负责制

8. 护士劳动强度较大，负重过度时容易引发

    A. 机械性损伤   B. 化学性损伤

    C. 温度性损伤   D. 生物性损伤

    E. 放射性损伤

9. 下列引起护士发生化学性职业损伤的因素是

    A. 细菌病毒群   B. 化疗药物

    C. 电磁辐射   D. 医用氧气

    E. 紫外线灯照射

10. 由于药物使用不当所引起的损伤属于

    A. 物理性损伤   B. 心理性损伤

    C. 机械性损伤   D. 生物性损伤

    E. 化学性损伤

11. 以下化学性损伤的防范措施**不妥**的是

    A. 熟悉各种药物的应用知识

    B. 进行药物治疗时，严格执行"三查八对"

C. 注意药物的配伍禁忌，及时观察病人用药后的反应

D. 为避免病人擅自用药，严禁向病人及家属讲解用药的有关知识

E. 严格执行药物管理制度和药物治疗原则

12. 造成护士职业损伤的化学性因素是

   A. 氧气   B. 手术刀

   C. 药物   D. 烤灯

   E. 保温箱

13. 放射性损伤的防范措施中**不妥**的是

   A. 防止接受放射部位皮肤破损

   B. 正确掌握照射剂量和时间

   C. 禁忌用力擦拭、搔抓、摩擦、暴晒及紫外线照射等

   D. 为保持接受放射部位皮肤的清洁，应经常使用肥皂水擦洗

   E. 尽量减少病人不必要的身体暴露，保持照射区域的标记

14. 病房中容易造成护士放射性损伤的因素有

   A. 烤灯照射   B. 缝针

   C. 高压氧舱   D. 高频电刀

   E. 紫外线灯照射

15. 导致血液性传播疾病的常见因素有

   A. 扭伤   B. 灼伤

   C. 锐器伤   D. 撞伤

   E. 烧伤

16. **不是**锐器伤引起的是

   A. 艾滋病   B. 甲型肝炎

   C. 丙型肝炎   D. 乙型肝炎

   E. 丁型肝炎

17. 容易给护士造成锐器伤的用物**不包括**

   A. 缝针   B. 手术刀

   C. 高频电刀   D. 剪刀

   E. 安瓿

18. 配制瓶装化疗药物时，稀释后立即抽出瓶内气体，其目的是

   A. 使药液降至瓶底   B. 防止药液污染

   C. 预防瓶内压力过高   D. 防止划破手套

E. 使药液充分溶解

19. 对护士强健身体,增强身体柔韧性有益的是
    A. 快跑
    B. 举重
    C. 踢足球
    D. 健美操
    E. 打乒乓球

20. 造成护士职业损伤的心理 – 社会状况**不包括**
    A. 精神压力大
    B. 夜班频繁
    C. 工作紧张
    D. 工作缺少认可
    E. 操作程序化

21. 护士长期接触化学消毒剂,造成的职业损伤**不包括**
    A. 皮肤过敏
    B. 血尿
    C. 化学性气管炎
    D. 肺纤维化
    E. 上呼吸道炎症

22. 以下**不是**评估锐器伤的依据的是
    A. 伤口的出血量
    B. 伤口的深度
    C. 伤口的范围
    D. 暴露时间
    E. 病人血液中含毒素的量

23. 职业疲惫感的主要表现**不包括**
    A. 情感冷漠、抑郁
    B. 回避与他人交流
    C. 对事物多持否定态度
    D. 缺乏工作动机
    E. 工作积极、严谨认真

24. 增强护理安全工作的自觉性,使护理人员具有良好的职业道德,严格执行规章制度是确保
    A. 护理安全
    B. 护理差错
    C. 护理缺陷
    D. 护理风险
    E. 护理事故

25. WHO 规定医院病房的声音强度**不超过**
    A. 40dB
    B. 45dB
    C. 35dB
    D. 60dB
    E. 57dB

26. 护理安全影响护理效果,两者存在
    A. 并列关系
    B. 递进关系

C. 因果关系　　　　　　　　　D. 转折关系

E. 合作关系

27. 下列物品由于管理不当可能导致气压伤的是

　　A. 乙醇　　　　　　　　　　B. 急救车

　　C. 烤灯　　　　　　　　　　D. 高压氧舱

　　E. 高频电刀

A2 型题

28. 病人，男性，65岁，因慢性支气管炎入院治疗，在输液过程中，病人不慎触碰调节器致输液滴数过快而引起急性肺水肿，发生该事件的主要因素是

　　A. 社会因素　　　　　　　　B. 病人因素

　　C. 物质因素　　　　　　　　D. 人员因素

　　E. 环境因素

29. 病人，男性，50岁，因肺结核住院接受治疗。在医院住院期间被蚊子叮咬而感染了疟疾，导致病人患病的不安全因素属于

　　A. 技术因素　　　　　　　　B. 物质因素

　　C. 病人因素　　　　　　　　D. 人员因素

　　E. 生物性因素

30. 护士小梅，为病人进行烤灯理疗时，不慎被烤灯烫伤手，该护士的损伤属于

　　A. 社会性损伤　　　　　　　B. 心理性损伤

　　C. 生物性损伤　　　　　　　D. 物理性损伤

　　E. 化学性损伤

31. 妇产科护士小张，为某剖宫产病人肌内注射维生素 B_{12}，注射完分离注射器针头时刺伤左手中指，导致出血。该护士发生的职业损伤属于

　　A. 化疗药物损伤　　　　　　B. 职业疲惫感

　　C. 运动功能性损伤　　　　　D. 行为及语言伤害

　　E. 锐器伤

32. 手术室护士小江，使用环氧乙烷消毒物品，工作中突然感到剧烈头痛、恶心、四肢无力，被送往急诊室，经诊断并排除其他疾病，确诊为环氧乙烷急性中毒。导致该职业损伤的因素是

　　A. 化学性因素　　　　　　　B. 物理性因素

　　C. 生物性因素　　　　　　　D. 心理性因素

　　E. 放射性因素

33. 病人，男性，45岁，因急性阑尾炎入院。手术治疗后3d，未经医护人员同意，擅自出院，结果造成伤口感染。造成病人伤口感染的不安全因素是

    A. 病人因素   B. 环境因素

    C. 技术因素   D. 人员因素

    E. 物质因素

34. 某医院护士工作中不慎被污染的锐器刺伤左手示指，该护士首先应该采取的措施是

    A. 填写锐器伤登记表

    B. 上报医院管理部门负责人

    C. 立即用无菌纱布按压伤口

    D. 立即取伤口处血液做血清病毒学检查

    E. 立即从伤口近心端向远心端挤出伤口血液

A3/A4 型题

（35、36题共用题干）

李护士，在配制化疗药物时，因药瓶内压力过大，药物溅到眼睛内。

35. 李护士应立即

    A. 用肥皂水清洗眼睛   B. 用高渗盐水清洗眼睛

    C. 用低渗盐水清洗眼睛   D. 用弱酸溶液清洗眼睛

    E. 用清水清洗眼睛

36. 为了防止药物外溅，预防措施**不正确**的是

    A. 将溶媒沿瓶壁缓慢注入瓶底

    B. 抽取瓶装药物时，所抽药液以超过注射器3/4为宜

    C. 抽取药液时用针腔较大的针头

    D. 稀释瓶装药物时，应插入双针头

    E. 待药粉被溶媒浸透后再晃动药瓶

（37、38题共用题干）

病人，女性，36岁，某医院静脉药物配制中心护士，正在为一位癌症病人配制化疗药物。

37. 药物溶解后，抽吸化疗药物，药液**不应**超过注射器容量的

    A. 1/4   B. 1/2

    C. 3/4   D. 1/3

    E. 2/3

38. 该化疗护士应定期检查身体,间隔时间为

　　A. 2个月　　　　　　　　　　B. 4个月

　　C. 6个月　　　　　　　　　　D. 一年

　　E. 两年

（39、40题共用题干）

曾某,女性,29岁,为某医院外科病房责任护士。

39. 在其护理操作中应纠正的是

　　A. 抽吸药液后双手操作套上针帽　　B. 安瓿划痕后,再垫纱布掰开

　　C. 抽吸药液时严格使用无菌针头　　D. 医疗锐器用弯盘或托盘传递

　　E. 使用后的锐器放入锐器盒内

40. 某天,曾某不慎被污物桶中裸露的穿刺针刺破手指,其伤口应用流水冲洗的时间是

　　A. 2min　　　　　　　　　　B. 3min

　　C. 4min　　　　　　　　　　D. 5min

　　E. 10min

（41、42题共用题干）

某护士于医学院校毕业,体检合格后被某综合医院聘用,在内科病房工作已2年。在为某乙肝病人治疗护理时,不慎被病人用过的污染器具损伤。该护士非常担心自己会被感染。

41. 该护士发生血源性传播疾病危险性高的一项操作是

　　A. 做口腔护理　　　　　　　　B. 协助病人进餐

　　C. 擦拭病人床单位　　　　　　D. 进行侵入性操作

　　E. 协助病人更换体位

42. 该护士暴露后进行乙型肝炎病毒(HBV)感染的检测,应

　　A. 定期查肝功能和乙肝"两对半"　　B. 做血培养以确定毒菌类别

　　C. 检测变异冠状病毒　　　　　　　D. 进行支原体的检查

　　E. 定期监测CD4数量

（二）判断题

（　　）1. 加强护理职业安全教育,应树立的观念是"教育第一"。

（　　）2. 医院建立连续监测的安全网络,实行"护理部—科护士长—病区护士长"三级目标管理责任制。

（三）名词解释

1. 护理安全　　2. 护理职业暴露　　3. 护理职业风险　　4. 护理职业防护

（四）简答题

1. 简述护理职业防护的意义。

2. 举例说明常引发护士职业损伤的危险因素。

3. 护士应纠正哪些危险行为以防止锐器伤的发生？

4. 临床护理工作中发生锐器伤应如何进行紧急处理？

（五）综合分析题

护士小李，26岁，在医院肿瘤科病房工作。小李某日在为病人配制化疗药物时，因药瓶内压力过大，拔针时不慎将药物溅到面部和眼睛内。请问：

（1）小李应立即采取哪些紧急措施处理化疗药物的暴露？

（2）在配制化疗药物时护士应采取哪些防护措施？

三、参考答案

（一）选择题

1. A	2. B	3. B	4. B	5. D	6. A	7. C	8. A	9. B
10. E	11. D	12. C	13. D	14. E	15. C	16. A	17. C	18. C
19. D	20. E	21. B	22. A	23. E	24. A	25. A	26. C	27. D
28. B	29. E	30. D	31. E	32. A	33. A	34. E	35. E	36. B
37. C	38. C	39. A	40. D	41. D	42. A			

（二）判断题

1.（×）　　2.（√）

（三）名词解释

1. 护理安全是在实施护理的全过程中，病人不发生法律和法定的规章制度允许范围以外的心理、机体结构或功能上的损害、障碍、缺陷或死亡。

2. 护理职业暴露是指护理人员从事诊疗、护理活动中接触有毒、有害物质或病原微生物，以及受到心理社会等因素的影响而损害健康或危及生命的职业暴露。

3. 护理职业风险是指护理服务过程中可能发生的一切不安全事件。

4. 护理职业防护是指在护理工作中采取多种有效措施，保护护士免受职业有害因素的损伤，或将其损伤降到最低程度。

（四）简答题

1. 护理职业防护的意义在于：①提高护士职业生命质量。②科学有效地规避护理风险。③营造轻松和谐的工作氛围。

2. 常引发护士职业损伤的危险因素包括：

（1）生物性因素：常见的有细菌和病毒。

（2）物理性因素：机械性损伤、锐器伤、放射性损伤、温度性损伤、噪声。

（3）化学性因素：化学消毒剂、化疗药物、麻醉废弃物。

（4）心理社会状况：护士长期面对意外伤害、疾病、死亡及忧伤情绪，导致健康失调或身心失衡。这些都会影响护士的精神状态和生活态度，进而影响心理健康。

3. 护士应纠正以下危险行为以防止锐器伤的发生：①禁止用双手分离污染的针头和注射器。②禁止用手直接接触使用后的针头、刀片等锐器。③禁止用手折弯或弄直针头。④禁止双手回套针帽。⑤禁止用手直接传递锐器（可以使用小托盘传递）。⑥禁止徒手携带裸露针头等锐器物。⑦禁止消毒液浸泡针头。⑧禁止直接接触医疗废物。

4. 临床护理工作中发生锐器伤，紧急处理措施包括：①保持镇静。②立即用健侧手从伤口的近心端向远心端挤出伤口部位的血液，但禁止在伤口局部来回挤压，以免产生虹吸现象，将污染血液回吸入血管，增加感染机会。③用肥皂水彻底清洗伤口，并在流动净水下反复冲洗污染的创面及暴露的黏膜。④用75%乙醇或0.5%碘伏局部消毒伤口，并包扎。⑤及时填写锐器伤登记表，并尽早向主管部门、预防保健科及医院感染管理科汇报。⑥请有关专家评估锐器伤并指导处理，根据病人血液中含病毒的多少和伤口的深度、范围及暴露时间进行评估，并做相应的处理。相应的治疗应在受伤1~2h内开始，不要超过24h。如果超过24h也应采取补救措施。⑦血清学检测与处理原则符合要求。

（五）综合分析题

（1）小李应立即用肥皂水或清水清洗污染的面部皮肤，用清水或等渗洁眼液冲洗眼睛。

（2）在配制化疗药物时护士应采取以下防护措施：①配制前用流动水洗手，佩戴一次性防护口罩、帽子、护目镜、手套，身穿一次性非透过性、无絮状物防静电工作服。②打开安瓿前应轻弹其颈部，使附着的药粉降落至瓶底；掰开安瓿时应垫纱布，避免药粉、药液外溢或玻璃碎片四处飞溅，并防止划破手套。③溶解药物时，溶媒应沿瓶壁缓慢注入瓶底，待药粉浸透后再摇动，防止药粉溢出。④抽取药液后，在药瓶内进行排气和排液后再拔针，不要将药物排于空气中。⑤抽取药液时用一次性注射器和针腔较大的针头，以防注射器内压力过大致药液外溢，所抽药液以不超过注射器容量的3/4为宜，防止活塞从针筒中意外滑落。⑥操作完毕，脱去手套后用流动水和洗手液彻底洗手并进行沐浴，减轻药物毒性作用。

（周小菊）

第五章 | 医院感染的预防与控制

一、重点难点

【重点】

1. 各类物品清洁、消毒、灭菌的方法和注意事项。
2. 严格执行无菌技术操作原则，正确实施各项无菌技术操作。
3. 严格执行隔离原则，能准确判断各类传染性疾病的隔离要求。

【难点】

1. 医院感染的判断及预防控制措施。
2. 各种消毒灭菌方法的原理；实施各种无菌技术操作时的操作规范。
3. 各项隔离技术的基本操作及注意事项；根据各案例病人的实际情况正确实施隔离技术。

二、考点测试

（一）选择题

A1 型题

1. 医院内感染主要发生在
    A. 门诊病人
    B. 探视者
    C. 陪护家属
    D. 医务人员
    E. 住院病人

2. 控制医院感染的关键措施**不包括**
    A. 隔离传染源
    B. 切断传播途径
    C. 保护易感人群
    D. 强加预防性用药

E. 定期进行消毒灭菌监测

3. 关于感染病人的健康教育, **错误**的是
    A. 保持皮肤清洁
    B. 防止皮肤损伤
    C. 处理原发病
    D. 治疗相关的全身性疾病
    E. 经常应用抗生素预防感染

4. 关于医院感染的描述, **错误**的是
    A. 狭义医院内感染的主要对象是住院病人
    B. 病人在出院后感染也可能是医院内感染
    C. 入院前处于潜伏期而在医院内发病不属于医院内感染
    D. 在住院期间发生的感染一定是医院内感染
    E. 医院内感染的发病可在住院期间, 也可在出院后

5. 医院感染的主要影响因素**不包括**
    A. 易感人群增多
    B. 介入性诊疗手段增多
    C. 一次性医疗用品的广泛应用
    D. 医院里病原体来源广泛
    E. 医务人员对医院内感染的严重性认识不足

6. 一般伤口换药后的器械、物品处理应为
    A. 先浸泡后清洗
    B. 先清洗后灭菌
    C. 先清洗后浸泡再消毒
    D. 先浸泡后清洗再灭菌
    E. 先灭菌后清洗再浸泡

7. 护士为破伤风病人更换下来的敷料应
    A. 统一填埋
    B. 高压灭菌
    C. 集中焚烧
    D. 日光暴晒
    E. 浸泡消毒

8. 为防止交叉感染, 具有针对性的措施是
    A. 一份无菌物品只供一位病人使用
    B. 无菌物品应放在清洁、干燥、固定处
    C. 无菌物品与非无菌物品分开存放
    D. 无菌物品应定期检查有效期
    E. 用无菌钳夹取无菌物品

9. 关于医院清洁、消毒、灭菌措施的叙述, **错误**的是
    A. 清洁是用清水等清除物体表面的污垢、尘埃
    B. 清洁可达到杀灭少量病原微生物的效果

C. 清洁常常是物品消毒、灭菌的前期步骤

D. 消毒是指用物理或化学方法杀灭除芽孢以外的所有病原微生物

E. 灭菌是指用物理或化学方法杀灭一切微生物包括芽孢

10. 为气性坏疽病人换药后的敷料选择的消毒灭菌法是

  A. 煮沸法   B. 燃烧法

  C. 干烤法   D. 日光暴晒法

  E. 压力蒸汽灭菌法

11. 下列**不属于**热力消毒灭菌法的是

  A. 煮沸法   B. 燃烧法

  C. 干烤法   D. 日光暴晒法

  E. 压力蒸汽灭菌法

12. **不宜**采用燃烧法灭菌的物品是

  A. 眼科剪   B. 换药碗

  C. 镊子筒   D. 被结核分枝杆菌污染的纸张

  E. 气性坏疽病人使用过的敷料

13. 煮沸灭菌法如欲增强杀菌作用，可加入碳酸氢钠使沸点达 105℃，其浓度是

  A. 0.1%～0.2%   B. 0.3%～0.5%

  C. 0.5%～0.8%   D. 1%～2%

  E. 水量的 1%～2%

14. 煮沸消毒时，海拔每增高 300m，煮沸时间应延长

  A. 1min   B. 2min

  C. 3min   D. 4min

  E. 5min

15. 临床应用最广泛、效果最可靠的物理消毒灭菌法是

  A. 燃烧法   B. 压力蒸汽灭菌法

  C. 干烤法   D. 煮沸法

  E. 光照法

16. 各种内镜消毒灭菌时应选用的方法是

  A. 煮沸   B. 高压蒸汽

  C. 0.5%氯胺喷雾   D. 紫外线照射

  E. 戊二醛浸泡

17. 用 95% 乙醇配制成 75% 乙醇 1 000ml,需用 95% 乙醇

    A. 500ml   B. 655ml

    C. 735.6ml   D. 760ml

    E. 789ml

18. 哪些消毒剂可用于空气消毒

    A. 过氧乙酸   B. 环氧乙烷

    C. 福尔马林   D. 碘伏

    E. 漂白粉

19. 无菌物品在未被污染的情况下有效期为

    A. 4h   B. 24h

    C. 3d   D. 7d

    E. 14d

20. 无菌溶液一次未使用完,有效期为

    A. 4h   B. 24h

    C. 3d   D. 7d

    E. 14d

21. 进行无菌操作时下列**错误**的是

    A. 环境要清洁,衣帽要整洁

    B. 取物品时,必须使用无菌持物钳

    C. 到远处取无菌物品时,不可只持无菌持物钳去取

    D. 无菌物品与非无菌物品须分别放置

    E. 如疑有污染,不可使用

22. **无须**执行无菌技术的护理操作是

    A. 乙醇拭浴   B. 输液

    C. 伤口湿热敷   D. 导尿术

    E. 注射

23. 无菌物品放置的地方,下列**错误**的是

    A. 清洁   B. 干燥

    C. 通风   D. 固定

    E. 清洁且干燥

24. 对高压蒸汽灭菌法效果的监测,最可靠的方法是

    A. 留点温度计法   B. 化学指示管法

C. 生物测试法   D. 化学指示胶带法

E. 化学指示卡法

25. 预真空压力蒸汽灭菌器的压力及温度分别是

A. 103kpa, 121℃   B. 103kpa, 126℃

C. 137kpa, 128℃   D. 137kpa, 130℃

E. 205kpa, 132℃

26. 无菌持物钳的使用原则,下列正确的是

A. 可以用来夹取所有无菌物品

B. 到远处夹取物品时勿碰有菌物品

C. 无菌持物钳及浸泡的容器应每周消毒一次

D. 使用时保持钳端向下,不可平持和倒转

E. 无菌持物钳及浸泡的容器应每天消毒一次

27. 长 28cm 的持物镊浸泡消毒时,容器内消毒液液面的高度应为

A. 10cm   B. 12cm

C. 14cm   D. 16cm

E. 18cm

28. 取用无菌溶液时,应首先检查

A. 瓶签是否符合   B. 瓶盖有无松动

C. 瓶口有无裂缝   D. 溶液有无变色

E. 溶液有无混浊、沉淀

29. 换药盘于上午 9 点 30 分铺好后,最晚在下列何时之前可使用

A. 上午 11 点 30 分   B. 下午 1 点 15 分

C. 下午 4 点   D. 下午 9 点 30 分

E. 次日上午 9 点

30. 传染病区污染区的范围是

A. 走廊   B. 化验室

C. 更衣室   D. 病人浴室

E. 库房

31. 防止交叉感染最有效的措施是

A. 无菌物品放在清洁、干燥的地方   B. 一人一物一消毒

C. 取无菌物品时用无菌持物钳   D. 无菌物品和非无菌物品分别放置

E. 治疗室每天用紫外线灯消毒一次

32. 关于穿脱隔离衣的操作方法,**错误**的是

    A. 隔离衣应完全覆盖工作服　　　B. 穿隔离衣后不得进入清洁区

    C. 隔离衣应每天更换一次　　　　D. 隔离衣挂在半污染区,污染面向外

    E. 穿隔离衣前,应备齐一切用物

33. 传染病区护士的隔离衣应

    A. 挂在治疗室,污染面向外　　　B. 挂在值班室,污染面向外

    C. 挂在走廊,污染面向外　　　　D. 挂在走廊,清洁面朝外

    E. 挂在病房,清洁面向外

34. 关于隔离消毒原则,**错误**的是

    A. 穿隔离衣前备齐所用物品

    B. 污染物品不得放于清洁区内

    C. 病人接触过的用物需严格消毒后递交

    D. 病人的排泄物需按规定消毒处理

    E. 病人的传染性分泌物经一次培养为阴性后即可解除隔离

35. 关于化学消毒剂的使用原则,**错误**的是

    A. 待消毒的物品须先洗净、擦干

    B. 消毒液中一般不放置棉花、纱布等物

    C. 浸泡消毒后的物品,取出后可直接使用

    D. 消毒物品应全部浸没在消毒液内,器械的轴节应打开

    E. 应定期检测消毒剂浓度

36. 为了达到消毒目的,利用日光暴晒法消毒需要

    A. 2h　　　　　　　　　　　　B. 4h

    C. 6h　　　　　　　　　　　　D. 8h

    E. 10h

37. 在行纤维胃镜消毒时,宜选择的化学消毒方法是

    A. 75% 乙醇擦拭　　　　　　　B. 2% 戊二醛浸泡

    C. 3% 过氧化氢浸泡　　　　　　D. 0.2% 过氧乙酸熏蒸

    E. 含有效氯 0.2% 的消毒液浸泡

38. 一间 5m×4m×3m 的病房,在使用 2% 的过氧乙酸进行空气消毒时,应使用过氧乙酸

    A. 240ml　　　　　　　　　　B. 300ml

    C. 360ml　　　　　　　　　　D. 480ml

E. 600ml

39. 下列**不符合**无菌技术操作原则的是
    A. 无菌包需有标记和消毒日期
    B. 无菌操作时手臂位于腰部水平以上
    C. 无菌物品与非无菌物品分别放置
    D. 无菌持物钳可夹取所有无菌物品
    E. 一份无菌物品仅供一位病人使用

40. 下列关于取无菌溶液的操作**错误**的是
    A. 首先核对标签
    B. 倒取溶液时先倒少量溶液冲洗瓶口
    C. 倒无菌溶液时,溶液瓶不可触及无菌容器
    D. 可将无菌棉签伸入无菌瓶内蘸取溶液
    E. 无菌溶液一次未用完,24h 内可再使用

A2 型题

41. 病人,男性,26 岁,腿部外伤后发展为气性坏疽,为其换药用的剪刀最佳消毒方法是
    A. 乙醇浸泡   B. 燃烧
    C. 微波消毒灭菌   D. 高压蒸汽灭菌
    E. 煮沸

42. 病人,女性,59 岁,因间断咳嗽、咳痰 5 年,加重伴咯血 2 个月入院。入院后诊断为浸润型肺结核,给予肌内注射链霉素,口服利福平、异烟肼等治疗。上述病人痰液的最佳处理方法是
    A. 消毒灵浸泡   B. 紫外线消毒
    C. 甲酚消毒   D. 痰吐在纸上用火焚烧
    E. 乙醇消毒

43. 护士小刘在煮沸消毒物品时,下列**不适用**的是
    A. 灌肠筒   B. 橡胶管
    C. 玻璃制品   D. 搪瓷药杯
    E. 纤维胃镜

44. 某社区护士,使用化学消毒灭菌剂,方法**不包括**
    A. 擦拭法   B. 煮沸法
    C. 浸泡法   D. 熏蒸法

E. 喷雾法

45. 某传染病区护士,使用的化学消毒灭菌剂能够杀灭芽孢的是
    A. 过氧乙酸   B. 乙醇
    C. 碘酊   D. 碘伏
    E. 氯己定

46. 传染科护士浸泡金属器械可用的灭菌剂是
    A. 0.1% 氯己定   B. 2% 戊二醛
    C. 0.5% 碘伏   D. 3% 的漂白粉溶液
    E. 70% 乙醇

47. 病人,男性,35 岁,因在出差途中感染急性甲型肝炎,需要在外地住院。他要写信将自己生病的情况告知家人,其信件在寄出前该如何处理
    A. 压力蒸汽灭菌   B. 氯胺溶液喷雾
    C. 环氧乙烷熏蒸柜熏蒸   D. 戊二醛擦拭
    E. 紫外线照射

48. 病人,男性,23 岁,确诊为痢疾。护士准备对其居住的病室进行空气消毒,病室长 4m,宽 3m,高 3m,请问应怎样准备
    A. 2% 过氧乙酸   B. 食醋 180 ~ 360ml
    C. 40% 甲醛 45ml,高锰酸钾 45g   D. 40% 甲醛 22.5ml,高锰酸钾 4.5g
    E. 紫外线照射消毒

49. 病人急需使用坐浴盆,现无消毒好的坐浴盆,最适宜的消毒方法是
    A. 乙醇燃烧法   B. 煮沸消毒法
    C. 紫外线照射法   D. 过氧乙酸浸泡法
    E. 食醋熏蒸法

50. 护士要配制 0.2% 的过氧乙酸溶液 1 000ml,需用 5% 的过氧乙酸溶液
    A. 4ml   B. 10ml
    C. 20ml   D. 40ml
    E. 100ml

51. 护士要进行胃镜消毒,其应选择的合适的消毒溶液是
    A. 2% 碱性戊二醛   B. 5% 碘伏
    C. 氯己定   D. 0.2% 过氧乙酸
    E. 70% 乙醇

52. 病人,女性,57 岁,诊断为"慢性阻塞性肺疾病",经治疗后出院。护士要对

其使用过的床单位进行消毒,下列方法中宜用

    A. 化学消毒剂浸泡   B. 煮沸

    C. 高压蒸汽灭菌   D. 干烤

    E. 紫外线照射

53. 护士小张在为乙型肝炎病人采集血标本时,不慎将血液滴在病人床头柜上,此时护士对该床头柜的正确处理方法是

    A. 日光暴晒   B. 流水刷洗

    C. 消毒液擦拭   D. 卫生纸擦拭

    E. 湿毛巾擦拭

54. 患儿,男性,9岁,因"猩红热"入院治疗。对其床旁固定使用的体温计消毒时最好选用

    A. 甲醛   B. 乙醇

    C. 氯己定   D. 含碘消毒剂

    E. 环氧乙烷

55. 病人,男性,27岁,诊断为"肺结核"。护士对其床头柜进行消毒应用

    A. 日光暴晒 6h

    B. 臭氧灭菌灯照射 30min

    C. 用 84 消毒液擦拭 5min

    D. 用含有效氯 2 000 ~ 5 000mg/L 的消毒液浸泡 30min

    E. 用含有效氯 2 000 ~ 5 000mg/L 的消毒液喷洒 60min

56. 护士的下列处理中能达到灭菌效果的是

    A. 将水煮沸(达 100℃)后经 5 ~ 10min

    B. 床垫、毛毯、衣服、书籍暴晒 6h

    C. 用 2% 碘酊在皮肤上涂擦 20s 后用 70% 乙醇脱碘

    D. 用 0.2% 过氧乙酸溶液浸泡手

    E. 2% 戊二醛溶液浸泡金属器械及内镜 10h

57. 病人,男性,33岁,右下肢外伤后,未得到正确的处理而导致破伤风。为其伤口换药后污染敷料的处理方法是

    A. 过氧乙酸浸泡后清洗   B. 高压灭菌后再清洗

    C. 丢入污物桶再集中处理   D. 日光下暴晒再清洗

    E. 送焚烧炉焚烧

58. 病人,女性,23岁,诊断为"甲型肝炎"收住入院。护士护理病人穿过的隔离

衣被视为清洁部位的是

    A. 胸前   B. 领口

    C. 背部   D. 袖子

    E. 腰带以下

59. 病人，男性，50岁，患开放性肺结核。护士在为该病人进行护理操作前，关于戴口罩的注意事项**错误**的是

    A. 口罩需紧贴面部   B. 佩戴前必须清洁双手

    C. 口罩应完全覆盖口鼻及下巴   D. 口罩有颜色的一面应朝内

    E. 系紧固定口罩的带子

60. 病人，男性，35岁，患乙型肝炎，入住感染科。护士告诉病人属于半污染区的是

    A. 医生值班室   B. 病室及厕所

    C. 病区内走廊   D. 浴室

    E. 治疗室

A3/A4 型题

（61、62题共用题干）

护士小刘正准备注射用物时发现治疗盘内有碘渍。

61. 欲除去碘渍应选用的溶液是

    A. 过氧乙酸   B. 氯胺

    C. 乙醇   D. 甲醛

    E. 氯己定

62. 该消毒剂的消毒效力为

    A. 灭菌剂   B. 高效消毒剂

    C. 中效消毒剂   D. 低效消毒剂

    E. 清洁剂

（63、64题共用题干）

病人，男性，30岁。诊断为"肺结核"。

63. 护士为其病室空气消毒，正确的方法是

    A. 5%过氧乙酸熏蒸   B. 食醋熏蒸

    C. 臭氧灭菌灯消毒   D. 开窗通风

    E. 甲醛熏蒸

64. 使用的体温计应每天消毒，正确做法是

    A. 煮沸消毒   B. 2%碘酊擦拭

C. 70%乙醇浸泡　　　　　　　　D. 0.1%氯己定浸泡

E. 微波消毒

（65、66题共用题干）

病人，男性，50岁，右下肢外伤后未得到正确处理而导致破伤风感染。

65. 病人伤口换药后的敷料处理方法是

A. 高压蒸汽灭菌法　　　　　　　B. 煮沸消毒灭菌法

C. 燃烧灭菌法　　　　　　　　　D. 熏蒸法

E. 紫外线灯照射

66. 护士要为其准备病室，其病室环境要求以下**不正确**的是

A. 室温18~22℃　　　　　　　　B. 相对湿度50%~60%

C. 门、椅脚钉橡皮垫　　　　　　D. 保持病室光线充足

E. 护士做到"四轻"

（67~69题共用题干）

病人，男性，56岁，下肢骨折后痊愈出院。

67. 下列**不属于**病人出院前护理的是

A. 通知病人及家属出院时间　　　B. 进行健康教育

C. 征求病人意见　　　　　　　　D. 清洁、消毒床单位

E. 指导病人及家属办理出院手续

68. 病人出院后，下列**不属于**护士应完成的工作的是

A. 撤去污被服　　　　　　　　　B. 用消毒液擦拭床旁桌、床旁椅及床

C. 病室开窗通风　　　　　　　　D. 整理病历并交病案室保存

E. 暂不铺备用床，直至新病人到来

69. 病人出院后，床垫、床褥、枕芯、棉胎需放在日光下暴晒

A. 3h　　　　　　　　　　　　　B. 4h

C. 5h　　　　　　　　　　　　　D. 6h

E. 8h

（70~73题共用题干）

病人，男性，22岁，诊断为"大叶性肺炎"，住呼吸内科病房。护士对其病室进行紫外线空气消毒。

70. 紫外线杀菌最强的波长范围是

A. 210~230nm　　　　　　　　　B. 250~270nm

C. 310~338nm　　　　　　　　　D. 350~370nm

E. 410～450nm

71. 下列操作中**错误**的是
    A. 病室应先做清洁工作
    B. 消毒过程中用纱布遮盖病人双眼
    C. 灯管用无水乙醇纱布擦净
    D. 灯亮2min开始计时
    E. 使用超过1 000h的灯管应更换

72. 关于紫外线消毒的注意事项正确的是
    A. 紫外线穿透性差,故被消毒的物品应摊开或挂起,不可有任何遮蔽
    B. 照射前,病室应先做好清洁工作,保持室内温度20～30℃、湿度40%～50%
    C. 紫外线灯管要保持清洁透亮,每月擦拭,灯管使用期限不能超过2 000h
    D. 紫外线对皮肤和眼睛无刺激作用,可以在病房有病人的情况下打开使用
    E. 为检查紫外线杀菌效果需定期进行空气灭菌培养,紫外线强度低于50W时应更换灯管

73. 为了保持紫外线灯的清洁,灯管表面用无水乙醇棉球擦拭一次的时间是
    A. 每3天
    B. 每1周
    C. 每2周
    D. 每3周
    E. 每1个月

(74～76题共用题干)

病人,女性,52岁,宫颈癌根治术后2周。病人拟行化疗,选择经外周静脉穿刺中心静脉置管(PICC)。

74. 一次性PICC穿刺包的消毒灭菌宜选择
    A. 压力蒸汽灭菌法
    B. 微波消毒灭菌法
    C. 环氧乙烷气体密闭消毒灭菌法
    D. 紫外线照射消毒法
    E. 化学灭菌剂浸泡法

75. 进行穿刺部位皮肤消毒时应选择
    A. 2%过氧乙酸
    B. 1%氯己定
    C. 95%乙醇
    D. 5%碘伏
    E. 2%碘酊

76. 在穿刺过程中,护士怀疑手套被污染,正确的处理方法是
    A. 立即更换手套
    B. 加戴一只手套
    C. 用无菌纱布包裹被污染处
    D. 用75%乙醇涂擦被污染处
    E. 尽快完成穿刺操作

（77、78题共用题干）

病人，男性，36岁，诊断为"病毒性肝炎"，收住入院。

77. 消毒该病人的餐具、便器常用的方法是

    A. 煮沸消毒法　　　　　　　　　B. 日光暴晒

    C. 紫外线消毒　　　　　　　　　D. 含氯消毒剂浸泡

    E. 0.2%过氧乙酸熏蒸法

78. 护士为该病人测量生命体征后，消毒手的方法正确的是

    A. 用"七步洗手法"搓洗双手，持续时间15s

    B. 用"七步洗手法"搓洗双手后，用流动水冲洗干净

    C. 用流动水冲洗双手2min，冲洗时腕部应高于肘部

    D. 用刷子蘸肥皂液，按指甲、指缝、手掌、手背、腕关节、前臂顺序刷洗2min

    E. 用刷子蘸肥皂液，按前臂、腕关节、手背、手掌、指缝、指甲顺序刷洗2min

（79～81题共用题干）

某护生在临床带教老师的指导下，正在进行无菌技术操作，其任务为铺无菌盘及戴无菌手套。

79. 无菌包打开后，未用完的无菌物品，按原折痕包扎好，注明开包日期及时间，其有效期为

    A. 4h　　　　　　　　　　　　　B. 8h

    C. 12h　　　　　　　　　　　　 D. 24h

    E. 48h

80. 铺好的无菌盘有效期**不得超过**

    A. 4h　　　　　　　　　　　　　B. 8h

    C. 12h　　　　　　　　　　　　 D. 24h

    E. 48h

81. 戴无菌手套时，**错误**的一项是

    A. 洗手、剪指甲、戴口罩

    B. 核对手套号码、灭菌日期及包装

    C. 未戴手套的手持手套的反折部分取出手套

    D. 戴手套的手持手套的内面取出手套

    E. 戴好手套后，双手置于胸前

（二）判断题

（　　　）1. 只要在出院后发生的感染均不属于医院感染。

(   )2. 医院感染按病原体的来源分为内源性医院感染和外源性医院感染。

(   )3. 只要在住院期间发生的感染均属于医院感染。

(   )4. 已感染的病人和病原携带者是最重要的感染源。

(   )5. 压力蒸汽灭菌法是热力消毒灭菌法中效果最为可靠的一种方法。

(   )6. 置于无菌容器中的棉球、纱布一经打开，使用时间最长为 8h。

(   )7. 保护性隔离措施是为了预防高度易感病人来自其他病人、医务人员、探视者及病区环境中各种致病微生物的感染而采取的隔离措施。

(   )8. 一次性注射器消毒后可重复使用。

(   )9. 自身感染又称为外源性感染，其感染源来自病人自身。

(   )10. 人感染高致病性禽流感属于乙类传染病，按甲类传染病管理。

（三）名词解释

1. 医院感染　　　2. 外源性感染　　　3. 内源性感染　　　4. 无菌技术

5. 清洁　　　　　6. 消毒　　　　　　7. 灭菌　　　　　　8. 隔离

（四）简答题

1. 同一温度下，为什么湿热消毒灭菌效果较干热消毒灭菌效果好？

2. 简述无菌物品保管的原则。

3. 简述使用紫外线消毒时应注意的问题。

4. 列举化学消毒剂的使用原则。

5. 简述洗手的指征。

（五）综合分析题

病人，男性，42 岁，因急性甲型肝炎住院 6 周，抗 −HAV IgM（＋），现体温 36℃，脉搏 72 次 /min，呼吸 18 次 /min，黄疸消退，复查肝功能正常，医嘱：今日出院。请问：

（1）判断病人住院期间应给予的隔离方式，并列举 4 条护理措施。

（2）描述病人出院时护士应进行的终末消毒措施。

三、参考答案

（一）选择题

1. E　　2. D　　3. E　　4. D　　5. C　　6. D　　7. C　　8. A　　9. B

10. B　　11. D　　12. A　　13. D　　14. B　　15. B　　16. E　　17. E　　18. A

19. D　　20. B　　21. B　　22. A　　23. D　　24. C　　25. E　　26. D　　27. C

28. A　　29. B　　30. D　　31. B　　32. D　　33. D　　34. E　　35. C　　36. C

37. B	38. D	39. D	40. D	41. D	42. D	43. E	44. B	45. A
46. B	47. C	48. B	49. A	50. D	51. A	52. E	53. C	54. B
55. E	56. E	57. E	58. B	59. D	60. C	61. C	62. C	63. C
64. C	65. C	66. D	67. D	68. E	69. D	70. B	71. D	72. A
73. C	74. C	75. D	76. A	77. D	78. E	79. D	80. A	81. D

（二）判断题

1.（×）　　2.（√）　　3.（×）　　4.（√）　　5.（√）　　6.（×）　　7.（√）

8.（×）　　9.（×）　　10.（√）

（三）名词解释

1. 医院感染又称医院获得性感染，是指住院病人在医院内获得的感染，包括在住院期间发生的感染和在医院内获得而出院后发生的感染，但不包括入院前已开始或入院时已处于潜伏期的感染。广义地讲，医院感染所涉及的对象包括一切在医院内活动的人员，医院工作人员在医院内获得的感染也属于医院感染。

2. 外源性感染又称交叉感染，是指病原体来自病人体外，通过直接或间接的感染途径，传播给病人所引起的感染。病人与病人、病人与工作人员之间的直接感染，或通过水、空气、医疗器械等物品为媒介的间接感染。

3. 内源性感染又称自身感染，是由病人自身携带的病原体引起的感染。寄居在病人体内的正常菌群或条件致病菌，在机体免疫功能低下、正常菌群发生移位，以及抗生素不合理应用时，就可引起感染。

4. 无菌技术是指在医疗、护理操作过程中，防止一切微生物侵入人体和防止无菌物品、无菌区域被污染的技术。

5. 清洁是指清除物体表面的污垢、尘埃和有机物，以去除和减少微生物的方法。

6. 消毒是指清除或杀灭物体上除芽孢以外的所有病原微生物的方法。

7. 灭菌是指杀灭物体上一切微生物，包括致病微生物和非致病微生物，也包括细菌芽孢和真菌孢子的方法。

8. 隔离是将传染源传播者和高度易感人群安置在指定的地方，暂时避免与周围人群接触，以达到控制传染源、切断传播途径、保护易感人群的目的。

（四）简答题

1. 同一温度下，湿热消毒灭菌效果较干热消毒灭菌效果好，是因为湿热法以空气和水蒸气导热。

2.（1）标识清楚：无菌物品和非无菌物品应分开放置，并有明显标志；无菌包外需标明物品名称、灭菌日期。

（2）有序使用：无菌物品应存放于无菌包或无菌容器中，不可暴露于空气中，并按失效期先后顺序摆放取用。无菌物品必须在有效期内使用，可疑污染、污染或过期应重新灭菌。

（3）保持有效：如符合存放环境要求，无菌包的有效期一般为7d；使用纺织品材料包装的无菌物品有效期宜为14d；医用一次性纸袋包装的无菌物品，有效期宜为1个月；使用一次性医用皱纹纸、一次性纸塑袋、医用无纺布或硬质容器包装的无菌物品，有效期宜为6个月；由医疗器械生产厂家提供的一次性使用无菌物品遵循包装上注明的有效期。

（4）定期检查：定期检查无菌物品的保管情况。

3.（1）保持灯管清洁：灯管表面每两周用无水乙醇纱布或棉球擦拭一次，发现灯管表面有灰尘、油污时，应随时擦拭。

（2）消毒环境合适：紫外线消毒时房间内的适宜温度为20～40℃，相对湿度为40%～60%。

（3）有效身体防护：紫外线对人的眼睛和皮肤有刺激作用，照射过程中产生的臭氧对人体亦不利，故照射时人应离开房间，必要时戴防护镜、穿防护衣，照射完毕后应开窗通风。

（4）正确计算时间：定期检测紫外线灯的照射强度（一般每半年检查一次）或记录使用时间，若灯管照射强度低于 $70\mu W/cm^2$ 或使用时间累计超过 1 000h 需更换灯管。

（5）定期空气培养：监测灭菌效果（一般每月一次）。

4.（1）根据物品的性能和不同微生物的特性，选择合适的消毒剂。

（2）严格掌握消毒剂的有效浓度、消毒时间及使用方法。

（3）消毒剂应定期更换，易挥发的消毒剂要加盖，并定期检测以确保其有效浓度。

（4）待消毒的物品必须洗净、擦干，全部浸没在消毒液内；注意管腔内应注满消毒液，并打开器械的轴节和容器的盖。

（5）消毒液中不能放置纱布、棉花等物，因这类物品易吸附消毒剂而降低消毒效力。

（6）经浸泡消毒后的物品，在使用前应用无菌生理盐水冲净，以免消毒剂刺激人体组织。

（7）熟悉消毒剂的毒副作用，做好工作人员的防护。

5.（1）直接接触每个病人前后。

（2）从同一个病人身体的污染部位移动到清洁部位时。

（3）清洁、无菌操作前，包括进行侵入性操作前。

（4）暴露于病人体液风险后，包括接触病人黏膜、破损皮肤或伤口、血液、体液、分泌物、排泄物、伤口敷料等之后。

（5）接触病人周围环境后，包括接触病人周围的医疗相关器械、用具等物体表面后。

（6）穿脱隔离衣前后、脱手套之后。

五、综合分析题

（1）病人患有急性甲型肝炎，急性甲型肝炎属经消化道传播的疾病，应给予消化道隔离。具体措施为：

1）不同病种的病人最好分室而居，如条件不允许时也可住同一病室，但应做好床旁隔离，病人间禁止交换物品。病室应有防蝇设备，保持无鼠、无蝇、无蟑螂。

2）接触不同病种病人需要更换隔离衣及手套，消毒双手，接触污染物时需戴手套。

3）病人的食具、便器应专用并严格消毒处理。呕吐物、吃剩的食物及排泄物均应消毒处理后方可倒掉。

（2）病人出院前应洗澡、更换清洁衣服。个人用物须消毒后方可带出。病人用过的物品须分类进行消毒。布类用物包好并注明"隔离"后，再送洗衣房消毒、清洗；茶壶、脸盆、痰盂煮沸消毒，被褥、枕芯暴晒 6h 或晾在室外 24h；用通风或紫外线照射进行空气消毒；必要时以福尔马林熏蒸消毒，熏后通风，再以消毒液擦拭床及桌椅。

（张金丽）

第六章 | 入院和出院的护理

一、重点难点

【重点】

1. 病人入病区后的初步护理工作；出院前、出院时、出院后的护理工作；分级护理的适用对象及护理要点；运送病人技术。

2. 正确实施轮椅运送技术、平车及担架运送技术。

【难点】

1. 分级护理的内容。

2. 搬运病人的方法。

二、考点测试

（一）选择题

A1 型题

1. 下列**不属于**住院处工作的是

    A. 通知病区接收病人   B. 进行卫生处置

    C. 办理住院手续   D. 做入院须知介绍

    E. 护送病人入病区

2. 在分级护理中，一级护理的病人巡视的频率是

    A. 4 次 /d   B. 设 24h 专人护理

    C. 每 15～20min 巡视 1 次   D. 2 次 /d

    E. 每小时巡视一次

3. 用平车搬运腰椎骨折病人，采取措施**不妥**的是
   A. 先做好骨折部位的固定　　　　B. 宜用四人搬运法
   C. 让家属推车，护士在旁密切观察　D. 车上垫木板
   E. 下坡时头在后

4. 转运病人时，下列哪种做法**有误**
   A. 转运病情危重的病人，不能中断其必要的治疗
   B. 挪动病人上车的顺序是：上半身、臀部、下肢
   C. 搬运骨折病人时应在车上垫木板和做好骨折部位的固定
   D. 两人搬运时，一人托病人的头、颈、肩部，另一人托腰、臀、腘窝处
   E. 颈椎骨折的病人须采用四人搬运法

5. 病区值班护士接收一位危重病人入院时，为其准备的床单位是
   A. 在普通病房将备用床改为暂空床　B. 在急救室将备用床改为暂空床
   C. 在急救室准备备用床　　　　　　D. 在普通病房准备
   E. 在隔离室将备用床改为暂空床

6. 急性心肌梗死病人急需住院治疗，住院处护送人员首先应
   A. 办理入院手续，进行卫生处置
   B. 进行护理诊断
   C. 氧气吸入，立即用平车送病人入病区
   D. 介绍医院规章制度
   E. 留尿、大便标本进行检验

7. 住院处为病人办理入院手续的主要依据是
   A. 转院证明　　　　　　　　　B. 住院证
   C. 门诊病历　　　　　　　　　D. 会诊单
   E. 单位介绍信

8. 平车运送时单人运送搬运法，适合于
   A. 小儿及体重轻者　　　　　　B. 体重较重者
   C. 腿部骨折者　　　　　　　　D. 颅脑损伤者
   E. 老年病人

9. 用轮椅护送病人时，护士操作正确的是
   A. 翻起脚踏板，背向床头
   B. 轮椅后背与床尾平齐
   C. 嘱病人尽量向前坐

D. 如无车闸,护士可站在轮椅前固定轮椅

E. 使用后检查轮椅性能,下次备用

10. 一般病人入院后的初步护理**不应**包括

A. 准备床单位 B. 介绍入院须知

C. 准备急救药品 D. 测量生命体征

E. 通知医生

11. 帮助病人坐轮椅,下列**错误**的选项是

A. 检查轮椅性能是否完好 B. 将椅背与床尾平齐,翻起脚踏板

C. 拉起车闸固定车轮 D. 病人坐稳后放下脚踏板

E. 尽量使病人身体靠前坐

12. 病人住院病历排在首页的是

A. 临时医嘱单 B. 化验结果报告

C. 长期医嘱单 D. 入院记录

E. 体温单

A2 型题

13. 病人,经产妇,35 岁,妊娠 10 个月,急诊检查宫口已开 2cm,住院处护士首先应

A. 用平车送产妇进产房待产 B. 办理入院手续

C. 进行沐浴更衣 D. 让产妇步行入病区

E. 进行会阴清洗

14. 病人,男性,45 岁,诊断为甲型肝炎,治疗一段时间后病情好转,病人自动要求出院。护士所需做好的出院护理工作**不包括**

A. 给予饮食、休息、用药等方面的健康教育

B. 帮助病人购买药物

C. 在出院医嘱上注明"自动出院"

D. 填写病人出院护理评估单

E. 终末消毒病室及床单位

15. 病人,男性,53 岁。护士在巡视候诊大厅时发现该病人持续咳嗽,呼吸急促,面色潮红,经询问病人主诉发热 3d,没有陪护人员。护士首先应

A. 通知病人家属来院 B. 立即扶病人坐下

C. 向医务科汇报 D. 详细询问病人病史

E. 将病人带至发热门诊

16. 病人，女性，49岁，Ⅲ度烧伤面积大于68%，入院后的护理级别是

    A. 特级护理   B. 一级护理

    C. 二级护理   D. 三级护理

    E. 重症护理

17. 病人，男性，45岁，胫骨骨折。护士用轮椅推送其去做检查，运送过程中应**避免**

    A. 病人的头及背部应向后靠   B. 下坡时要减速

    C. 暂时中断输液   D. 嘱病人双脚置踏板上

    E. 上下床时，轮椅的椅背与床尾平齐

18. 病人，男性，45岁，疑似腰椎骨折，需用平车护送病人行X线摄片。移送病人上平车，适合的搬运方法是

    A. 一人搬运法   B. 二人搬运法

    C. 三人搬运法   D. 四人搬运法

    E. 五人搬运法

19. 病人，男性，65岁，胃癌，行胃大部分切除术，术中生命体征正常，术后回病房。护士应遵照医嘱给予该病人

    A. 特级护理   B. 一级护理

    C. 二级护理   D. 三级护理

    E. 四级护理

20. 病人，男性，30岁，清洁工人，擦玻璃时不慎从楼上跌下，造成严重颅脑损伤，需随时观察、抢救，入院后对此病人的护理应为

    A. 特级护理   B. 一级护理

    C. 二级护理   D. 三级护理

    E. 个案护理

21. 病人，女性，45岁，因"食欲不佳，胃部不适"来门诊就诊。候诊时病人突然感到腹痛难忍，头冒冷汗，四肢冰冷，呼吸急促，门诊护士应

    A. 请医生加速诊治前面的病人   B. 安排病人提前就诊

    C. 协助病人平卧候诊   D. 给予病人镇痛剂缓解疼痛

    E. 安抚病人，劝其耐心等候

22. 病人，女性，59岁，因心力衰竭入院。病人呼吸困难，住院处的护理人员首先应

    A. 通知医生，并立即做术前准备   B. 了解病人有何护理问题

    C. 立即护送病人入病区   D. 先卫生处置再入病区

    E. 介绍医院的规章制度

23. 病人，女性，23岁，因甲状腺功能亢进住院。护士为其准备床单位应

    A. 根据病情需要选择床位　　　　B. 将其安排在危重病房

    C. 将其安置在隔离病室　　　　　D. 按其要求安排床位

    E. 安排在靠近护士站的床位

24. 病人，女性，49岁，因糖尿病酮症酸中毒急诊入院。急诊室已给予输液、吸氧，现准备用平车将病人送至病房，护送途中护士应注意

    A. 暂停输液，吸氧继续　　　　　B. 暂停吸氧，输液继续

    C. 暂停输液、吸氧　　　　　　　D. 继续输液、吸氧，避免中断

    E. 暂停护送，酸中毒好转后再送入病房

25. 病人，男性，27岁，因交通事故急诊入院。入院时病人病情危重，呈昏迷状态，病室护士首先应

    A. 通知医生，积极配合抢救　　　B. 询问病史，评估发病过程

    C. 填写有关表格和各种卡片　　　D. 通知营养室，准备膳食

    E. 介绍同病室病友

26. 病人，女性，33岁，因车祸导致颈椎骨折，搬运病人的正确方法应为

    A. 一人搬运法　　　　　　　　　B. 二人搬运法

    C. 三人搬运法　　　　　　　　　D. 四人搬运法

    E. 挪动法

27. 病人，男性，51岁，因"急性胃穿孔"需急诊手术而入院，住院处护士应

    A. 立即送病人到手术室进行手术　B. 测量生命体征

    C. 建立静脉通路　　　　　　　　D. 办理入院手续

    E. 实施卫生处置

28. 病人，男性，75岁，诊断为"慢性肺源性心脏病"入院。经积极治疗后，病人康复出院。下列**不属于**出院时护士应做工作的是

    A. 注销一切医嘱　　　　　　　　B. 填写出院通知单

    C. 撤去床头（尾）卡　　　　　　D. 填写出院病人登记本

    E. 给予病人用药知识指导

29. 病人，男性，46岁，因发热待查住院，护士为其准备床位应

    A. 按其要求准备床位　　　　　　B. 根据病情准备

    C. 将其安排在危重病房　　　　　D. 将其安排在隔离病室

    E. 将其安排在办公室旁

30. 病人,男性,55岁,胃大部切除术后24h,护理等级为

    A. 三级护理   B. 二级护理

    C. 一级护理   D. 特级护理

    E. 重症护理

31. 病人刚出院,对床单位的处理**不妥**的是

    A. 立即铺好暂空床   B. 床垫、棉被置于日光下暴晒6h

    C. 痰杯、便盆浸泡于消毒液中   D. 床单位用消毒液擦拭

    E. 撤下被服送洗

A3/A4 型题

（32~34题共用题干）

病人,女性,47岁,患急性胃肠炎,经住院治疗病情好转出院。

32. 出院护理中,**错误**的一项是

    A. 健康教育   B. 护送出院

    C. 停止注射,口服药继续使用   D. 征求病人意见

    E. 办理出院手续

33. 使用轮椅护送病人出院,其方法**不正确**的是

    A. 护送病人到达目的地   B. 护士站在轮椅背后,固定轮椅

    C. 下坡时速度要快   D. 椅背与床尾平齐,面向床头

    E. 病人靠后坐稳,两手扶住扶手

34. 出院病人床位处理**错误**的一项是

    A. 床桌用消毒液擦拭

    B. 棉芯、被褥暴晒4h

    C. 准备备用床

    D. 非一次性脸盆、痰杯用消毒液浸泡消毒

    E. 撤去被服送洗

（35~37题共用题干）

病人,女性,65岁,因脑梗死造成左侧肢体偏瘫,长期卧床,近日因骶尾部压疮溃烂伴持续高热入院治疗。

35. 利用平车移动病人时,其头部卧于大轮端是因为

    A. 大轮摩擦力小   B. 大轮直径长,易滑动

    C. 大轮结实   D. 大轮平稳

    E. 大轮转弯灵活

36. 用平车搬运病人时,以下做法**不妥**的是
　　A. 下坡时,病人头部始终在高处　　B. 输液者不可中断,防止脱出
　　C. 移动病人时,应将平车抵住病床　　D. 腰椎骨折病人搬运时,车上垫木板
　　E. 进门时不可用车撞门

37. 两名护士将病人由平车移至床上时的正确方法是
　　A. 两人两腿并拢用力抬起病人逐渐移动
　　B. 两人手臂伸直,托住病人移动
　　C. 两人弯腰抱住病人后移动
　　D. 两人在同侧托抱起病人,尽量靠近自己的身体后移动
　　E. 两人在床边扶助并指导病人移动

(38、39题共用题干)

病人,女性,55岁,体重105kg,患支气管肺炎,进行胸部CT检查时需搬运至平车上。

38. 平车放置位置正确的为
　　A. 尾端与床尾成锐角　　　　　　B. 头端与床头成锐角
　　C. 头端与床尾成钝角　　　　　　D. 头端与床头成钝角
　　E. 平车紧靠床边

39. 应选用搬运的方法是
　　A. 一人搬运法　　　　　　　　　B. 二人搬运法
　　C. 三人搬运法　　　　　　　　　D. 四人搬运法
　　E. 挪动法

(40、41题共用题干)

病人,男性,45岁,胃癌,行胃大部切除术。术中生命体征正常,术后回病房。

40. 护士应为该病人准备
　　A. 麻醉床　　　　　　　　　　　B. 备用床
　　C. 加铺橡胶单的备用床　　　　　D. 暂空床
　　E. 加铺橡胶单的暂空床

41. 护士应遵照医嘱给予该病人
　　A. 特级护理　　　　　　　　　　B. 一级护理
　　C. 二级护理　　　　　　　　　　D. 三级护理
　　E. 四级护理

(42、43题共用题干)

病人,男性,46岁,因脑外伤急诊入院。病人烦躁不安、面色苍白、四肢厥冷,血

压 66/48mmHg,脉搏 114 次 /min。

42. 入院后首要的护理措施是
    A. 热情接待,介绍环境和制度
    B. 置于休克卧位、测量生命体征、建立静脉通路、通知医生
    C. 询问受伤经过
    D. 准备急救物品,等待值班医生
    E. 填写各种表格,完成入院护理评估

43. 用平车将病人运送至 CT 室检查时操作方法**不正确**的是
    A. 根据年龄采用二人搬运法　　　B. 护士在病人头侧推车
    C. 病人头部卧于平车大轮端　　　D. 保持静脉输液通畅
    E. 注意观察病情变化

(二)判断题

(　　)1. 协助病人坐轮椅,先将轮椅推至床边,椅背与床头平齐。

(　　)2. 用平车运送病人时,暂停输液,以防针头阻塞和脱落。

(　　)3. 使用轮椅的正确方法是推车时嘱病人上身稍向前倾,便于推行。

(　　)4. 四人搬运法适用于颈椎、腰椎损伤的病人。

(　　)5. 保持病区环境安静,推平车进门,先用平车轻轻推开门再推车。

(三)名词解释

1. 入院护理　　　2. 入院程序　　　3. 出院护理　　　4. 分级护理

(四)简答题

1. 简述病人入院的程序。

2. 简述巴塞尔(Barthel)指数评定量表的 10 个评估内容。

3. 简述使用轮椅运送病人时的注意事项。

(五)综合分析题

病人,男性,45 岁,因胃出血急诊入院。病人面色苍白,四肢厥冷,脉搏细速。
请问:

(1)如何为病人提供入院护理?

(2)病人需要做胃镜,应选择何种工具运送病人? 运送过程中应注意什么?

三、参考答案

(一)选择题

1. D　　2. E　　3. C　　4. D　　5. B　　6. C　　7. B　　8. A　　9. B

10. C 11. E 12. E 13. A 14. B 15. E 16. A 17. C 18. D
19. B 20. A 21. B 22. C 23. A 24. D 25. A 26. D 27. A
28. B 29. B 30. C 31. A 32. C 33. C 34. B 35. D 36. C
37. D 38. C 39. C 40. A 41. B 42. B 43. A

（二）判断题

1.（×）　2.（×）　3.（×）　4.（√）　5.（×）

（三）名词解释

1. 入院护理是指病人经门诊或急诊医生诊查后，因病情需要住院做进一步的观察、检查和治疗时，经诊查医生建议并签发住院证后，由护士为病人提供的一系列护理工作。

2. 入院程序是指门诊或急诊的病人根据医生签发的住院证，自到住院处办理住院手续至进入病区的过程。

3. 出院护理是指住院病人经住院治疗和护理，病情好转、稳定、痊愈需出院或需转院、转科，或不愿意接受医生的建议而自动离院时，护士为病人进行的一系列出院护理工作。

4. 分级护理是指病人在住院期间，医护人员根据病人病情的轻、重、缓、急及自理能力的评估结果，给予不同级别的护理。

（四）简答题

1. 病人入院的程序：①办理住院手续。②实施卫生处置。③护送病人入病区。

2. 巴塞尔（Barthel）指数评定量表的 10 个评估内容：①进食。②洗澡。③修饰。④穿衣。⑤控制大便。⑥控制小便。⑦如厕。⑧床椅转移。⑨平地行走。⑩上下楼梯。

3. 使用轮椅运送病人时的注意事项：

（1）使用轮椅前应检查各部件性能是否完好，确保病人安全。

（2）嘱病人在推行过程中身体不可前倾，尽量向后靠，不可自行站立或下轮椅，上下坡时，嘱病人抓好扶手，保证安全。

（3）推轮椅时应控制车速，保持平稳，使病人舒适；过门槛时，翘起前轮，避免震动过大。

（4）根据室外温度适当增加衣服、盖被，注意保暖，防止受凉。

（5）运送过程中注意观察病人病情变化，避免引起并发症或其他不适感。

（6）保证病人的持续性治疗不受影响。

（五）综合分析题

（1）为该病人提供的入院护理包括以下内容：

1）通知医生：接到住院处电话通知后，护士应立即通知有关医生做好抢救准备。

2）准备急救药物及设备：准备氧气、吸引器、输液物品、急救车及各种无菌包等，做好抢救准备。

3）安置病人：将病人安置在已经备好床单位的危重病室或抢救室，为病人戴好腕带标识。

4）询问病史：对于不能正确叙述病情和需求的病人，如意识不清、语言障碍、听力障碍的病人及婴幼儿等，需暂留陪送人员，以便询问病人病史。

5）配合抢救：密切观察病人病情变化，积极主动配合医生进行救治，做好护理记录。如医生还未到达，护士应凭借自身的专业知识对病人的病情做出初步判断，给予相应的紧急处理，如止血、吸氧、吸痰、建立静脉通道、心肺复苏等。

（2）病人需要做胃镜时，应采用平车运送。运送过程中应注意：

1）搬运病人时动作轻稳、准确、协调一致，保证病人安全和舒适。

2）搬运病人前妥善安置各种导管，避免扭曲、脱落、受压，保持通畅。

3）注意给病人保暖，避免受凉。

4）病人卧于平车中央以保证安全，头部位于大轮端以减少颠簸，上下坡时保持病人头部始终在高处，以免引起不适。

5）搬运骨折病人，平车上需垫木板，并固定好骨折部位；有输液管及引流管的病人，应保持通畅；脑损伤、颌面部外伤及昏迷病人，应将头偏向一侧。

6）护士运送时站在病人头侧，便于观察病情，尽量减少途中停留。

7）确保病人的持续性治疗不受影响。

8）推平车进出门时，应先打开门，不可用车撞门，以免震动病人及损坏设施。

（梁芳恋）

第七章 | 卧位与安全的护理

一、重点难点

【重点】

1. 卧位的性质；各种卧位的适用范围及安置方法。
2. 协助病人更换卧位的注意事项。
3. 保护具的适用范围和使用方法。

【难点】

1. 正确安置各种卧位及协助病人更换卧位的方法。
2. 常用保护具的使用方法。

二、考点测试

（一）选择题

A1 型题

1. 昏迷病人采用去枕仰卧位的目的是
   - A. 防止颅内压降低引起的头痛
   - B. 防止呕吐物流入气管引起窒息
   - C. 使病人保持舒适
   - D. 防止压疮
   - E. 腹肌放松，有利于检查
2. 心力衰竭的病人采取半坐卧位的主要目的是
   - A. 防止污染，预防膈下脓肿
   - B. 促进病人舒适
   - C. 减轻水肿，改善肺循环
   - D. 减少下肢静脉血回流，减轻心脏负担

E. 使冠状血管扩张,改善心肌营养

3. 椎管内麻醉或腰椎穿刺抽脑脊液后取去枕仰卧位的目的是
   A. 预防颅内压减低　　　　　　　B. 减轻脑缺氧
   C. 增加脑血液循环　　　　　　　D. 预防脑缺血
   E. 防止昏迷发生

4. 采取中凹卧位,**不能够**帮助休克病人改善的是
   A. 保持呼吸道通畅　　　　　　　B. 改善缺氧
   C. 有利于静脉回流　　　　　　　D. 增加心排出量
   E. 增加尿量

5. 两人协助病人翻身侧卧时,下列描述正确的是
   A. 适用于体重较轻的病人
   B. 适用于病情较重的病人
   C. 两位护士分别站在床的两侧
   D. 一人托住病人头及腰部,另一人托住病人臀及足部
   E. 两人同时抬起病人移向远侧

6. **不需要**使用保护具的病人是
   A. 躁动病人　　　　　　　　　　B. 昏迷病人
   C. 谵妄病人　　　　　　　　　　D. 高热病人
   E. 腹痛病人

A2 型题

7. 病人,女性,40 岁,颅脑术后第 3 天。更换卧位时**错误**的是
   A. 先换药,再翻身　　　　　　　B. 先将导管安置妥当再翻身
   C. 两人协助病人翻身　　　　　　D. 卧于患侧
   E. 注意节力原则

8. 病人,男性,36 岁,烧伤后采用暴露疗法,可选用的保护具是
   A. 床挡　　　　　　　　　　　　B. 宽绷带
   C. 支被架　　　　　　　　　　　D. 肩部约束带
   E. 膝部约束带

9. 孕妇,产前检查时需人为矫正胎位,护士指导其选用的是
   A. 头低脚高位　　　　　　　　　B. 截石位
   C. 侧卧位　　　　　　　　　　　D. 膝胸卧位
   E. 俯卧位

10. 病人，男性，34岁，无痛性血尿2周，疑为膀胱癌，做膀胱镜检查。应协助其采取的体位为

    A. 仰卧位　　　　　　　　　　　B. 侧卧位

    C. 半坐卧位　　　　　　　　　　D. 截石位

    E. 膝胸卧位

11. 病人，女性，69岁，患慢性肺源性心脏病近8年。近日咳嗽、咳痰加重，明显发绀。给予半坐卧位的主要目的是

    A. 使回心血量增加　　　　　　　B. 使肺部感染局限化

    C. 使膈肌下降，呼吸通畅　　　　D. 减轻咽部刺激及咳嗽

    E. 促进排痰，减轻发绀

12. 病人，女性，47岁，发热、咳嗽，左侧胸痛。病人多采取左侧卧位休息，自诉采取此卧位时胸部疼痛减轻，呼吸稍通畅。此时卧位性质属于

    A. 主动卧位　　　　　　　　　　B. 被动卧位

    C. 被迫卧位　　　　　　　　　　D. 习惯卧位

    E. 特异卧位

13. 病人，女性，65岁，以支气管扩张入院。病人出现慢性咳嗽，有大量脓痰，在进行体位引流时采取的体位是

    A. 头高足低位　　　　　　　　　B. 头低足高位

    C. 屈膝仰卧位　　　　　　　　　D. 侧卧位

    E. 俯卧位

14. 病人，男性，66岁，诊断为胃癌，行胃大部切除术后。护士嘱病人取半坐卧位的目的是

    A. 减轻局部出血　　　　　　　　B. 减轻肺部淤血

    C. 防止腹膜粘连　　　　　　　　D. 减轻伤口缝合处张力

    E. 使静脉回流血量减少

15. 病人，男性，38岁，大量饮酒后急性胃出血。医生在胃镜直视下做止血处理，插管时护士应置病人

    A. 头高足低位　　　　　　　　　B. 半坐卧位

    C. 左侧卧位　　　　　　　　　　D. 去枕仰卧位

    E. 膝胸位

16. 病人，女性，35岁，产后24h未排尿。护士为病人解除尿潴留，采取导尿术，为其安置的体位是

A. 膝胸位   B. 去枕仰卧位

C. 屈膝仰卧位   D. 半坐卧位

E. 左侧卧位

17. 病人,女性,40岁,患肝硬化食管静脉曲张。某日突然出现胸闷、呼吸急促、出冷汗,检查发现脉搏细速,血压70/50mmHg。护士应立即为病人安置

A. 屈膝仰卧位   B. 头低脚高位

C. 侧卧位   D. 中凹卧位

E. 半坐卧位

18. 病人,女性,25岁,车祸导致面部开放性伤口,经清创缝合后入院观察。病人应采取的体位是

A. 去枕平卧   B. 侧卧位

C. 膝胸卧位   D. 俯卧位

E. 半坐卧位

19. 病人,男性,左侧股骨头坏死,医嘱:次日上午在全麻下行人工股骨头置换术。请问护士应给该病人术后准备的卧位是

A. 平卧位   B. 去枕仰卧位

C. 半坐卧位   D. 侧卧位

E. 头低脚高卧位

20. 病人,女性,60岁,因脑血管意外导致左侧肢体瘫痪。护士协助其更换卧位后,在身体空隙处垫软枕的作用是

A. 减少皮肤受摩擦刺激   B. 防止排泄物对局部的直接刺激

C. 促进病人舒适   D. 减轻局部组织的压力

E. 降低空隙处的压强

21. 病人,女性,35岁,左侧腓骨骨折。石膏固定1h后护士发现局部皮肤颜色发紫,此时应

A. 报告医生   B. 继续严密观察

C. 拆松石膏   D. 局部按摩

E. 红外线照射局部

22. 病人,男性,38岁,精神分裂症,有严重的自伤倾向,拟给予保护具,正确的方法是

A. 不需要向家属解释使用保护具的必要性

B. 使用床挡,防止坠床

C. 使用约束带时,4h 松解一次

D. 使用膝部约束带,防止坐起,保护病人的安全

E. 记录保护具使用时间

23. 病人,女性,62 岁,下肢瘫痪,长期卧床并用盖被保暖。为保护双足功能,应选用的保护具是

A. 床挡
B. 肩部约束带

C. 膝部约束带
D. 支被架

E. 宽绷带

24. 病人,女性,42 岁,急性呼吸道感染,处于高热昏迷期,护士采取的措施**不当**的是

A. 使用床挡

B. 做好皮肤的清洁护理

C. 定时漱口预防并发症

D. 定时翻身,检查受压部位的皮肤情况

E. 躁动时使用约束具

25. 病人,男性,28 岁,诊断为破伤风。病人意识模糊,牙关紧闭,四肢抽搐,角弓反张,**不正确**的护理措施是

A. 使用床挡
B. 使用牙垫

C. 枕头横立床头
D. 保持室内光线充足,安静

E. 约束四肢

26. 病人,男性,26 岁,在作业中不慎从高空坠落,头痛,呕吐,急诊入院,诊断脑挫裂伤。为预防脑水肿,降低颅内压,应采取的体位是

A. 仰卧位
B. 头高脚低位

C. 半坐卧位
D. 端坐位

E. 俯卧位

27. 病人,30 岁,怀孕 10 个月。因晚上 12 点阴道流出水样物约 300ml,无子宫规律收缩征象而急诊入院,诊断为胎膜早破,入院后应采取的卧位是

A. 头高足低位
B. 去枕平卧位

C. 头低足高位
D. 仰卧屈膝位

E. 膝胸卧位

28. 病人,男性,33 岁,主动脉瓣狭窄。早上查房时发现病人引流液突然增多,每小时 >150ml,色鲜红,病人血压急速下降,紧急处理措施**不包括**

A. 床头抬高 60°，取半坐卧位
B. 建立另一条静脉通路
C. 立即报告医师
D. 准备升压药等急救药
E. 严密观察并准确记录

A3/A4 型题

（29～32题共用题干）

病人，男性，32岁，在硬膜外麻醉下行阑尾切除术，术中顺利，术后被送回病房。

29. 护士应立即为病人安置的卧位是
    A. 半坐卧位
    B. 端坐位
    C. 中凹卧位
    D. 侧卧位
    E. 去枕仰卧位

30. 术后采取此卧位的目的是
    A. 预防脑缺氧
    B. 预防颅内压增高
    C. 预防脑出血
    D. 预防昏迷
    E. 预防低颅压性头痛

31. 术后6h病人生命体征稳定，护士应协助其采取的卧位是
    A. 半坐卧位
    B. 端坐位
    C. 头高足低位
    D. 中凹卧位
    E. 俯卧位

32. 病人生命体征稳定后采取此卧位的目的是
    A. 防止引起头痛
    B. 减少局部出血
    C. 减轻缝合处张力，缓解疼痛
    D. 改善呼吸困难
    E. 防止颅内压增高

（33～35题共用题干）

病人，男性，62岁，以呼吸困难、口唇发绀、烦躁不安急诊入院，诊断为风湿性心脏病合并心力衰竭。

33. 为缓解症状，护士应协助病人采取
    A. 右侧卧位
    B. 左侧卧位
    C. 半坐卧位
    D. 平卧位
    E. 中凹卧位

34. 该卧位需要
    A. 抬高床头 15～30cm

B. 抬高床头 15°～30°

C. 抬高床头 30°～50°, 再摇起膝下支架

D. 抬高床头 20°～30°, 再摇起膝下支架 10°～20°

E. 抬高床头 60°～70°

35. 病人烦躁不安, 为防其受伤, 应采取的保护措施是

    A. 使用绷带   B. 使用肩部约束带防止碰伤

    C. 使用膝部约束带防止坠床   D. 使用双套结固定肢体防止自伤

    E. 使用双侧床挡防止坠床

(36~38题共用题干)

病人, 女性, 50岁, 因"有机磷农药中毒"入院, 意识不清, 躁动。

36. 为限制病人手腕和踝部的活动, 用宽绷带约束病人, 宽绷带应打成

    A. 外科结   B. 死结

    C. 双套结   D. 滑结

    E. 单套结

37. 使用约束带时, 应注意保持病人肢体处于

    A. 病人舒适的位置   B. 病人喜欢的位置

    C. 接受治疗的强迫位置   D. 容易变化的位置

    E. 功能位置

38. 在使用宽绷带约束时, 应注意观察

    A. 病人神志是否清楚   B. 病人体位是否舒适

    C. 衬垫是否合适   D. 病人被约束部位皮肤的颜色

    E. 约束带是否牢靠

(二)判断题

(　　)1. 昏迷病人不需要置去枕仰卧位。

(　　)2. 肠胀气导致腹痛的病人可采用俯卧位。

(　　)3. 两人协助病人翻身侧卧时, 一人托住病人头及腰部, 另一人托住病人臀及足部。

(　　)4. 不需要使用保护具的病人是躁动病人。

(　　)5. 给病人使用肩部约束带后应重点观察局部皮肤颜色与温度。

(三)名词解释

1. 卧位   2. 主动卧位   3. 被动卧位

4. 被迫卧位   5. 保护具

（四）简答题

1. 休克病人应采取何种卧位？如何安置？

2. 半坐卧位适用于哪些病人？

3. 腹腔、盆腔术后或有炎症的病人应采取何种卧位？为什么？

4. 简述使用保护具的注意事项。

（五）综合分析题

1. 叙述协助病人翻身时的注意事项。

2. 病人，男性，68岁，支气管哮喘急性发作，呼吸极度困难，不能平卧，病人焦虑不安。请问：

（1）护士应为病人安置何种卧位？

（2）阐述采用此卧位的原因和方法。

3. 病人，男性，28岁，过量饮酒导致酒精中毒。病人神志不清，躁动不安，静脉输液时用宽绷带限制其手腕活动。请问：

（1）使用宽绷带约束时应重点观察什么？

（2）给病人采取约束措施时的注意事项有哪些？

三、参考答案

（一）选择题

1. B   2. D   3. A   4. E   5. B   6. E   7. D   8. C   9. D

10. D   11. C   12. C   13. B   14. D   15. C   16. C   17. D   18. E

19. B   20. D   21. A   22. E   23. D   24. C   25. D   26. B   27. C

28. A   29. E   30. E   31. A   32. C   33. C   34. C   35. E   36. C

37. E   38. D

（二）判断题

1.（×）   2.（√）   3.（×）   4.（×）   5.（√）

（三）名词解释

1. 卧位是指病人休息和适应医疗护理需要所采取的卧床姿势。

2. 主动卧位是指病人身体活动自如，能根据自己的意愿随意改变体位。

3. 被动卧位是指病人自身无变换卧位的能力，只能处于被安置的卧位。

4. 被迫卧位是指病人意识清晰，也有变换卧位的能力，由于疾病或治疗的原因，被迫采取的卧位。

5. 保护具是指用来限制病人身体或机体某部位的活动或为保护受压部位而采

取的必要措施,以达到维护病人安全与治疗效果的器具。

(四)简答题

1. 休克病人应采取中凹卧位。病人仰卧,抬高头胸部 10° ~ 20° ,抬高下肢 20° ~ 30° 。

2. 半坐卧位适用于:

(1)某些面部及颈部手术后的病人。

(2)心肺疾病引起呼吸困难的病人。

(3)腹腔、盆腔手术后或有炎症的病人。

(4)疾病恢复期体质虚弱的病人。

3. 腹腔、盆腔术后或有炎症的病人应采取半坐卧位。

半坐卧位可使腹腔渗出液流入盆腔,以减少炎症扩散和毒素吸收,减轻中毒反应,便于引流。因为盆腔腹膜抗感染性较强,而吸收性较弱。同时采取半坐卧位可防止感染向上蔓延引起膈下脓肿。此外,腹部手术后病人采取半坐卧位可松弛腹肌,减轻腹部切口缝合处的张力,缓解疼痛,增进舒适感,有利于切口愈合。

4. 使用保护具的注意事项:

(1)严格掌握保护具应用的适应证,维护病人的自尊。使用保护具前要向病人及家属做好解释工作。

(2)保护具只能短期使用,约束带要定时松解,每 2h 放松一次,并协助病人翻身,保证病人安全、舒适。

(3)使用保护具时病人肢体及关节处于功能位,约束带下应垫衬垫,固定时松紧适宜。每 15min 观察 1 次约束肢体的末稍循环情况,注意约束部位的皮肤颜色、温度、活动及感觉,若发现肢体苍白、麻木、冰冷时,应立即放松约束带。必要时进行局部按摩,促进血液循环。

(4)记录使用保护具的原因、时间、部位、每次观察结果、相应的护理措施及解除约束的时间。

(五)综合分析题

1. 协助病人翻身时的注意事项:

(1)护士应注意节力原则。如翻身时,尽量让病人靠近护士,动作轻稳、协调一致。

(2)移动病人时应将病人身体稍抬起,再行翻身。不可拖拉,以免擦伤皮肤。

(3)翻身时注意为病人保暖并防止坠床。

(4)根据病情及皮肤受压部位情况,确定翻身间隔时间,如发现病人皮肤红肿或破溃,应及时变换卧位并且增加翻身次数,同时做好记录。

(5)为各种特殊情况的病人翻身时应注意:①病人身上置有多种导管及输液装置时,翻身前应先将导管安置妥当,翻身后,检查并保持各导管通畅。②为手术后病人翻身时,翻身前先检查敷料是否脱落或潮湿,必要时先换药再翻身。③颅脑手术后的病人,一般只能采取健侧卧位或平卧位;翻身时动作不能过于剧烈,以免引起脑疝,压迫脑干,导致病人突然死亡。④颈椎骨折、颅骨牵引等病人采用轴线翻身法,翻身时不可放松牵引。⑤石膏固定或伤口较大的病人,翻身后应将患处放于适当位置,防止患处受压。

2.(1)护士应为病人安置端坐位。

(2)采取此卧位的原因:端坐位可使膈肌位置下降,胸腔容量扩大,减轻腹腔内脏器对心肺的压力,肺活量增加,有利于气体交换,使呼吸困难的症状得到改善。

端坐位的安置方法:扶病人坐起,并用床头支架或靠背架将床头抬高 70°～80°,病人身体稍向前倾,床上放一跨床桌,桌上放一软枕,病人可伏桌休息,病人背部放置一软枕。同时,膝下支架抬高 15°～20°以防身体下滑。必要时加床挡,保证病人安全。

3.(1)使用宽绷带约束时应重点观察约束部位的皮肤颜色、温度、活动及感觉。

(2)给病人采取约束措施时的注意事项:

1)严格掌握保护具应用的适应证,能不用就不用,维护病人的自尊。使用保护具前要向病人及家属做好解释工作。

2)保护具只能短期使用,约束带要定时松解,每 2h 放松一次,并协助病人翻身,保证病人安全、舒适。

3)使用保护具时病人肢体及关节处于功能位,约束带下应垫衬垫,固定时松紧适宜(能伸入 1～2 个手指为宜)。

4)注意观察(15～30min 观察一次)约束部位的皮肤颜色、温度、活动及感觉,若发现肢体苍白、麻木、冰冷时,应立即放松约束带。必要时进行局部按摩,促进血液循环。

5)记录使用保护具的原因、时间、部位、每次观察结果、相应的护理措施及解除约束的时间。

(杨建英)

第八章 | 生命体征的评估及护理

一、重点难点

【重点】

1. 能正确描述并解释稽留热、弛张热、间歇热、间歇脉、脉搏短绌、潮式呼吸、间断呼吸、呼吸困难、高血压、低血压的概念。

2. 掌握体温、脉搏、呼吸、血压的正常值、测量方法及注意事项。

3. 掌握高热病人、呼吸困难病人和血压异常病人的护理。

【难点】

1. 脉搏短绌、血压的正确测量和记录。

2. 影响血压测量的干扰因素。

二、考点测试

（一）选择题

A1 型题

1. 在安静状态下，机体主要的散热方式是

    A. 辐射   B. 传导

    C. 对流   D. 蒸发

    E. 折射

2. 关于体温的叙述下列正确的是

    A. 体温低于 36℃称体温过低

    B. 当腋下温度超过 37℃或口腔温度超过 37.3℃，一昼夜体温波动在 1℃以上称发热

C. 慢性消耗性疾病病人常有体温升高

D. 甲状腺功能亢进病人常有体温过低

E. 无菌性炎症一般无发热

3. 生理情况下可使体温略有降低的是

    A. 进食时   B. 女性排卵期

    C. 焦虑时   D. 运动时

    E. 妊娠早期

4. 下列关于高热病人的护理措施，**错误**的是

    A. 每天测量体温两次

    B. 冰袋冷敷头部

    C. 给予高热量、高蛋白、高维生素、易消化的流质或半流质饮食

    D. 鼓励病人多饮水，每天摄入量以 3 000ml 为宜

    E. 在晨起、餐后、睡前协助病人漱口

5. 体温在 39℃以上，24h 内温差超过 1℃，但最低体温仍高于正常水平的热型，称为

    A. 弛张热   B. 稽留热

    C. 间歇热   D. 不规则热

    E. 波状热

6. 高热病人退热期可能发生虚脱的表现是

    A. 皮肤苍白、寒战、出汗   B. 头晕、恶心、无汗

    C. 脉搏、呼吸渐慢、无汗   D. 脉速、四肢厥冷、出汗

    E. 脉速、面色潮红、无汗

7. 关于体温计检查方法下列**错误**的是

    A. 全部体温计的水银柱甩至 35℃以下

    B. 同时放入已测好的 40℃温水中

    C. 3min 后取出检查

    D. 误差在 0.5℃以上的体温计不能再使用

    E. 有裂隙的体温计不能再使用

8. 体温上升期病人的表现为

    A. 畏寒、面色潮红、无汗   B. 畏寒、皮肤苍白、无汗

    C. 畏寒、皮肤苍白、出汗   D. 畏寒、面色潮红、出汗

    E. 畏寒、口唇干燥、无汗

9. **不宜**测腋温的病人是

    A. 呼吸困难病人   B. 小儿

    C. 极度瘦弱的病人   D. 昏迷病人

    E. 口鼻手术后病人

10. 测量直肠温度时,将润滑的肛表插入肛门深度为

    A. 1~2cm   B. 3~4cm

    C. 5~6cm   D. 7~8cm

    E. 9~10cm

11. 会引起体温过低的病人是

    A. 肿瘤病人   B. 甲亢病人

    C. 晕厥病人   D. 极度衰竭病人

    E. 感冒病人

12. 正常人过度疲劳,可表现为

    A. 间歇脉   B. 三联律

    C. 二联律   D. 速脉

    E. 绌脉

13. 测量脉搏方法**错误**的是

    A. 诊脉前病人情绪稳定

    B. 病人手臂伸展,放于舒适的位置

    C. 计时时间是15s,所得的数值乘以4

    D. 脉搏短绌时,由两名护士同时测量心率和脉率

    E. 将示指、中指和无名指的指端按在桡动脉搏动处

14. 脉搏每隔两个正常搏动后出现一次过早搏动,此病人目前可能出现

    A. 心室早搏   B. 脉搏短绌

    C. 间歇脉   D. 三联律

    E. 二联律

15. 当怀疑病人有呼吸、心搏骤停时,为迅速明确病人情况,首先应

    A. 测血压   B. 听心音

    C. 触诊颈动脉、股动脉搏动   D. 数呼吸

    E. 做心电图

16. 速脉常见于

    A. 休克病人   B. 服用地高辛的病人

C. 颅内压增高的病人 D. 房室传导阻滞病人

E. 甲状腺功能减退病人

17. 正常成人安静状态下,脉搏次数一般为

A. 40~60次/min B. 60~80次/min

C. 80~100次/min D. 60~100次/min

E. 80~120次/min

18. 脉搏短绌多见于

A. 心动过缓 B. 心动过速

C. 窦性心律不齐 D. 甲状腺功能亢进

E. 心房纤颤

19. 测量正常脉搏一般的时间为

A. 15s B. 20s

C. 30s D. 45s

E. 60s

20. 大出血病人代偿性脉率增快是由于

A. 心输出量降低 B. 心肌收缩力增强

C. 心肌收缩力减弱 D. 机体代谢率增高

E. 机体代谢率降低

21. 发热时脉率增快是由于

A. 心输出量降低 B. 心肌收缩力增强

C. 心肌收缩力减弱 D. 机体代谢率增高

E. 机体代谢率降低

22. 失血性休克病人的异常脉搏是

A. 间歇脉 B. 绌脉

C. 奇脉 D. 洪脉

E. 丝脉

23. 正常成人呼吸的频率为

A. 12~14次/min B. 14~18次/min

C. 16~20次/min D. 20~22次/min

E. 20~24次/min

24. 关于呼吸的观察,下列的描述**不妥**的是

A. 老人呼吸较慢,不受意识控制

B. 情绪激动时呼吸较快

C. 正常成人安静状态下呼吸与脉搏的比例为1:4

D. 呼吸节律规则,均匀无声

E. 同龄女性呼吸比男性稍快

25. 呼气性呼吸困难多见于

A. 肺炎　　　　　　　　　　B. 气胸

C. 肺气肿　　　　　　　　　D. 肺结核

E. 喉头水肿

26. 吸气性呼吸困难多见于

A. 肺炎　　　　　　　　　　B. 气胸

C. 肺水肿　　　　　　　　　D. 肺结核

E. 喉头水肿

27. **不属于**节律异常的呼吸是

A. 潮式呼吸　　　　　　　　B. 库斯莫尔呼吸

C. 间断呼吸　　　　　　　　D. 比奥呼吸

E. 陈－施呼吸

28. 病人有规律地呼吸几次后,突然停止,间隔一段时间后又开始呼吸,如此反复交替称

A. 潮式呼吸　　　　　　　　B. 比奥呼吸

C. 库斯莫尔呼吸　　　　　　D. 蝉鸣样呼吸

E. 鼾声呼吸

29. 测量呼吸时,护士的手仍保持于诊脉部位是为了

A. 看表计时　　　　　　　　B. 安抚病人

C. 将脉率与呼吸频率对照　　D. 转移病人的注意力

E. 测脉搏估计呼吸频率

30. 关于血压的生理性变化描述**错误**的是

A. 紧张、恐惧可导致血压升高　　B. 右上肢血压低于左上肢

C. 血压随年龄的增长而增高　　　D. 寒冷环境中血压可略升高

E. 血压呈明显的昼夜波动

31. 测量血压时应将袖带橡胶管向下正对肘窝平整地缠于上臂中部,袖带下缘距肘窝

A. 1～2cm　　　　　　　　B. 2～3cm

C. 3～4cm   D. 4～5cm

E. 5～6cm

32. 测血压时,应注意

A. 缠绕袖带时松紧以能放入两指为宜

B. 剧烈运动后嘱病人先休息15～30min

C. 对于血压异常的病人应连测3次,取平均值

D. 测量时血压计"0"点与心脏、肱动脉在同一水平

E. 听诊器胸件应塞于袖带内便于固定

33. 脉压增大常见于

A. 心肌炎   B. 心包积液

C. 缩窄性心包炎   D. 肺源性心脏病

E. 主动脉瓣关闭不全

34. 测得血压值偏高的是

A. 袖带过宽时   B. 袖带过紧时

C. 水银不足时   D. 护士仰视水银柱时

E. 放气太快

35. 给病人测量血压时袖带过松

A. 血压测量值偏低   B. 收缩压偏低

C. 舒张压偏低   D. 脉压过小

E. 血压测量值偏高

A2 型题

36. 病人,男性,40岁,持续高热,护士对病人的护理措施中**不妥**的是

A. 密切观察病情变化   B. 测体温,每天2次

C. 温水拭浴或乙醇拭浴   D. 口腔护理

E. 鼓励病人多饮水

37. 病人,男性,35岁,早上八点体温骤升至39.5℃,持续6h后降至36.7℃,2d后体温又升至39.1℃,并反复发作,此热型可能为

A. 稽留热   B. 弛张热

C. 间歇热   D. 不规则热

E. 回归热

38. 病人,男性,80岁,测口温时不慎将体温计咬碎,护士应立即采取的措施为

A. 催吐   B. 口服蛋清液

C. 服缓泻剂   D. 洗胃

E. 清除口腔内玻璃碎屑

39. 病人,男性,30岁,因中暑体温上升至40.5℃左右,面色潮红,皮肤灼热,无汗,呼吸、脉搏增快。护士为其进行物理降温,再次测量体温的时间间隔是

A. 15min 后   B. 20min 后

C. 30min 后   D. 45min 后

E. 60min 后

40. 病人,女性,35岁,近两日腹泻严重。护士测量体温时得知其口腔内有两处溃疡,此时适宜测量体温的部位是

A. 口腔温度   B. 肛门温度

C. 腋窝温度   D. 手心温度

E. 耳后温度

41. 病人,女性,45岁,因甲状腺功能亢进入院。护士为其测量脉搏时,发现脉搏骤起骤落,急促有力,如潮水涨落样,该病人的脉搏可能为

A. 洪脉   B. 速脉

C. 绌脉   D. 水冲脉

E. 缓脉

42. 测血压时,当从听诊器中听到第一声搏动时,血压计袖带内压力

A. 等于心脏舒张压   B. 小于心脏舒张压

C. 等于心脏收缩压   D. 小于心脏收缩压

E. 大于心脏收缩压

43. 测血压时,体位对血压的影响以下正确的是

A. 卧位高于坐位   B. 卧位高于立位

C. 坐位高于卧位   D. 坐位高于立位

E. 不受体位影响

44. 下列哪项因素**除外**,可使血压值升高

A. 睡眠不佳   B. 高温环境

C. 情绪激动   D. 疼痛

E. 排泄

45. 病人,女性,53岁,诊断为心包积液,该病人可出现

A. 水冲脉   B. 绌脉

C. 奇脉   D. 交替脉

E. 细脉

46. 病人，男性，37 岁，诊断为甲状腺功能亢进，该病人测到的脉搏为

    A. 间歇脉   B. 二联律

    C. 三联律   D. 细脉

    E. 洪脉

47. 患儿，女性，3 岁，玩耍时不慎将一粒花生米误入气管，出现"三凹征"，其呼吸困难的类型是

    A. 呼气性呼吸困难   B. 真性呼吸困难

    C. 混合性呼吸困难   D. 吸气性呼吸困难

    E. 浅表性呼吸困难

48. 病人，男性，46 岁，开车回家遭遇意外，导致复合创伤后 1h 入院。病人呼吸由浅慢逐渐加深加快，又由深快逐渐变为浅慢，继之暂停 20s 后，又开始重复以上过程，该病人的呼吸是

    A. 潮式呼吸   B. 比奥呼吸

    C. 呼吸困难   D. 间断呼吸

    E. 鼾声呼吸

49. 病人，男性，65 岁，病情危重，呼吸微弱不规则，不易观察。护士应采取的测量方法是

    A. 手按病人胸腹部，以计数胸腹壁起伏次数

    B. 取脉率的 1/4 为呼吸值

    C. 手置病人鼻孔前，以气流通过的感觉计数

    D. 仔细听呼吸音并计数

    E. 用少许棉花置病人鼻孔前观察棉花被吹动的次数计算呼吸频率

50. 病人，男性，26 岁，因腹泻多日、失液过多未能及时补充，入院时诊断为代谢性酸中毒，病人呼吸的表现为

    A. 深而规则的大呼吸   B. 叹息样呼吸

    C. 呼吸费力   D. 蝉鸣样呼吸

    E. 间断呼吸

51. 病人，男性，68 岁，有高血压病史 15 年，近期由于劳累血压波动较大，为该病人测血压应

    A. 定血压计、定部位、定时间、定护士

    B. 定血压计、定部位、定时间、定听诊器

C. 定部位、定时间、定体位、定听诊器

D. 定护士、定部位、定时间、定体位

E. 定血压计、定部位、定时间、定体位

52. 病人，女性，63 岁，脑出血，意识不清，左侧肢体偏瘫。测量血压、体温时下述正确的是

A. 测口温，测左上肢血压 B. 测口温，测右上肢血压

C. 测腋温，测左上肢血压 D. 测腋温，测右上肢血压

E. 测肛温，测左上肢血压

53. 病人，男性，58 岁，护士为其测量上肢血压，嘱病人坐位时手臂应

A. 平第 4 肋软骨，与心脏在同一水平线上

B. 平第 4 肋间隙，与心脏在同一水平线上

C. 平第 3 肋软骨，与心脏在同一水平线上

D. 平第 3 肋间隙，与心脏在同一水平线上

E. 平腋中线，与心脏在同一水平线上

54. 病人，女性，76 岁，因脑出血入院治疗，意识模糊。护士测量血压时血压计"0"点应与心脏、肱动脉在同一水平线上。此时肱动脉的位置

A. 平腋前线   B. 平腋后线

C. 平第 4 肋软骨   D. 平第 3 肋软骨

E. 平腋中线

A3/A4 型题

（55～57 题共用题干）

病人，女性，57 岁，持续高热 3d。每隔 4h 测一次体温，体温都在 39.3℃以上，最高达 40℃，经检查诊断为"肺炎球菌性肺炎"。

55. 该病人的护理措施正确的是

A. 每天测体温 4 次   B. 体温超过 39.3℃，可用乙醇拭浴

C. 药物降温 1h 后应复测体温 D. 鼓励病人多饮水、多活动

E. 如病人有寒战，应注意保暖

56. 该病人的热型属于

A. 稽留热   B. 弛张热

C. 间歇热   D. 不规则热

E. 波状热

57. 肺炎球菌性肺炎发热过程及退热过程为
     A. 渐升和渐退   B. 骤升和骤退
     C. 骤升和渐退   D. 渐升和骤退
     E. 无规律

（58~60 题共用题干）

病人，男性，18岁，诊断为流行性感冒，测口温为39.5℃。病人颜面潮红，皮肤灼热，口唇干燥，呼吸、脉搏加快，护士给予冰袋冷敷后测体温为39.1℃。

58. 该病人发热程度为
     A. 超低热   B. 低热
     C. 中等热   D. 高热
     E. 超高热

59. 为病人冷敷后多长时间后测量体温
     A. 10min   B. 15min
     C. 20min   D. 30min
     E. 1h

60. 冷敷后测得的体温如何记录
     A. 用红圈○表示，与降温前温度用红虚线相连
     B. 用红圈○表示，与降温前温度用红实线相连
     C. 用蓝圈○表示，与降温前温度用红虚线相连
     D. 用蓝圈○表示，与降温前温度用红实线相连
     E. 用红点●表示，与降温前温度用红虚线相连

（61~64 题共用题干）

病人，男性，46岁，因"风湿性心脏病、房颤"入院，主诉心悸、头晕、胸闷、四肢乏力。护士为其把脉时发现脉搏细速、不规则，同一单位时间内心率大于脉率，听诊心率快慢不一，心律完全不规则，心音强弱不等。

61. 此脉搏称为
     A. 绌脉   B. 间歇脉
     C. 缓脉   D. 洪脉
     E. 丝脉

62. 此脉搏属于
     A. 频率异常   B. 次数异常
     C. 节律异常   D. 强弱异常

E. 动脉壁异常

63. 正确测量脉搏的方法是

A. 先测心率，再测脉率

B. 护士测脉率，医生测心率

C. 一人听心率，另一人测脉率，同时测 30s

D. 一人听心率，另一人测脉率，同时测 1min

E. 一人测脉率，另一人计时

64. 出现该脉搏异常时其测量的时间及正确的记录方式是

A. 心率 / 脉率 /min　　　　　　　B. 脉率 / 心率 /s

C. 心率 / 脉率 /30s　　　　　　　D. 脉率 / 心率 /min

E. 心率 / 脉率 /s

（65~68 题共用题干）

病人，男性，38 岁，平日身体健康，无心脏病史。近期因工作繁忙，连续多日在单位加班至凌晨，睡眠不足。

65. 该病人可能会出现

A. 缓脉　　　　　　　　　　　　B. 奇脉

C. 丝脉　　　　　　　　　　　　D. 绌脉

E. 间歇脉

66. 该脉搏异常的特点是

A. 在一系列正常均匀的脉搏中，出现一次提前而较弱的脉搏，其后有一较正常延长的间歇

B. 在同一单位时间内脉率少于心率，听诊时心律完全不规则，心率快慢不一，心音强弱不等

C. 平静吸气时脉搏明显减弱或消失

D. 脉搏搏动细弱无力，扪之如细丝

E. 节律正常而强弱交替出现的脉搏

67. 该脉搏的异常属于

A. 频率异常　　　　　　　　　　B. 节律异常

C. 强弱异常　　　　　　　　　　D. 管壁异常

E. 速率异常

68. 为病人测量脉搏首选

A. 颈动脉　　　　　　　　　　　B. 颞动脉

C. 桡动脉   D. 股动脉

E. 肱动脉

（69~71 题共用题干）

病人，女性，43 岁，护士为其测量脉搏时发现，每隔两个正常搏动后出现一次过早搏动。

69. 该病人的脉搏为

   A. 二联律   B. 三联律

   C. 绌脉   D. 交替脉

   E. 奇脉

70. 正确测量、记录病人脉搏的方法是

   A. 每次计数 30s   B. 绌脉应先测脉率后听心率

   C. 用拇指诊脉   D. 记录脉率符号用红点

   E. 绌脉记录为脉率 / 心率

71. 测量脉搏的方法正确的是

   A. 用拇指诊脉

   B. 病人剧烈运动后休息 30min 再测

   C. 异常脉搏需测 2min

   D. 绌脉者先测心率，后测脉率

   E. 偏瘫病人可选择患侧肢体测脉

（72、73 题共用题干）

病人，男性，75 岁，有慢性支气管炎病史 8 年。近日受凉后再次出现咳嗽、咳痰，痰白质黏，伴有呼吸困难、胸闷、乏力，以"慢性阻塞性肺疾病"入院治疗。

72. 对该病人的护理**不妥**的是

   A. 保持呼吸道通畅，及时清除呼吸道分泌物

   B. 随时监测血气分析的结果，掌握病情变化

   C. 测量呼吸时，向病人做好解释工作，以便配合

   D. 指导病人进行呼吸功能锻炼

   E. 消除病人紧张、恐惧的情绪，做好心理护理

73. 该病人可能会出现的呼吸困难属于

   A. 潮式呼吸   B. 间断呼吸

   C. 吸气性呼吸困难   D. 呼气性呼吸困难

   E. 混合性呼吸困难

（74～76题共用题干）

病人，男性，65岁，诊断为脑栓塞，右侧肢体偏瘫。

74. 护士为其测血压时选择左上肢的原因是

    A. 病人能配合活动　　　　　　　B. 护士操作便利

    C. 右侧肢体循环不良　　　　　　D. 右侧肢体不能配合测量

    E. 右侧肢体肌张力增高，不能真正反映血压情况

75. 因左上肢输液，护士选择左下肢测量血压，以下**错误**的是

    A. 病人采取屈膝仰卧位

    B. 必要时脱一侧裤子，暴露大腿

    C. 袖带下缘距腘窝 3～5cm

    D. 将听诊器胸件贴于腘动脉搏动最明显处

    E. 测得的血压值比上肢高

76. 在测量血压过程中，护士发现血压的搏动音听不清时应重新测量，以下方法**错误**的是

    A. 将袖带内气体驱尽　　　　　　B. 使水银柱降至"0"点

    C. 稍等片刻后，再重新测量　　　D. 一般需连续测量 2～3 次

    E. 取读数的最高值作为血压值

（77～80题共用题干）

病人，女性，75岁，因服用大量巴比妥类药物入院。住院期间，病人呼吸呈周期性变化：呼吸由浅慢逐渐变为深快，再由深快转为浅慢，经过一段时间的呼吸暂停后，又开始重复以上变化，其形态犹如潮水起伏。

77. 该病人的呼吸称为

    A. 陈－施呼吸　　　　　　　　　B. 比奥呼吸

    C. 浮浅性呼吸　　　　　　　　　D. 鼾声呼吸

    E. 库斯莫尔呼吸

78. 该病人呼吸节律中呼吸变为深快的主要机制是

    A. 呼吸中枢兴奋性增强

    B. 高度缺氧刺激颈动脉体化学感受器

    C. 高度缺氧刺激呼吸中枢，使其兴奋性增强

    D. 二氧化碳浓度增高刺激颈动脉体和主动脉弓的化学感受器

    E. 二氧化碳浓度降低刺激主动脉弓化学感受器

79. 经过一段时间后,病人表现为有规律地呼吸几次后,突然停止,间隔一段时间后,又开始呼吸,如此反复交替。此呼吸称为

    A. 陈－施呼吸　　　　　　　　B. 比奥呼吸

    C. 浮浅性呼吸　　　　　　　　D. 鼾声呼吸

    E. 库斯莫尔呼吸

80. 护士为该病人测量呼吸的时间正确的是

    A. 15s　　　　　　　　　　　B. 20s

    C. 30s　　　　　　　　　　　D. 60s

    E. 120s

（二）判断题

（　　　　）1. 人体在安静状态下处于低温环境中,传导是主要的散热方式。

（　　　　）2. 腋下出汗较多,腋下有创伤、手术、炎症者,肩关节受伤或极度消瘦夹不紧体温计者不宜测腋温。

（　　　　）3. 正常人在过度疲劳、精神兴奋、体位改变时偶尔会出现间歇脉。

（　　　　）4. 危重病人呼吸微弱不易观察时,可用少许棉花置于病人鼻孔前,观察棉花被吹动的次数,计时30s并将所测数值乘以2。

（　　　　）5. 对需密切观察血压的病人应做到定时间、定部位、定体位、定护士。

（三）名词解释

1. 生命体征　　　2. 稽留热　　　3. 弛张热　　　4. 间歇热

5. 不规则热　　　6. 间歇脉　　　7. 潮式呼吸　　　8. 呼吸困难

9. 高血压

（四）简答题

1. 列表比较发热过程的分期、各期特点、临床表现及护理要点。

2. 如何根据病人病情选择合适的体温测量方法?

3. 临床上测量脉搏常用部位有哪些?

4. 如何正确测量呼吸?

5. 列表总结血压测量值的干扰因素及其变化。

（五）综合分析题

病人,女性,60岁,因急性心肌梗死入院治疗,某日出现心房颤动。请问:

（1）该病人会出现哪一种异常脉搏? 此种脉搏的特点是什么?

（2）如何为病人正确地测量心率、脉率?

（3）测量后应如何记录?

三、参考答案

（一）选择题

1. A	2. B	3. B	4. A	5. A	6. D	7. D	8. B	9. C
10. B	11. D	12. A	13. C	14. D	15. C	16. A	17. D	18. E
19. C	20. A	21. D	22. E	23. C	24. A	25. C	26. E	27. B
28. B	29. D	30. B	31. B	32. D	33. E	34. D	35. D	36. B
37. C	38. E	39. C	40. C	41. D	42. D	43. C	44. B	45. E
46. E	47. D	48. A	49. E	50. D	51. E	52. D	53. A	54. E
55. E	56. A	57. B	58. D	59. D	60. D	61. A	62. E	63. D
64. A	65. E	66. A	67. B	68. C	69. B	70. D	71. B	72. C
73. D	74. C	75. A	76. E	77. A	78. D	79. B	80. D	

（二）判断题

1.（×） 2.（√） 3.（√） 4.（×） 5.（×）

（三）名词解释

1. 生命体征是体温、脉搏、呼吸、血压的总称，是机体内在活动的客观反映，也是衡量机体状况正常与否的重要指标。

2. 稽留热是指体温持续在 $39 \sim 40℃$，达数日或数周，24h 波动范围不超过 1℃。

3. 弛张热是指体温在 39℃以上，24h 内温差超过 1℃，但最低体温仍高于正常水平。

4. 间歇热是指体温骤升至 39℃以上，持续数小时或更长，然后下降至正常或正常以下，经过一段时间的间歇，体温又升高，并反复发作，即高热期和无热期交替出现。

5. 不规则热是指发热无一定规律，且持续时间不定。

6. 间歇脉是指在一系列正常均匀的脉搏中，出现一次提前而较弱的脉搏，其后有一较正常延长的间歇（代偿间歇），称间歇脉，亦称过早搏动。

7. 潮式呼吸又称陈-施呼吸，是一种周期性的呼吸异常，表现为呼吸由浅慢逐渐变为深快，再由深快转为浅慢，经一段时间的呼吸暂停（5～20s）后，又开始重复以上过程的周期性变化，其形态犹如潮水起伏。潮式呼吸的周期可达 30s 至 2min。

8. 呼吸困难是指呼吸频率、节律和深浅度的异常，病人主观上感到空气不足、胸闷，客观上表现为呼吸费力，可出现鼻翼扇动、端坐呼吸、发绀等。

9. 高血压是指在未使用降压药物的情况下，成人收缩压≥140mmHg 和 / 或舒张压≥90mmHg。

（四）简答题

1. 发热过程的分期、各期特点、临床表现及护理要点：

分期	特点	临床表现	护理要点
体温上升期	产热大于散热	疲乏无力、皮肤苍白、干燥无汗、畏寒，甚至寒战（体温上升有骤升和渐升两种方式）	保暖
高热持续期	产热和散热在较高水平上趋于平衡	面色潮红、皮肤灼热、口唇干燥、呼吸和脉搏加快、尿量减少、头痛、头晕、食欲下降、全身不适、软弱无力等	降温
退热期	散热增加而产热趋于正常	大量出汗和皮肤潮湿（有骤退和渐退两种方式）	皮肤护理、防虚脱和休克

2. 婴幼儿或精神异常、昏迷、口腔疾患、口鼻手术、呼吸困难及不能合作者，不宜测口温；腋下出汗较多，腋下有创伤、手术、炎症者，肩关节受伤或极度消瘦夹不紧体温计者不宜测腋温；直肠或肛门手术、腹泻者禁忌测肛温；心肌梗死病人不宜测肛温，以免刺激肛门引起迷走神经反射，导致心动过缓。

3. 浅表、靠近骨骼的大动脉均可作为测量脉搏的部位。临床上最常选择的触诊部位是桡动脉，其次是颞动脉、颈动脉、肱动脉、腘动脉、足背动脉、胫骨后动脉和股动脉等。

4. 测量前 20～30min 排除剧烈运动、情绪激动等影响呼吸的因素；协助病人取舒适体位，精神放松；护士保持诊脉手势，分散病人的注意力，使病人处于自然呼吸的状态，观察病人胸部或腹部的起伏（一起一伏为一次呼吸）；一般测量 30s，将所测得的数值乘以 2，即为呼吸频率。异常呼吸病人或婴儿应测 1min，同时应观察呼吸的节律、深浅度、声音及有无呼吸困难。危重病人呼吸微弱不易观察时，可将少许棉花置于病人鼻孔前，观察棉花被吹动的次数，计数 1min。

5. 血压测量值的干扰因素及其变化：

干扰因素	血压值变化	干扰因素	血压值变化
袖带过宽	偏低	袖带过窄	偏高
袖带过紧	偏低	袖带过松	偏高
被测肢体位置过高	偏低	被测肢体位置过低	偏高
测试者视线高于水银柱	偏低	测试者视线低于水银柱	偏高
水银不足	偏低	放气过慢	偏高

（五）综合分析题

（1）心房颤动提示该病人会出现脉搏短绌，即在同一单位时间内脉率少于心率。其特点是心律完全不规则，心率快慢不一，心音强弱不等。

（2）若发现该病人有脉搏短绌，应由2名护士同时测量，一人听心率，另一人测脉率，由听心率者发出"起"与"停"的口令，计数1min。

（3）脉搏短绌以分数式记录，记录方式为心率/脉率，如110/70次/min。

（郑　渊）

第九章 清洁护理

一、重点难点

【重点】

1. 口腔护理的目的；压疮的概念、预防、治疗及护理。

2. 正确实施口腔护理技术、压疮的预防及护理技术、卧床病人更换床单技术、床上擦浴技术。

【难点】

卧床病人更换床单技术。

二、考点测试

（一）选择题

A1 型题

1. 特殊口腔护理的适用对象**不包括**

    A. 昏迷病人　　　　　　　　　B. 禁食病人

    C. 高热病人　　　　　　　　　D. 鼻饲病人

    E. 产妇

2. 下列人群中最容易发生压疮的是

    A. 老年痴呆病人　　　　　　　B. 高热病人

    C. 肥胖病人　　　　　　　　　D. 糖尿病病人

    E. 全身瘫痪病人

3. 为重症病人做晨间护理时，应特别注意

    A. 床单位是否整齐　　　　　　B. 头发清洁情况

C. 全身皮肤清洁情况   D. 体位是否舒适

E. 局部皮肤受压情况

4. 最容易产生剪切力的卧位是

A. 端坐位   B. 仰卧位

C. 侧卧位   D. 俯卧位

E. 半坐卧位

5. 对长期应用抗生素的病人,观察口腔时应特别注意

A. 口唇是否干裂   B. 有无口臭

C. 有无牙结石   D. 牙龈有无出血

E. 有无真菌感染

6. 下列**不适合**床上洗发的病人是

A. 骨折   B. 消瘦

C. 肥胖   D. 慢性病稳定期

E. 极度衰弱

7. 为昏迷病人做口腔护理时,特别应注意

A. 观察口腔黏膜   B. 压舌板轻轻撑开颊部

C. 操作时动作要轻柔   D. 血管钳夹紧棉球,蘸水不可过多

E. 从外向里擦净口腔及牙齿的各面

8. 下列属于压疮炎性浸润期表现的是

A. 有水疱形成   B. 局部有溃疡

C. 受压的部位呈现粉红色   D. 溃疡面有大量黄色脓液

E. 局部组织发黑发臭

9. 口腔有铜绿假单胞菌感染病人选用的漱口液是

A. 0.1%乙酸溶液   B. 0.02%呋喃西林溶液

C. 2%~3%硼酸溶液   D. 1%~4%碳酸氢钠溶液

E. 生理盐水

10. 为长发病人梳顺打结的头发宜选用

A. 10%乙醇   B. 30%乙醇

C. 50%乙醇   D. 70%乙醇

E. 75%乙醇

11. 昏迷病人做口腔护理时,正确的做法是

A. 用开口器时,从门齿处放入   B. 活动义齿放于50℃水中浸泡备用

C. 协助病人漱口 　　　　　　　　　D. 从外向里擦净口腔及牙齿的各面

E. 血管钳夹紧棉球,棉球干湿度适宜

12. 用50%乙醇按摩皮肤的目的是

A. 促进血液循环 　　　　　　　　　B. 润滑皮肤

C. 消毒皮肤 　　　　　　　　　　　D. 降低体温

E. 去除污垢

13. 关于口腔护理的目的,描述**不正确**的是

A. 预防口腔感染 　　　　　　　　　B. 保持口腔清洁

C. 观察口腔黏膜和舌苔 　　　　　　D. 消除口臭、牙垢

E. 清除口腔内一切细菌

14. 灭头虱的百部酊药液成分是

A. 百部 30g+50% 乙醇 100ml+1% 乙酸 1ml

B. 百部 30g+50% 乙醇 100ml+10% 乙酸 1ml

C. 百部 30g+50% 乙醇 100ml+100% 乙酸 1ml

D. 百部 50g+50% 乙醇 100ml+100% 乙酸 10ml

E. 百部 100g+50% 乙醇 300ml+100% 乙酸 10ml

15. 为女病人梳头**不正确**的方法是

A. 由发根逐渐梳到发梢 　　　　　　B. 打结时将头发绕在示指上慢慢梳理

C. 注意观察病人的反应 　　　　　　D. 避免强行梳拉

E. 将头发从中间梳向两边

16. 为昏迷病人进行口腔护理时,**不是**必须准备的用物是

A. 棉球 　　　　　　　　　　　　　B. 压舌板

C. 吸水管 　　　　　　　　　　　　D. 开口器

E. 溃疡散

17. 病人的活动义齿取下后应放于

A. 生理盐水内浸泡 　　　　　　　　B. 冷开水内浸泡

C. 75%乙醇内浸泡 　　　　　　　　D. 热开水内浸泡

E. 50%乙醇内浸泡

18. 关于淋浴和盆浴的注意事项,正确的是

A. 传染病病人禁止沐浴 　　　　　　B. 妊娠 5 个月以上的孕妇禁止盆浴

C. 妊娠 7 个月以上的孕妇禁止沐浴　D. 饭后需要过半小时再进行沐浴

E. 患心脏病需卧床休息的病人不宜盆浴

19. 符合压疮淤血红润期表现的是

    A. 有脓性分泌物和臭味   B. 表皮水疱扩大破溃

    C. 皮下产生硬结,表皮有大水疱   D. 受压表面呈紫红色

    E. 局部组织红、肿、热、麻木、触痛

20. 帮助病人翻身的间隔时间应根据

    A. 医嘱   B. 病情和受压情况

    C. 家属的要求   D. 病人呻吟时

    E. 输液结束时

A2 型题

21. 病人,女性,60 岁,乳腺癌根治术后,因病人无法举起双手,护士在晨间护理时帮助病人梳理头发。关于梳理头发的目的,叙述**不正确**的是

    A. 刺激局部的血液循环   B. 促进头发的代谢

    C. 去除污垢和脱落的头发   D. 清洁舒适

    E. 预防感冒

22. 病人,女性,77 岁,因心力衰竭卧床已有 2 周,护士在为其做皮肤护理时应注意选用

    A. 盆浴   B. 淋浴

    C. 床上擦浴   D. 清洗头面部

    E. 足浴

23. 病人,男性,57 岁,肝功能不全,为该病人做口腔护理时应特别注意观察是否有

    A. 口腔溃疡   B. 肝臭

    C. 舌苔厚腻   D. 牙龈出血

    E. 口唇干裂

24. 某护士为入院的病人进行灭头虱操作,使用了百部酊灭头虱,该护士应将头发包裹多长时间后再洗发

    A. 6h   B. 12h

    C. 24h   D. 48h

    E. 72h

25. 病人,女性,75 岁,昏迷卧床 1 个月余。臀部红、肿、有硬结、起小水疱及上皮脱落,有时有渗液,病人诉疼痛,该压疮处于

    A. 浅层溃疡期   B. 淤血红润期

C. 局部皮肤感染   D. 压疮前期

E. 炎性浸润期

26. 病人，女性，22岁，因外伤致截瘫，护士告知家属应注意预防压疮。家属在进行局部皮肤按摩时，**不正确**的操作是

A. 用手鱼际部分按摩   B. 用手蘸50%乙醇少许

C. 鱼际部分需紧贴皮肤   D. 由轻至重、由重至轻按摩

E. 压力均匀，以皮肤紫红为度

27. 病人，男性，25岁，车祸后胫骨骨折，白天长期取坐位上网，应重点观察的皮肤部位为

A. 脊椎棘突   B. 坐骨结节

C. 大转子   D. 髂前上棘

E. 尾骨

28. 病人，男性，72岁，肺性脑病，昏迷，给予呼吸机辅助呼吸。近1周病人高热并发肺部感染，给予大量抗生素治疗。今晨护士为其进行口腔护理时发现其口腔黏膜破溃，创面上附着白色膜状物，拭去附着物可见创面轻微出血。护士为该病人进行口腔护理时，最适宜的漱口液是

A. 蒸馏水   B. 0.1%乙酸

C. 过氧化氢溶液   D. 0.02%呋喃西林

E. 1%～4%碳酸氢钠

29. 病人，女性，37岁，子宫肌瘤切除术后，为其进行晚间护理的内容**不包括**

A. 帮助病人入睡   B. 观察病情

C. 进行生活护理   D. 必要时给病人加盖被

E. 饮食指导

30. 病人，男性，48岁，糖尿病酮症酸中毒，处于昏迷状态。护士在为其做口腔护理时应特别注意

A. 动作轻柔   B. 禁忌漱口

C. 先取下义齿   D. 夹紧棉球

E. 观察是否有异味

31. 病人，男性，38岁，右上肢骨折。护士指导病人脱、穿衣服的正确方法是

A. 先脱右肢，先穿右肢   B. 先脱右肢，先穿左肢

C. 先脱左肢，先穿左肢   D. 先脱左肢，先穿右肢

E. 先脱右肢，后穿右肢

32. 病人,男性,78 岁,因下肢动脉硬化闭塞活动减少。观察后发现病人营养状况较差,消瘦,食欲不佳。预防压疮的护理措施中,能够有效避免局部理化因素刺激的是

    A. 使用便器时,应抬起病人腰部,避免强塞硬拉

    B. 定期按摩受压部位

    C. 正确使用夹板和绷带

    D. 改善营养状况

    E. 协助病人经常更换卧位

33. 病人,女性,56 岁,右股骨干骨折后进行骨牵引。因活动不便,护士协助其洗发时对水温及室温的要求是

    A. 水温 30～35℃,室温 24℃左右   B. 水温 36～39℃,室温 23℃左右

    C. 水温 40～45℃,室温 24℃左右   D. 水温 46～49℃,室温 22℃左右

    E. 水温 50～55℃,室温 23℃左右

34. 病人,女性,16 岁,因患血小板减少性紫癜而入院。口腔护理时发现病人颊部有一血痂,下列护理方法中**错误**的一项是

    A. 观察舌苔变化   B. 将血痂去除后涂药

    C. 轻轻擦拭口腔各面   D. 观察口腔黏膜的变化

    E. 用过氧化氢溶液漱口

35. 病人,女性,74 岁,因股骨骨折行牵引已两周。护士为其进行床上擦浴,擦浴过程中病人突然出现寒战、心慌、面色苍白、出冷汗等症状,护士应立即

    A. 鼓励病人做张口呼吸   B. 加快速度边保暖边完成擦浴

    C. 边擦洗边通知医生   D. 请家属协助擦浴

    E. 停止操作,通知医生

36. 病人,男性,45 岁,行经股动脉心脏血管造影术,术后平卧。病人仰卧位的受压点**不包括**

    A. 肩胛骨   B. 肘部

    C. 骶尾部   D. 髋骨

    E. 足跟

37. 病人,男性,68 岁,发热 1 周。护士为其进行口腔护理时**不能**触及的部位是

    A. 口唇   B. 咽部及软腭

    C. 后磨牙   D. 硬腭

    E. 舌

38. 病人,女性,65 岁,长期卧床,应积极预防压疮的发生,下列**不属于**压疮预防措施的是

    A. 加强营养,增强抵抗力   B. 蘸 65% 乙醇按摩

    C. 避免潮湿及摩擦刺激   D. 避免局部长期受压

    E. 按摩以促进局部血液循环

39. 护士小王进行晨间护理,对于换下的污被服**错误**的做法是

    A. 放于护理车的帆布袋内   B. 放于污衣袋内

    C. 将污大单放于污衣袋内   D. 直接放于地板上集中送洗衣间

    E. 隔离病人的污被服先消毒后清洗

40. 病人,男性,36 岁,因外伤致截瘫 2 个月。病人一般状况差,骶尾部有一创面,面积 5cm×5cm,创面较深,有脓液流出,创面周围有黑色坏死组织,最佳的处理方法是

    A. 涂厚层滑石粉后用无菌纱布包扎

    B. 用 50% 乙醇按摩创面及周围皮肤

    C. 用 0.1% 氯己定溶液清洗创面及周围皮肤

    D. 直接用生理盐水冲洗并敷盖新鲜鸡蛋内膜

    E. 剪去坏死组织,用 3% 过氧化氢溶液冲洗,外敷抗生素

A3/A4 型题

(41、42 题共用题干)

病人,女性,55 岁,截瘫,生活不能自理。护士协助病人进行床上擦浴。

41. 护士为其擦洗的顺序正确的是

    A. 脸、颈部—上肢、胸腹部—会阴部—颈、背、臀部—双下肢、踝部、双足

    B. 脸、颈部—上肢、胸腹部—颈、背、臀部—会阴部—双下肢、踝部、双足

    C. 脸、颈部—会阴部—上肢、胸腹部—颈、背、臀部—双下肢、踝部、双足

    D. 会阴部—脸、颈部—上肢、胸腹部—颈、背、臀部—双下肢、踝部、双足

    E. 脸、颈部—上肢、胸腹部—颈、背、臀部—双下肢、踝部、双足—会阴部

42. 护士协助床上擦浴时,需要注意的是

    A. 注意隔离原则   B. 水盆远离身体,防止污水溅到身上

    C. 操作过程中,两腿并拢   D. 严禁擦洗腹股沟

    E. 如病人出现寒战、面色苍白等变化,立即停止擦洗

(43~46 题共用题干)

病人,女性,67 岁,因心力衰竭已卧床 4 周,双下肢水肿,体质虚弱。近日骶尾部有不适感,经观察后确诊该病人已发生压疮,为炎性浸润期。

43. 支持其判断的典型表现是

    A. 受压局部皮肤发红、水肿

    B. 病人主诉骶尾部麻木感

    C. 创面湿润,有少量脓性分泌物

    D. 骶尾部皮肤呈紫色,皮下有硬结、水疱

    E. 创面周围组织坏死

44. 针对压疮的表现,下列措施**不妥**的是

    A. 在无菌操作下抽出水疱内液体

    B. 紫外线照射

    C. 增加翻身次数(必要时每小时翻身一次)

    D. 创面涂消毒液,并用纱布包扎

    E. 将水疱表皮剪去

45. 病人发生压疮的主要原因是

    A. 局部组织受压过久   B. 营养缺乏

    C. 精神紧张   D. 心肌缺血

    E. 缺少活动

46. 该病人的饮食应

    A. 低蛋白、高维生素、高热量   B. 低蛋白、低盐、高热量

    C. 低蛋白、高维生素、高脂肪   D. 高蛋白、高维生素、低盐

    E. 高蛋白、高维生素、高脂肪

(二)判断题

(　　　)1. 压疮的分期为:瘀血红润期、炎性浸润期、浅度溃疡期、深度溃疡期。

(　　　)2. 为病人做口腔护理应1~2次/d。

(　　　)3. 为女病人床上梳头应从发根梳向发梢。

(三)名词解释

压疮

(四)简答题

1. 导致压疮发生的原因有哪些?

2. 简述预防压疮的护理措施。

3. 临床上哪些病人需采用特殊口腔护理?

(五)综合分析题

1. 病人,女,70岁,左侧肢体瘫痪半年,长期卧床。近期发现其骶尾部皮肤呈紫

色,皮下有硬结,表皮有数个大小不等的水疱。请问:

（1）该病人处于压疮的哪一期? 护理措施有哪些?

（2）应按什么顺序为其进行床上擦浴? 擦浴时应注意什么?

2. 病人,男,66 岁,因脑出血昏迷入院。病人大小便失禁,口腔有活动义齿,入院第 10 天检查发现病人口腔黏膜有乳白色分泌物。请问:

（1）为该病人进行口腔护理时应选择哪种漱口溶液? 应注意什么问题?

（2）如何对该病人进行皮肤清洁护理?

（3）义齿怎么护理?

三、参考答案

（一）选择题

1. E	2. E	3. E	4. E	5. E	6. E	7. D	8. A	9. A
10. B	11. E	12. A	13. E	14. C	15. A	16. C	17. B	18. E
19. E	20. B	21. E	22. C	23. E	24. C	25. E	26. E	27. B
28. E	29. E	30. E	31. D	32. A	33. C	34. B	35. E	36. D
37. B	38. B	39. D	40. E	41. E	42. E	43. D	44. E	45. A
46. D								

（二）判断题

1.（√）　　2.（×）　　3.（×）

（三）名词解释

压疮是由于身体局部组织长期受压,血液循环障碍,发生持续缺血、缺氧、营养不良而导致的组织破损和坏死。

（四）简答题

1. 导致压疮发生的原因有:①局部组织持续受压。②潮湿对皮肤的刺激。③全身营养不良。

2. 预防压疮要求做到"七勤一好",即勤观察、勤翻身、勤擦洗、勤按摩、勤整理、勤更换、勤交班、营养好。①避免局部组织长期受压。②避免局部潮湿或排泄物对皮肤的刺激。③促进局部血液循环。④改善机体营养状况。

3. 对禁食、昏迷、高热、鼻饲、大手术后、口腔疾患、血液病及生活不能自理的病人常采用特殊口腔护理。

（五）综合分析题

1.（1）该病人处于压疮的炎性浸润期。

护理措施：此期护理原则是保护皮肤，避免感染。除继续加强上述措施外，对未破的小水疱要减少摩擦，防止破裂感染，使其自行吸收；大水疱可在无菌操作下用注射器抽出疱内液体（不必剪去表皮），然后涂以消毒液，用无菌敷料包扎。若水疱已破溃并露出创面，需消毒创面及周围皮肤，并根据创面类型选择合适的伤口敷料。另外配合使用红外线或紫外线照射治疗，可起到消炎、干燥、促进血液循环的作用，或遵医嘱局部使用治疗压疮的药物，使创面干燥，防止感染。

（2）擦浴顺序：脸、颈部，上肢、胸腹部，颈、背、臀部，双下肢、踝部、双足，会阴部。擦浴时应注意以下几点：①擦浴时注意病人保暖，控制室温，随时调节水温。②动作轻柔、敏捷，注意遮挡，保护病人自尊。③注意脐部的清洁，擦净腋窝、腹股沟等皮肤皱褶处。④观察病情变化及全身状况，如出现寒战、面色苍白等应立即停止擦洗，并给予适当的处理。⑤擦浴过程中，遵循节力原则，两脚分开，降低身体重心。端盆时尽量靠近身体。

2.（1）选择的漱口溶液是 1%～4% 的碳酸氢钠溶液。口腔护理时应注意以下几点：①昏迷病人禁忌漱口；②需用张口器时，应从臼齿处放入（牙齿紧闭者不可暴力助其张口）；③擦洗时需用血管钳夹紧棉球，每次一个，防止棉球遗留在口腔内；④棉球不可过湿，以防病人将溶液吸入呼吸道。

（2）病人昏迷，所以为病人进行床上擦浴。

（3）将义齿取下，刷洗干净后放于冷开水杯中，每天换水一次。义齿不可放入乙醇或热水中浸泡、刷洗，以免变色、变形和老化。

（刘　丹）

第十章 | 饮 食 护 理

一、重点难点

【重点】

1. 医院饮食种类、适用范围、原则。
2. 一般饮食护理。
3. 鼻饲技术的目的、禁忌证、注意事项。

【难点】

鼻饲技术的操作程序、注意事项。

二、考点测试

（一）选择题

A1 型题

1. 医院饮食中，属于基本饮食的是
   - A. 低脂饮食
   - B. 低盐饮食
   - C. 低胆固醇饮食
   - D. 无盐饮食
   - E. 流质饮食

2. 流质饮食**不宜**长期单独使用的原因是
   - A. 影响食欲
   - B. 影响营养的供给
   - C. 影响饮食习惯
   - D. 影响休息
   - E. 影响消化吸收

3. 半流质饮食适用于
   - A. 老、幼病人
   - B. 病情危重病人

C. 消化不良病人 　　　　　　D. 病情较轻病人

E. 低热病人

4. 医院饮食中属于治疗饮食的是

A. 隐血饮食 　　　　　　　　B. 软质饮食

C. 高热量饮食 　　　　　　　D. 半流质饮食

E. 流质饮食

5. 下列**不属于**治疗饮食的是

A. 低脂肪饮食 　　　　　　　B. 高脂肪饮食

C. 低蛋白饮食 　　　　　　　D. 高蛋白饮食

E. 高热量饮食

6. 医院饮食中**不属于**基本饮食的是

A. 隐血饮食 　　　　　　　　B. 普通饮食

C. 软质饮食 　　　　　　　　D. 半流质饮食

E. 流质饮食

7. 高热量饮食适于

A. 甲状腺功能亢进症病人 　　B. 糖尿病病人

C. 肾上腺皮质功能减退症病人 D. 尿崩症病人

E. 皮质醇增多症病人

8. **禁用**高蛋白饮食的病人是

A. 肾病综合征病人 　　　　　B. 手术后病人

C. 肺结核病人 　　　　　　　D. 肝性脑病病人

E. 烧伤病人

9. 肾病综合征的病人应给予

A. 高热量饮食 　　　　　　　B. 低脂饮食

C. 低胆固醇饮食 　　　　　　D. 高蛋白饮食

E. 少渣饮食

10. 高蛋白饮食适用于

A. 甲状腺功能减退病人 　　　B. 结核病人

C. 高热病人 　　　　　　　　D. 急性肾炎病人

E. 肠炎病人

11. 大手术后的病人宜采用的饮食是

A. 高蛋白、高维生素 　　　　B. 高热量、低蛋白

C. 高维生素、低蛋白　　　　　　D. 高脂肪、高热量

E. 高脂肪、高蛋白

12. 尿毒症病人应给予

    A. 低脂肪饮食　　　　　　　　　B. 少渣饮食

    C. 低蛋白饮食　　　　　　　　　D. 低胆固醇饮食

    E. 无盐低钠饮食

13. 腹泻, 肝胆胰腺疾病病人宜进食

    A. 高蛋白饮食　　　　　　　　　B. 低脂肪饮食

    C. 低盐饮食　　　　　　　　　　D. 低蛋白饮食

    E. 高热量饮食

14. 高胆固醇血症病人每天的胆固醇摄入量（成人）应**低于**

    A. 200mg　　　　　　　　　　　B. 250mg

    C. 300mg　　　　　　　　　　　D. 350mg

    E. 400mg

15. 低盐饮食**禁用**的食品是

    A. 油条　　　　　　　　　　　　B. 挂面

    C. 汽水　　　　　　　　　　　　D. 皮蛋

    E. 馒头

16. 适合给予高膳食纤维饮食的病人是

    A. 伤寒　　　　　　　　　　　　B. 糖尿病

    C. 痢疾　　　　　　　　　　　　D. 肾炎

    E. 肝性脑病

17. 属于试验饮食的是

    A. 高蛋白饮食　　　　　　　　　B. 软质饮食

    C. 胆囊造影饮食　　　　　　　　D. 流质饮食

    E. 糖尿病饮食

18. 胆囊造影前一日午餐应给予

    A. 高蛋白饮食　　　　　　　　　B. 高脂肪饮食

    C. 高热量饮食　　　　　　　　　D. 高膳食纤维饮食

    E. 要素饮食

19. 大便隐血试验前 3d **不必**禁食

    A. 肉类　　　　　　　　　　　　B. 动物血

C. 绿色蔬菜　　　　　　　　　D. 动物肝类

E. 蛋类

20. 影响饮食和营养的病理因素是

A. 营养知识　　　　　　　　　B. 焦虑

C. 药物应用　　　　　　　　　D. 活动量

E. 饮食习惯

21. 属于影响饮食和营养的社会文化因素的是

A. 蛀牙　　　　　　　　　　　B. 生长发育迟缓

C. 食物过敏　　　　　　　　　D. 活动量

E. 经济状况

22. 下列**不是**饮食评估内容的是

A. 一般饮食形态　　　　　　　B. 补品使用情况

C. 饮食习惯　　　　　　　　　D. 经济状况

E. 血液中营养素的含量

23. 有关病人的饮食护理措施，**不妥**的是

A. 尊重病人的饮食习惯　　　　B. 对禁食病人应交班

C. 对双目失明者可给予喂食　　D. 鼓励卧床病人自行进食

E. 进食前停止一切治疗及护理工作

24. 下列病人应给予鼻饲饮食的是

A. 婴幼儿　　　　　　　　　　B. 经常呕吐者

C. 拒绝进食者　　　　　　　　D. 食欲低下者

E. 拔牙者

25. 可采用鼻饲法供给病人营养液的情况是

A. 口腔手术　　　　　　　　　B. 鼻腔手术

C. 食管梗阻　　　　　　　　　D. 食管静脉曲张

E. 上消化道出血

26. **禁用**鼻饲法的病人是

A. 拒绝进食者　　　　　　　　B. 食管手术后病人

C. 昏迷者　　　　　　　　　　D. 早产儿

E. 口腔疾患病人

27. 下列**不属于**鼻饲法适应证的病人是

A. 食管静脉曲张者　　　　　　B. 早产儿

C. 厌食症病人   D. 拒绝进食者

E. 昏迷者

28. 成人胃管插入的深度为

    A. 15~20cm   B. 25~30cm

    C. 35~40cm   D. 45~55cm

    E. 55~65cm

29. 为昏迷病人插鼻饲管时,应采取

    A. 右侧卧位   B. 左侧卧位

    C. 坐位   D. 半坐卧位

    E. 去枕仰卧位

30. 鼻饲时,为提高昏迷病人插管的成功率,在插管至会厌部时应将病人的头

    A. 后仰   B. 贴近胸骨

    C. 保持原位   D. 侧向右侧

    E. 侧向左侧

31. 在给病人鼻饲插管时,如果病人呛咳、呼吸困难,正确处理的方法是

    A. 嘱病人深呼吸   B. 嘱病人做吞咽动作

    C. 托起病人头部再插   D. 立即拔出胃管,休息缓解后重新插管

    E. 停止操作,取消鼻饲

32. **不适合**鼻饲病人护理的做法是

    A. 每次灌食前检查胃管是否在胃内   B. 鼻饲间隔时间不少于 2h

    C. 每次灌毕注入少量温开水   D. 灌食后应协助病人翻身

    E. 每天做好口腔护理

33. 连续两次鼻饲的间隔时间应**不少于**

    A. 1h   B. 1.5h

    C. 2h   D. 2.5h

    E. 3h

34. 为病人鼻饲饮食后,再注入少量温开水的目的是

    A. 使病人温暖舒适   B. 便于准确记录入量

    C. 防止病人呕吐   D. 冲净胃管,避免食物积存

    E. 防止胃液反流

35. **不符合**半流质饮食原则的一项是

    A. 营养均衡   B. 呈软烂状

C. 纤维素含量少   D. 易于咀嚼、吞咽

E. 应限制味道强烈的调味品

36. 每天蛋白质的摄入量**不能**超过 40g 的病人是

A. 营养不良病人   B. 伤寒病人

C. 晚期妊娠毒血症病人   D. 尿毒症病人

E. 肾病综合征病人

37. 饮食护理时**错误**的一项是

A. 督促和协助配餐员分发饭菜

B. 观察病人进食

C. 检查治疗、试验饮食实施情况

D. 昏迷病人要谨慎喂食，以免呛入气管

E. 随时征求病人对饮食的意见

38. 每次鼻饲量**不宜**超过的量以及适当的温度为

A. 100ml，32～36℃   B. 200ml，38～40℃

C. 100ml，38～40℃   D. 200ml，39～41℃

E. 200ml，40～45℃

39. 插胃管的护理操作中**不妥**的是

A. 液状石蜡润滑胃管前端

B. 一手用纱布托住胃管

C. 另一手持镊子夹住胃管从一侧鼻孔缓缓插入

D. 插至咽喉部时嘱病人做吞咽动作

E. 如病人出现恶心应立即拔出胃管

40. 干扰病人进食的因素**不包括**

A. 疼痛、抑郁   B. 工作服不洁

C. 食物的色、香、味、形不佳   D. 疼痛病人饭前适当应用止痛药

E. 病室的噪声

A2 型题

41. 病人，女性，35 岁，体温 40℃，口腔糜烂，疼痛难忍。根据病情，应给予的饮食为

A. 软质饮食   B. 半流质饮食

C. 流质饮食   D. 高热量饮食

E. 高蛋白饮食

42. 病人，女性，30岁，低热3个月余，咳嗽、盗汗、消瘦，入院诊断为肺结核，为配合治疗应给予

    A. 高热量、高脂肪饮食   B. 高热量、高蛋白饮食

    C. 高热量、低脂肪饮食   D. 低脂肪、高蛋白饮食

    E. 高脂肪、高蛋白饮食

43. 病人，男性，35岁，因"急性肾炎"入院，应给予

    A. 低蛋白饮食   B. 要素饮食

    C. 低脂饮食   D. 低胆固醇饮食

    E. 少渣饮食

44. 患儿，3岁，诊断为缺铁性贫血，血红蛋白为80g/L。为改善贫血症状最佳的食物是

    A. 牛奶及乳制品   B. 鱼、虾及高热量饮食

    C. 动物肝脏及高蛋白饮食   D. 紫皮茄子及高蛋白饮食

    E. 海带、紫菜及低蛋白饮食

45. 病人，男性，43岁，患慢性胆囊炎。护士嘱咐病人适宜的饮食是

    A. 低盐饮食   B. 低蛋白饮食

    C. 低脂肪饮食   D. 低糖饮食

    E. 低碳水化合物饮食

46. 病人，女性，74岁，因胆囊炎、胆石症入院。查体：体温38℃，脉搏90次/min，呼吸21次/min，血压180/100mmHg。应给予

    A. 低蛋白、低脂肪饮食   B. 低盐、低脂肪饮食

    C. 低盐、低蛋白饮食   D. 高蛋白、低脂肪饮食

    E. 高蛋白、低盐饮食

47. 病人，女性，56岁，因突发心肌梗死入院。经治疗症状好转，现处于恢复期。此时病人最适宜的饮食是

    A. 高热量、高蛋白饮食   B. 高膳食纤维、高蛋白饮食

    C. 高热量、低脂肪饮食   D. 高维生素、低脂肪饮食

    E. 高膳食纤维、高热量饮食

48. 病人，女性，30岁，急性肾炎，轻度水肿。病人最适宜的饮食是

    A. 高蛋白饮食   B. 无盐低钠饮食

    C. 低盐饮食   D. 低蛋白饮食

    E. 高热量饮食

49. 病人，男性，20岁，伤寒，体温38℃，**不宜**食用的食物是
   A. 豆腐
   B. 芹菜
   C. 蒸鸡蛋
   D. 赤豆粥
   E. 鱼汤

50. 带教老师考查护生小张饮食方面的知识，下列关于治疗性饮食的叙述**不对**的是
   A. 高热量饮食可用于产妇
   B. 高蛋白质饮食可用癌症病人
   C. 低蛋白质饮食可用于尿毒症病人
   D. 低脂肪饮食可用于胰腺疾病人
   E. 高膳食纤维饮食可用于伤寒病人

51. 病人，男性，肝硬化，主述乏力、食欲缺乏。护理体检：神志清楚，消瘦，轻度黄疸，腹部移动性浊音（＋），X线钡剂检查提示胃底－食管静脉曲张。该病人的饮食护理中**不恰当**的是
   A. 高蛋白饮食
   B. 适量脂肪饮食
   C. 高热量饮食
   D. 低盐、适当限水
   E. 多食粗粮以保持大便通畅

52. 病人，男性，59岁，患有慢性胃溃疡，近日感到胃部疼痛，发现大便颜色发黑。医生告诉病人准备做隐血试验，3d内**禁吃**的食物是
   A. 大米粥
   B. 面包
   C. 鸡蛋
   D. 瘦肉
   E. 豆腐

53. 病人，女性，30岁，因胃溃疡出血入院。经治疗病情缓解，现需做隐血试验，适宜的食谱是
   A. 洋葱炒猪肝、青菜、榨菜肉丝汤
   B. 鱼、菠菜、豆腐汤
   C. 芹菜炒肉丝、青椒豆腐干、蛋汤
   D. 鲇鱼烧豆腐、土豆丝、豆腐汤
   E. 红烧肉、西红柿鸡蛋、蛋汤

54. 病人，男性，45岁，患甲状腺功能亢进，需进行 ^{131}I 治疗，应如何进行卫生指导
   A. 治疗中忌食绿色蔬菜
   B. 治疗前2周禁食海带、紫菜类食物
   C. 治疗前3d禁食含碘高的食物
   D. 治疗当日禁用碘酒消毒皮肤
   E. 治疗前1个月食用高纤维素食物

55. 病人，男性，60岁，食管烧伤后由于瘢痕导致食管狭窄，不能正常进食，靠鼻饲供给营养，每次灌入量最多**不能**超过
   A. 100ml
   B. 150ml
   C. 200ml
   D. 300ml

E. 400ml

56. 病人，男性，68岁，患脑血管意外，昏迷已半年，长期鼻饲。在护理操作中，下列措施**不妥**的是

A. 每天做口腔护理2~3次

B. 每天鼻饲间隔时间不少于2h

C. 注入流质或药物前要检查胃管是否在胃中

D. 所有灌注物品应每天消毒1次

E. 胃管应每天更换，晚上拔出，次晨再由另一鼻孔插入

57. 病人，女性，68岁，脑出血昏迷。现病情稳定，鼻饲供给营养，下列操作**错误**的是

A. 喂食前注入少量温开水以判断胃管位置

B. 每次鼻饲量不超过200ml

C. 灌注药物先将药片研碎、溶解

D. 每次喂食间隔不少于2h

E. 每天进行口腔护理

58. 病人，女性，54岁，因近半年来进食吞咽困难就诊。病人身高160cm，体重40kg，由此判断病人为

A. 肥胖　　　　　　　　　　　　　B. 超重

C. 消瘦　　　　　　　　　　　　　D. 明显消瘦

E. 正常

59. 病人，男性，79岁，脑卒中后昏迷1个月，长期鼻饲。在护理操作中，下列措施**不妥**的是

A. 每天做口腔护理2~3次

B. 注入流质药物前要检查胃管是否在胃中

C. 每次鼻饲间隔时间大于2h

D. 再次注入少量温开水，防止鼻饲液残留而凝结变质

E. 胃管应每周更换，晚上拔出，次晨再由另一鼻孔插入

60. 病人，男性，33岁，甲状腺功能亢进3年。病人脾气暴躁，容易生气，体重减轻，眼睛突出，适宜的饮食种类是

A. 高热量饮食，低蛋白饮食　　　　B. 高热量饮食，低盐饮食

C. 高热量饮食，高蛋白饮食　　　　D. 高蛋白饮食，高脂肪饮食

E. 高蛋白饮食，高钠饮食

61. 病人,男性,56 岁,于 3d 前因心前区疼痛入院,医生诊断为冠心病。根据病情,应给予的饮食种类是

    A. 低胆固醇   B. 少渣

    C. 低纤维素   D. 高热量

    E. 高蛋白

62. 病人,男性,26 岁,因车祸外伤入院,瘫痪,不能自行进餐。护士为病人喂食时,下列措施**错误**的是

    A. 注意速度适中   B. 温度适宜

    C. 每匙不超过 1/2 满   D. 进餐顺序遵照病人的习惯

    E. 进食水或流质食物,可用饮水管吸吮

A3/A4 型题

(63~65 题共用题干)

病人,男性,28 岁,因脑外伤入院,神志不清,医嘱:鼻饲饮食。

63. 当胃管插至会厌部时,护士应

    A. 使病人头后仰   B. 嘱病人做吞咽动作

    C. 将病人的头侧向一边   D. 将病人的头靠近胸骨

    E. 减慢插管动作

64. 胃管插入后,应验证其在胃内,正确的方法是

    A. 注入少量温开水,于胃部听气过水声

    B. 注入少量温开水,听肠鸣音

    C. 注入少量气体,听肠鸣音

    D. 注入少量气体,于胃部听气过水声

    E. 将胃管末端放入水中,见有气泡溢出

65. 给予的鼻饲液温度应是

    A. 0~4℃   B. 24~28℃

    C. 28~35℃   D. 38~40℃

    E. 45~48℃

(66、67 题共用题干)

病人,男性,30 岁,患慢性结肠炎。查体:T 36.5℃,P 80 次 /min,BP120/80mmHg。血红蛋白 9g/dl,消瘦,经常腹泻。

66. 该病人应给予

    A. 高热量饮食   B. 低盐饮食

C. 低蛋白饮食   D. 低脂肪饮食

E. 少渣饮食

67. 该病人需要做隐血试验,试验的前 3d,可以摄入的饮食是

A. 牛肉   B. 猪肝

C. 土豆   D. 菠菜

E. 羊肉

(68、69 题共用题干)

病人,女性,59 岁,近日来大便发黑,怀疑有消化道出血,医嘱给予大便隐血试验。

68. 病人在控制饮食期间**禁吃**的食物是

A. 米饭   B. 豆腐

C. 红薯   D. 猪肝

E. 蛋类

69. 该病人应在试验前几天控制饮食

A. 1d   B. 2d

C. 3d   D. 4d

E. 5d

(70~73 题共用题干)

病人,女性,51 岁,身高 155cm,体重 75kg,因消化性溃疡少量出血入院检查。

70. 应给予的适应饮食为

A. 低脂饮食   B. 软质饮食

C. 少渣饮食   D. 低蛋白饮食

E. 流质饮食

71. 经治疗,病人停止出血。查体:T 38℃,P 88 次/min,R 21 次/min,BP 165/95mmHg。应为病人选择的最适宜的饮食为

A. 高蛋白、高纤维素饮食   B. 少渣、高热量饮食

C. 高纤维素、低脂饮食   D. 低蛋白、低盐饮食

E. 低脂、低盐饮食

72. 进一步检查发现其血胆固醇含量明显高于正常,该病人适宜的食谱是

A. 咸蛋黄、豆腐、牛肉、青菜

B. 火腿、鱼、菠菜

C. 青椒炒鸡杂、三黄鸡、豆腐

D. 皮蛋豆腐、鲫鱼、青椒炒肉丝

E. 土豆炒肉丝、滑炒鱼片、豆腐

73. 为进一步明确治疗效果,需做潜血试验,试验前 1d 病人可进食

A. 青菜   B. 牛肉

C. 猪肝   D. 火腿

E. 土豆

(74、75 题共用题干)

病人,男性,68 岁,患慢性肺源性心脏病 7 年。

74. 该病人饮食宜采用的饮食种类是

A. 高蛋白   B. 低脂肪

C. 低盐   D. 少渣

E. 低胆固醇

75. 天气转寒进入隆冬,该病人各种症状逐渐加重,并出现了全身性水肿,此时,病人的饮食应调整为

A. 高蛋白   B. 低脂肪

C. 高膳食纤维   D. 无盐低钠

E. 低胆固醇

(76~78 题共用题干)

病人,男性,46 岁,脑外伤致深昏迷,为了保证营养供给,护士给予鼻饲插管。

76. 当胃管插至 15cm 时,护士将病人头部托起使其下颌靠近胸骨柄,目的是

A. 防止食管黏膜受损   B. 减轻病人痛苦

C. 使喉部肌肉放松   D. 加大咽喉部通道的弧度

E. 防止胃管盘曲在口中

77. 该病人更换胃管的频率应为

A. 每天一次   B. 隔天一次

C. 每周一次   D. 每周两次

E. 每月一次

78. 对此类插有胃管的病人进行护理时,其中**错误**的一项是

A. 鼻饲前检查胃管是否通畅

B. 更换胃管时应在晚上鼻饲后拔出胃管,次日晨再从另一侧鼻孔插入

C. 每周行口腔护理一次

D. 鼻饲液注完后注入少量温开水冲管

E. 拔管应夹紧胃管末端,呼气时拔管,至咽喉部处快速拔出

(79、80题共用题干)

病人,男性,50岁,因急性胰腺炎住院。医嘱:立即进行胃肠减压。

79. 护士携物品到床边后,该病人拒绝插胃管,护士首先应

    A. 接受该病人的拒绝

    B. 把病人的拒绝转告给医生

    C. 告诉护士长并请护士长做病人的思想工作

    D. 告诉病人家属并请家属做病人的思想工作

    E. 给该病人耐心解释插胃管的目的,并教他如何配合

80. 如果在插管过程中,该病人出现恶心、呕吐,护士首先应

    A. 立即拔出胃管以减轻反应   B. 嘱病人头向后仰

    C. 加快插管速度以减轻反应   D. 暂停插管并嘱病人深呼吸

    E. 继续插管并嘱病人做吞咽动作

(二)判断题

(   )1. 低蛋白质饮食用于限制蛋白质摄入的病人,如急性肾炎、肾病综合征等病人。

(   )2. 要素饮食应用原则一般是由低、少、慢开始,逐渐增加。停用时需逐渐减量,不可骤停,以免引起低血糖反应。

(   )3. 肾功能不全的病人应多摄入植物性蛋白,肝性昏迷的病人应以动物蛋白为主。

(   )4. 食管-胃底静脉曲张、食管癌和食管梗阻的病人禁忌鼻饲。

(   )5. 普通胃管每天更换一次,硅胶胃管每周更换一次,于晚间末次喂食后拔管,次日晨从另一侧鼻腔插入。

(三)名词解释

1. 治疗饮食   2. 试验饮食   3. 鼻饲法   4. 要素饮食

(四)简答题

1. 简述证明胃管在胃内的方法。

2. 如何为昏迷病人插胃管?

3. 怎样测量插管的长度?

4. 简述鼻饲法的目的及适用病人的种类。

5. 如何协助不能自行进食的病人进餐?

6. 如何协助双目失明或双眼遮盖的病人进餐?

7. 简述要素饮食的目的及适用病人的种类。

8. 描述低蛋白饮食的适用范围、饮食原则及用法。

9. 隐血试验饮食的要求是什么？

10. 病人的饮食护理应注意什么？

（五）综合分析题

1. 病人，男性，55岁，平素健康，3d前因脑血管意外急诊入院。病人处于浅昏迷状态。医嘱：鼻饲。请问：

（1）怎样操作才能提高插管成功率？为什么？

（2）注意观察病人的反应，当出现呛咳、呼吸困难、发绀等情况，应如何处理？

（3）如何验证胃管在胃内？

2. 病人，男性，58岁，因"恶心、呕吐、腹痛、腹胀"入院，诊断为"胆囊炎"。请问：

（1）病人入院后给予何种饮食？

（2）病人需要进一步做胆囊造影试验，如何指导病人的饮食？

三、参考答案

（一）选择题

1. E   2. B   3. C   4. C   5. B   6. A   7. A   8. D   9. D

10. B   11. A   12. C   13. B   14. C   15. D   16. B   17. C   18. B

19. E   20. C   21. E   22. E   23. E   24. C   25. A   26. B   27. A

28. D   29. E   30. B   31. D   32. D   33. C   34. D   35. A   36. D

37. D   38. D   39. E   40. D   41. C   42. B   43. A   44. C   45. C

46. B   47. D   48. C   49. B   50. E   51. E   52. E   53. D   54. B

55. C   56. E   57. A   58. D   59. C   60. C   61. A   62. C   63. D

64. D   65. D   66. E   67. C   68. D   69. C   70. E   71. E   72. E

73. E   74. C   75. D   76. D   77. C   78. C   79. E   80. D

（二）判断题

1.（×）   2.（√）   3.（×）   4.（√）   5.（×）

（三）名词解释

1. 治疗饮食是在基本饮食的基础上，适当调整热能和营养素的摄入量，以适应病情的需要，达到治疗的目的。

2. 试验饮食是指在特定的时间内，通过调整饮食的内容而协助疾病的诊断和提高实验室检查准确性的一类饮食。

3. 鼻饲法是将胃管经一侧鼻腔插入胃内，从管内灌注流质饮食、水分和药物的方法。

4. 要素饮食是一种化学精制食物，含有全部人体所需的易于消化吸收的营养成分，包含游离氨基酸、单糖、必需脂肪酸、维生素、无机盐类和微量元素。

（四）简答题

1. 证明胃管在胃内的方法：①抽，注射器接胃管末端抽吸有胃液抽出。②看，将胃管开口端置于盛水的治疗碗中无气泡逸出。③听，将听诊器置于病人胃区，用注射器注入10ml空气听到气过水声。

2. 为昏迷病人插胃管前先安置病人于去枕仰卧位，头向后仰，当胃管插至15cm时，用左手将病人头部托起，使下颌尽量靠近胸骨柄，缓缓插至预定刻度。下颌靠近胸骨柄，以增大咽喉部通道的弧度，便于胃管顺利通过会厌，提高插管成功率。

3. 插管的长度：成人鼻尖经耳垂再至剑突或前额发际至剑突的距离，为45～55cm；小儿眉间到剑突与脐中点的距离。

4. 鼻饲法的目的是供给食物、营养液和药物以维持不能经口进食病人的营养和治疗的需要，适应于昏迷病人、口腔疾患或口腔手术后病人、吞咽功能障碍的病人及不能张口的病人如破伤风病人、早产儿、病情危重病人、厌食症病人、拒绝进食病人等。

5. 根据病人的饮食习惯耐心喂食，做到喂食适量，一般用汤匙盛1/3满；速度适中，便于咀嚼吞咽，不催促病人；温度适宜，避免过热过冷，如病人感到饭菜已凉，必须加热后再喂；顺序合理，固态和液态交替喂，进流质饮食，可用吸管或水壶吸吮。

6. 协助双目失明或双眼遮盖的病人进餐：除遵循喂食要求外，应告知病人食物名称及位置，以增加其进食兴趣，促进消化液的分泌；如病人要求自己进食，可设置时钟平面图放置食物，并告知病人食物的方位、名称，有利于病人按顺序摄取食物。

7. 要素饮食的目的是供给化学精制食物，可保证危重病人的能量及氨基酸等营养素的摄入，促进伤口愈合，改善营养状况，达到辅助治疗的目的，适用于：①严重烧伤及创伤、严重化脓性感染、多发性骨折等病人。②外科手术前后需营养支持者。③肿瘤或其他消耗性疾病引起的营养不良病人。④肠炎及其他腹泻、消化道瘘、急性胰腺炎等病人。⑤其他病人，如脑外伤、免疫功能低下病人。

8. 低蛋白质饮食适用于限制蛋白质摄入的病人，如急性肾炎、尿毒症、肝昏迷等病人。饮食原则及用法是成人蛋白质摄入总量在40g/d以下，视病情需要也可在20～30g/d，多给蔬菜和含糖量较高的食物以维持热量。肾功能不全的病人应多摄入动物性蛋白,忌用豆制品;肝昏迷的病人应以植物蛋白为主。

9. 隐血试验饮食的要求:试验前 3d 以及试验期间禁食肉类、肝脏、血类食物、含铁剂药物及大量绿色蔬菜等,以免产生假阳性反应,可食用牛奶、豆制品、白菜、冬瓜、土豆、白萝卜、菜花、山药等,第 4 天起连续留取 3d 粪便做潜血检查。

10. 病人的饮食护理应注意:①在进食过程中如病人出现恶心,应鼓励其做深呼吸,并暂停进食。②如发生呕吐、溢食,应及时给予帮助,提供盛装呕吐物的容器,将头偏向一侧,尽快清理,及时更换被服等,开窗通风换气,去除异味,帮助病人漱口,不能自理者给予口腔护理;同时,应观察呕吐物的性质、颜色、量和气味等并做好记录。③对不愿意进食者应妥善保存,待需要进食时将食物加热后再食用。④当病情需要调整饮食种类时,护士根据医嘱更改或停止饮食通知单,送交订餐人员或营养室,由订餐人员或营养室做出相应处理。

(五)综合分析题

1.(1)昏迷病人插管前先安置于去枕仰卧位,头向后仰,当胃管插至 15cm 时,用左手将病人头部托起,使下颌尽量靠近胸骨柄,缓缓插至预定刻度。因为下颌靠近胸骨柄,可增大咽喉部通道的弧度,便于胃管顺利通过会厌,提高插管成功率。

(2)如出现呛咳、呼吸困难、发绀等情况,表示误入气管,应立即拔出,待病人休息片刻后重新插入胃管。

(3)抽,注射器接胃管末端抽吸有胃液抽出。看,将胃管开口端置于盛水的治疗碗中无气泡逸出。听,将听诊器置于病人胃区,用注射器注入 10ml 空气听到气过水声。

2.(1)低脂肪饮食。

(2)检查前 3d 最好禁食牛奶、豆制品、糖类等易于发酵产气的食物,检查前 1d 晚餐进无脂肪、低蛋白、高糖类清淡饮食,以减少胆汁分泌。晚餐后口服造影剂,禁食、禁水、禁烟至次日上午。检查当日早晨禁食,第 1 次 B 超检查,若胆囊显影良好,还需了解胆囊收缩的功能,则进食高脂肪餐(如油煎荷包蛋 2 只或高脂肪的方便餐 40~50g,脂肪含量为 25~50g),以刺激胆囊收缩和排空,有助于显影剂进入胆囊;30~45min 后,进行第 2 次 B 超检查,若效果不明显,可再等待 30~45min 后再次检查。

(贾丽萍)

第十一章 | 排泄护理

一、重点难点

【重点】

1. 影响排尿、排便的因素。
2. 尿潴留、尿失禁、便秘的护理措施。
3. 熟练掌握女病人导尿术、男病人导尿术、导尿管留置技术、大量不保留灌肠术、膀胱冲洗术。

【难点】

1. 男女病人导尿时,导尿管的插入方法及插入长度,严格无菌技术。
2. 各种灌肠法的异同点和操作要点。

二、考点测试

(一)选择题

A1 型题

1. 下列可实行灌肠的是
   A. 妊娠者
   B. 急腹症病人
   C. 心力衰竭病人
   D. 消化道出血病人
   E. 高热病人

2. **不宜**采用 0.1% 肥皂液进行灌肠的是
   A. 肝昏迷病人
   B. 腹部术前肠道准备
   C. 解除肠胀气
   D. 分娩前清洁肠道
   E. 高热降温

3. **不宜**做大量不保留灌肠的是

    A. 直肠、结肠检查　　　　　　　　B. 妊娠妇女

    C. 肝性脑病病人　　　　　　　　　D. 中暑时

    E. 分娩术前

4. 粪便颜色异常,下列正确的描述是

    A. 霍乱,呈米泔水样　　　　　　　B. 下消化道出血,呈柏油色

    C. 肠套叠,呈陶土色　　　　　　　D. 胆道梗阻,呈黄褐色

    E. 上消化道出血,呈鲜红色

5. 适合进行保留灌肠的是

    A. 直肠术前准备　　　　　　　　　B. 减轻腹胀

    C. 急腹症　　　　　　　　　　　　D. 慢性痢疾

    E. 痔疮术后第1天

6. 消化系统常见症状的护理措施下列哪一项正确

    A. 腹泻时给予高蛋白饮食　　　　　B. 肠胀气时肛管排气

    C. 便秘时多吃油脂类食物　　　　　D. 大便失禁者限制饮水

    E. 粪便嵌塞时只需饮水即可

A2 型题

7. 病人,男性,74岁,肾衰竭,少尿。请问少尿是指每小时尿量少于

    A. 15ml　　　　　　　　　　　　　B. 16ml

    C. 17ml　　　　　　　　　　　　　D. 18ml

    E. 19ml

8. 病人,女性,27岁,于昨日行剖宫产产下一名男婴。今日拔出导尿管8h后未排尿,膀胱高度膨胀,护士再次给予导尿引流尿液,在执行导尿术中,初次消毒的原则为

    A. 由上至下,由外向内　　　　　　B. 由上至下,由内向外

    C. 由下至上,由内向外　　　　　　D. 由下至上,由外向内

    E. 根据病人的要求进行消毒

9. 病人,女性,28岁,于今日在全麻下行腹腔镜卵巢囊肿切除术,术前护士为其留置导尿。导尿时,见尿液流出后,尿管再插入

    A. 1～2cm　　　　　　　　　　　　B. 3～4cm

    C. 5～7cm　　　　　　　　　　　　D. 7～10cm

    E. 4～7cm

10. 病人,男性,68岁,拟于今日行根治性前列腺切除术,术前给予留置导尿。护士在为病人插导尿管时遇到阻力,下列措施正确的是

A. 做好病人的心理护理　　　　　B. 快速用力插入

C. 稍等片刻,嘱病人深呼吸　　　D. 放平阴茎,使耻骨前弯消失

E. 提起阴茎,使耻骨下弯消失

11. 病人,女性,40岁,膀胱高度膨胀且又极度虚弱。一次放尿量过多导致血尿产生的原因是

　　A. 腹压急剧下降,大量血液滞留于腹腔血管内

　　B. 膀胱内压突然降低,导致膀胱黏膜急剧充血

　　C. 血压下降,虚脱

　　D. 尿道黏膜损伤

　　E. 放尿时操作不当,损伤尿道内口

12. 病人,女性,30岁,于23:00分娩一女婴,至次晨7:00未排尿,主诉下腹胀痛难忍,查体发现膀胱高度膨胀,对该产妇的护理下列**不妥**的是

　　A. 协助其坐起排尿　　　　　　B. 让其听流水声

　　C. 用力按压下腹部　　　　　　D. 提供隐蔽的排尿环境

　　E. 施行导尿术

13. 病人,男性,73岁,腹外疝手术后,出现下腹剧痛伴排尿困难。值班护士判断可能是合并前列腺增生引起尿潴留,下列正确的处理方法是

　　A. 立即与医生联系,给予对症处理　　B. 注射利尿剂

　　C. 立即进行导尿术　　　　　　D. 热敷,按摩下腹部

　　E. 鼓励病人自行排尿

14. 病人,男性,62岁,先是夜间尿频,后逐步排尿时间延长,尿不净。今日下午排不出尿,小腹胀痛来院就诊。护士首先应如何处理

　　A. 膀胱穿刺抽尿　　　　　　　B. 膀胱造瘘

　　C. 导尿并留置导尿管　　　　　D. 压腹部排尿

　　E. 急诊做前列腺切除术

15. 病人,男性,56岁,患尿毒症,精神萎靡,下腹无胀满,24h尿量为60ml,病人的排尿状况属于

　　A. 正常　　　　　　　　　　　B. 尿闭

　　C. 少尿　　　　　　　　　　　D. 尿潴留

　　E. 尿量偏少

16. 病人,女性,28岁,剖宫产术后第2天。护士在拔尿管前为病人锻炼膀胱反射功能,护理措施是

A. 温水冲洗外阴 2 次 /d B. 每周更换导尿管

C. 间歇性引流夹管 D. 定时给病人翻身

E. 鼓励病人多饮水

17. 病人，女性，30岁，拟于今日行剖宫产术，术前护士给予留置导尿。插导尿管前再次消毒尿道口和小阴唇的顺序是

A. 自上而下，小阴唇、尿道口、小阴唇

B. 自下而上，小阴唇、尿道口、小阴唇

C. 自上而下，尿道口、小阴唇、尿道口

D. 自下而上，尿道口、小阴唇、尿道口

E. 自上而下，大阴唇、小阴唇、尿道口

18. 病人，女性，56岁，患原发性肝癌。尿液检查发现尿中有胆红素，请问该病人尿液的颜色呈

A. 酱油色 B. 红棕色

C. 黄褐色 D. 浓茶色

E. 乳白色

19. 病人，女性，诊断为胃癌，手术前需插导尿管，病人有顾虑，不配合，护士应

A. 解释插管的目的，取得病人的配合 B. 术前时间紧张，强行插入

C. 与医生联系，叫医生处理 D. 不置屏风遮挡，不解释插管目的

E. 不请同室病人离开就插管

20. 病人，女性，78岁，育有 5 男 3 女。主诉咳嗽、打喷嚏时不自主地有少量尿液流出，这种现象属于

A. 充溢性尿失禁 B. 假性尿失禁

C. 完全性尿失禁 D. 真性尿失禁

E. 压力性尿失禁

21. 病人，女性，27岁，育有 1 子，因分娩损伤膀胱出现尿失禁。此病人每天液体摄入量是

A. >3 000ml B. 2 000～3 000ml

C. 1 000～2 000ml D. 500～1 000ml

E. <500ml

22. 病人，男性，76岁，患输尿管结石，查体显示存在膀胱刺激征。请问膀胱刺激征的表现是

A. 尿急、尿痛、尿频 B. 尿频、尿急、尿多

C. 尿频、尿多、尿痛   D. 尿急、腰痛、尿频

E. 尿多、尿急、尿痛

23. 病人,男性,78 岁,诊断为尿潴留。护士为其插入导尿管时,提起阴茎与腹壁成 60° 角是使

    A. 尿道膜部扩张   B. 尿道耻骨前弯扩大

    C. 尿道耻骨下弯扩大   D. 尿道耻骨前弯消失

    E. 尿道耻骨下弯消失

24. 病人,女性,74 岁,诊断为肝硬化失代偿期,腹水。下列食物中易造成水钠潴留、尿量减少,**不适合**该病人食用的是

    A. 牛奶   B. 水果

    C. 稀饭   D. 蔬菜

    E. 含盐高的饮料

25. 病人,女性,37 岁,主诉 2d 前无明显诱因出现腹泻,每天解水样便 7～8 次,应给予病人

    A. 清淡的普食   B. 软食

    C. 半流质   D. 暂时禁食

    E. 流质

26. 病人,女性,58 岁,主诉腹部膨胀、腹痛、嗳气,医嘱:给予肛管排气。排气时,保留肛管一般不超过 20min 的原因是

    A. 防止肠道感染   B. 防止肛管与黏膜粘连

    C. 减轻病人的不适   D. 防止肛门括约肌反应性降低

    E. 不影响病人活动

27. 病人,男性,50 岁。按医嘱进行保留灌肠,下列护理措施正确的是

    A. 为保证疗效,在晨起时灌入   B. 选择较粗的肛管

    C. 插入要浅   D. 药量为 200ml

    E. 提高压力,确保灌肠液进入肠道

28. 病人,女性,27 岁,孕 28 周,主诉腹胀,7d 未排便。医嘱:"1、2、3" 灌肠液小量不保留灌肠。请问 "1、2、3" 灌肠液的正确配制方法是

    A. 50% 硫酸镁 20ml,甘油 80ml,温开水 100ml

    B. 50% 硫酸镁 25ml,甘油 50ml,温开水 75ml

    C. 50% 硫酸镁 30ml,甘油 60ml,温开水 90ml

    D. 50% 硫酸镁 40ml,甘油 60ml,温开水 90ml

E. 50% 硫酸镁 50ml, 甘油 100ml, 开水 150ml

29. 病人, 女性, 50 岁, 患阿米巴痢疾。护士为其实施保留灌肠治疗, 保留灌肠的目的是
    A. 解除便秘   B. 高热降温
    C. 肠道手术前准备   D. 分娩前准备
    E. 治疗肠道感染

30. 病人, 男性, 25 岁, 中暑, 体温 41℃, 神志清楚, 需实施降温灌肠, 应选择的溶液是
    A. 28℃, 0.5% 肥皂液, 1 000ml   B. 32℃, 1% 新霉素溶液, 500ml
    C. 4℃, 0.9% 氯化钠, 500ml   D. 38℃, 2% 小檗碱溶液, 200ml
    E. 39℃, 10% 水合氯醛溶液, 100ml

31. 下列关于粪便性状异常的描述**错误**的是
    A. 肠套叠病人粪便可呈果酱样便   B. 下消化道出血时粪便呈暗红色
    C. 上消化道出血时粪便呈酱油色   D. 完全性胆道阻塞时粪便呈陶土色
    E. 直肠狭窄时粪便呈扁条状或带状

32. 病人, 男性, 80 岁, 急性心肌梗死, 需绝对卧床休息。下列护士为预防其便秘所采取的措施, **不正确**的是
    A. 注意饮水   B. 遵医嘱服用缓泻剂
    C. 多食用粗粮、蔬菜   D. 必要时高压肥皂水灌肠
    E. 必要时应用润肠剂

33. 病人, 女性, 78 岁, 脑出血, 昏迷, 长期卧床, 肠胀气。护士为其做肛管排气, 下述**不妥**的是
    A. 协助病人取左侧卧位
    B. 肛管插入直肠 17cm
    C. 肛管所连接的橡胶管末端插入水瓶中
    D. 按结肠解剖位置做离心按摩
    E. 保留肛管 1h

34. 病人, 女性, 45 岁, 主诉左下腹阵痛半年, 拟于次日行结肠镜检查, 需清洁肠道。护士为其做大量不保留灌肠过程中发现病人面色苍白、剧烈腹痛, 此时应采取的措施是
    A. 暂停片刻   B. 降低灌肠筒位置
    C. 嘱病人张口呼吸   D. 停止灌肠并通知医生

E. 按医嘱给予镇痛剂

35. 病人，男性，56岁，主诉粪便呈柏油样，应首先考虑

    A. 痔疮出血   B. 结肠肿瘤

    C. 消化道出血   D. 直肠癌

    E. 细菌性痢疾

36. 病人，男性，55岁，患失眠症。医嘱：10% 水合氯醛 20ml，9p.m. 灌肠，下列操作**不妥**的是

    A. 操作前嘱病人先排便   B. 病人取左侧卧位

    C. 臀下垫高 20cm   D. 肛管插入 15cm

    E. 保留 60min 以上

A3/A4 型题

（37、38 题共用题干）

病人，男性，45岁，车祸导致高位截瘫合并尿潴留，需长期留置导尿。

37. 为此病人定期更换尿管的目的是

    A. 防止逆行感染   B. 防止尿管老化、折断

    C. 使病人暂时得到休息   D. 锻炼膀胱的反射功能

    E. 避免尿液刺激皮肤

38. 拔管前定时开放尿管的主要目的是

    A. 防止尿管被结晶阻塞   B. 训练膀胱的反射功能

    C. 防止尿路逆行感染   D. 防止尿液外溢

    E. 防止膀胱过度胀满

（39、40 题共用题干）

病人，女性，38岁，诊断为慢性痢疾，需要灌入药物进行治疗。

39. 该病人最好选用灌肠的类型为

    A. 大量不保留灌肠   B. 小量不保留灌肠

    C. 清洁灌肠   D. 保留灌肠

    E. 药物灌肠

40. 该病人应采取的正确卧位是

    A. 平卧位   B. 侧卧位

    C. 左侧卧位   D. 右侧卧位

    E. 截石位

（41、42题共用题干）

病人，男性，54岁，伤寒症。入院数天来体温持续在39~40℃，护士遵医嘱为病人灌肠降温。

41. 灌肠时，肛管插入深度及液体保留的时间为

    A. 5~10cm，10~15min   B. 7~10cm，30min

    C. 7~10cm，10~15min   D. 10~15cm，30min

    E. 15~20cm，10~15min

42. 灌肠液量和液面距肛门的距离应是

    A. 200ml，<50cm   B. 300ml，<40cm

    C. 500ml，<30cm   D. 700ml，<30cm

    E. 1 000ml，<20cm

（二）判断题

（   ）1. 女病人导尿初次消毒原则是自上而下，由内向外。

（   ）2. 正常尿液pH为4.5~7.5，平均约为6。

（   ）3. 血红蛋白尿尿液呈酱油色或浓茶色。

（   ）4. 对于膀胱高度膨胀且又极度虚弱的病人，第一次放尿不可超过800ml。

（   ）5. 留置导尿管病人每天更换导尿管1次。

（三）名词解释

1. 多尿   2. 尿失禁   3. 尿潴留   4. 导尿术

5. 导尿管留置术   6. 灌肠法   7. 保留灌肠

（四）简答题

1. 导尿术的目的有哪些？

2. 对膀胱高度膨胀且又极度虚弱的病人，首次放尿量不得超过多少？为什么？

3. 导尿管留置术如何防止泌尿系统逆行感染？

4. 大量不保留灌肠的目的有哪些？

（五）综合分析题

1. 病人，女性，45岁，行胃大部切除术后12h未排尿，主诉下腹胀痛，排尿困难。护士采用了很多方法帮助该病人排尿，但均无效。请问：

（1）护士采取什么护理措施可以更好地解除病人的痛苦？

（2）在操作过程中应注意什么？

2. 病人，男性，62岁，因外伤导致尿失禁，护士遵医嘱为病人进行留置导尿。请问：

（1）为病人留置导尿的目的是什么？

（2）导尿管插入的长度是多少？

（3）怎样做可以预防逆行性尿路感染？

3. 病人，男性，76岁，因下肢骨折卧床3个月。近3d未排便，主诉腹胀、无食欲。查体：触诊腹部较硬实且紧张，可触及包块，肛诊可触及粪块。请问：

（1）该病人出现了什么情况？

（2）你将针对性地采取哪些护理措施？

三、参考答案

（一）选择题

1. E　　2. A　　3. B　　4. A　　5. D　　6. B　　7. C　　8. A　　9. D

10. C　　11. B　　12. C　　13. A　　14. C　　15. B　　16. C　　17. C　　18. C

19. A　　20. E　　21. B　　22. A　　23. D　　24. E　　25. D　　26. D　　27. D

28. C　　29. E　　30. C　　31. C　　32. D　　33. E　　34. D　　35. C　　36. C

37. A　　38. B　　39. D　　40. C　　41. B　　42. C

（二）判断题

1.（×）　　2.（√）　　3.（√）　　4.（×）　　5.（×）

（三）名词解释

1. 多尿指24h尿量超过2 500ml。

2. 尿失禁是指排尿失去意识控制或不受意识控制，尿液不自主地流出。

3. 尿潴留指膀胱内潴留大量尿液而又不能自主排出。

4. 导尿术是指在严格无菌操作下，将无菌导尿管经尿道插入到膀胱引出尿液的方法。

5. 导尿管留置术是在导尿后，将导尿管保留在膀胱内持续引流出尿液的技术。

6. 灌肠法是将一定量的溶液由肛门经直肠灌入结肠，以帮助病人清洁肠道、排便、排气或由肠道供给药物、营养，达到确定诊断和进行治疗目的的技术。

7. 保留灌肠是将药液灌入到直肠或结肠内，通过肠黏膜吸收以达到治疗疾病目的的技术。

（四）简答题

1. 导尿术的目的：①为尿潴留病人引流出尿液，以减轻痛苦。②协助临床诊断，如留取未受污染的尿标本做细菌培养；测量膀胱容量、压力及检查残余尿液；进行尿道或膀胱造影等。③为膀胱肿瘤病人进行膀胱内化疗。

2. 对膀胱高度膨胀且又极度虚弱的病人，首次放尿量不得超过1 000ml。因大量放尿可导致腹腔内压力突然降低,大量血液滞留在腹腔血管内,引起病人血压突然下降产生虚脱,还会使膀胱内压突然降低,引起膀胱黏膜急剧充血而发生血尿。

3. 导尿管留置术防止泌尿系统逆行感染的措施如下:

(1)保持尿道口清洁:女病人用消毒棉球擦拭尿道口及外阴,男病人擦拭尿道口、龟头及包皮,每天1~2次。排便后及时清洗肛门及会阴部皮肤。

(2)集尿袋更换:每天定时更换集尿袋,更换时引流管及集尿袋不可高于膀胱和耻骨联合,及时排空并记录尿量。

(3)尿管更换:一般导尿管每周更换一次,硅胶导尿管可酌情适当延长更换时间。

(4)妥善安置:病人离床活动时,导尿管和集尿袋应固定妥当,不可高于耻骨联合,以防尿液逆流。

(5)多饮水:如病情允许,应鼓励病人多饮水,以达到自然冲洗尿道的目的。

4. 大量不保留灌肠的目的:

(1)解除便秘和肠胀气。

(2)清洁肠道,为手术、检查或分娩做准备。

(3)稀释并清除肠道内有害物质,减轻中毒。

(4)为高热病人降温。

(五)综合分析题

1.(1)护士采取导尿术可以更好地解除病人的痛苦。

(2)注意事项

1)核对解释:严格执行查对制度,做好解释与沟通,取得病人的合作。

2)保证无菌:严格遵守无菌技术操作原则,防止尿路感染。

3)维护自尊:保护病人隐私,维护病人自尊,遮挡操作环境,规劝探视及无关人员离开,并采取适当措施以防病人着凉。

4)正确插管:选择光滑和粗细适宜的导尿管。插管时动作要轻柔、准确,避免损伤尿道黏膜。为女病人导尿时,若导尿管误入阴道,必须更换导尿管后重新插入。老年女性尿道口回缩,插管时应仔细观察、辨认,避免误入阴道。

5)放尿方法:对膀胱高度膨胀且又极度虚弱的病人,首次放尿量不得超过1 000ml。因大量放尿可导致腹腔内压力突然降低,大量血液滞留在腹腔血管内,引起病人血压突然下降产生虚脱,还会使膀胱内压突然降低,引起膀胱黏膜急剧充血而发生血尿。

2.(1)为病人留置导尿技术的目的:保持会阴部的清洁干燥,进行膀胱功能训练。

(2)导尿管插入的长度是20~22cm,见尿液流出再插入7~10cm。

（3）预防逆行性尿路感染的措施：

1）保持尿道口清洁：女病人用消毒棉球擦拭尿道口及外阴，男病人擦拭尿道口、龟头及包皮，每天1～2次。排便后及时清洗肛门及会阴部皮肤。

2）集尿袋更换：每天定时更换集尿袋，更换时引流管及集尿袋不可高于膀胱和耻骨联合，及时排空并记录尿量。

3）尿管更换：一般导尿管每周更换一次，硅胶导尿管可酌情适当延长更换时间。

4）妥善安置：病人离床活动时，导尿管和集尿袋应固定妥当，不可高于耻骨联合，以防尿液逆流。

5）多饮水：如病情允许，应鼓励病人多饮水，以达到自然冲洗尿道的目的。

3.（1）该病人出现了便秘。

（2）护理措施

1）心理护理：了解病人心态和排便习惯，向病人解释便秘的原因及护理措施，消除病人的思想顾虑。

2）排便环境：为病人提供隐蔽的环境及充裕的排便时间，如拉上帷帘或用屏风遮挡，避开查房、治疗、护理和进餐时间，使病人安心排便。

3）选取适宜的排便姿势：床上使用便盆时，病人取坐位或抬高床头，利用重力作用增加腹压利于排便。病情允许时病人可如厕排便。对于手术病人，在术前应有计划地训练其在床上使用便盆。

4）腹部环形按摩：按结肠解剖位置自右向左做环形按摩，以此增加腹压，促使降结肠的内容物向下移动，利于肠蠕动，促进排便。

5）口服缓泻剂：遵医嘱给予口服缓泻剂，如蓖麻油、植物油、液状石蜡、硫酸镁等，起到导泻的作用。

6）使用简易通便剂：指导病人或家属学会正确使用简易通便剂，达到软化粪便、润滑肠壁、刺激肠蠕动以促进排便的作用。

7）健康指导。①养成习惯：向病人讲解有关排便的知识，使病人养成定时排便的习惯，不随意使用缓泻剂及灌肠的方法排便，避免产生依赖。②优化食谱：多食蔬菜、粗粮等富含膳食纤维的食物；病情允许的情况下可多饮水；适当摄取油脂类食物；也可食用具有润肠通便作用的食物。③鼓励活动：通过散步、打太极拳等促进肠蠕动，利于排便；指导病人加强腹肌、盆底部肌肉的锻炼，增强肌张力，利于排便。

8）如经上述措施处理无效，则需采用灌肠技术。

（蒋　琼）

第十二章 | 冷热疗技术

一、重点难点

【重点】

1. 冷、热疗法的作用与禁忌证。
2. 影响冷、热疗效果的因素。

【难点】

1. 乙醇拭浴技术的操作程序、注意事项。
2. 热水袋使用的操作程序、注意事项。

二、考点测试

（一）选择题

A1 型题

1. 影响冷、热疗效果的因素**不包括**

    A. 方法   B. 性别

    C. 部位   D. 时间

    E. 环境温度

2. 腰肌劳损病人使用热疗的目的是

    A. 减轻炎症水肿   B. 促进血液循环

    C. 减轻组织充血   D. 促进炎症消失

    E. 缓解疼痛

3. 足底用冷可引起

    A. 腹泻   B. 反射性心率减慢

C. 心房纤颤   D. 一过性冠状动脉收缩

E. 传导阻滞

4. 年老体弱及昏迷病人用热水袋，水温应控制在

    A. 40℃   B. 50℃

    C. 60℃   D. 70℃

    E. 80℃

5. 冷疗减轻疼痛的机制是

    A. 减少局部血流，降低细菌的活力   B. 降低组织的新陈代谢

    C. 扩张血管，降低肌肉组织的紧张性   D. 降低神经末梢的敏感性

    E. 促进血液循环，加速致痛物质的排出

6. 下列疾病中**禁忌**局部用冷的是

    A. 高热   B. 鼻出血

    C. 局部血液循环不良   D. 牙痛

    E. 化脓感染

7. 乙醇拭浴**禁忌**拍拭胸腹部是防止

    A. 发生寒战   B. 体温骤降

    C. 反射性心率减慢及腹泻   D. 呼吸不畅

    E. 血压下降

8. 热疗的适应证是

    A. 脏器出血   B. 胃肠痉挛

    C. 面部疖肿   D. 化脓性炎症

    E. 急腹症未确诊前

9. 乙醇擦浴时，足底放置热水袋的原因是

    A. 保暖   B. 防止体温骤降

    C. 感觉舒适，减轻头部充血   D. 防止病人虚脱

    E. 预防发生心律不齐

10. 热水袋的保存方法正确的是

    A. 袋内储存1/4的水，防粘连   B. 将水倒出晾干

    C. 将水倒出后平放   D. 将水倒出后旋紧塞子倒挂

    E. 倒挂、晾干后吹气，旋紧塞子

11. 炎症早期用热的主要目的是

    A. 扩张局部血管   B. 改善血液循环

C. 增强白细胞的吞噬功能　　　　D. 促进炎性渗出物的吸收和消散

E. 减轻局部疼痛

12. 以下全身用冷的方法正确的是

A. 身体周围放冰袋　　　　　　　B. 调节室内温度低于18℃

C. 头、颈、腋下及腹股沟放冰袋　D. 用32～34℃温水拭浴

E. 四肢及头部冷敷

13. 全身用冷、头部置冰袋的主要目的是

A. 使病人舒适　　　　　　　　　B. 加强拭浴反应

C. 协助降温,防止头部充血　　　D. 使寒战发生

E. 以上都不对

14. 老年病人热敷时重点应注意

A. 预防压疮　　　　　　　　　　B. 避免烫伤

C. 皮肤弹性　　　　　　　　　　D. 皮肤有无出血点

E. 防止着凉

15. 红外线灯照射时,灯距和照射时间为

A. 30～50cm,20～30min　　　　B. 30～50cm,30～60min

C. 50～60cm,20～30min　　　　D. 50～60cm,30～60min

E. 90～100cm,20～30min

16. 关于热疗的目的下列说法**错误**的是

A. 促进炎症消散或局限　　　　　B. 减轻深部组织充血

C. 减轻疼痛　　　　　　　　　　D. 控制炎症扩散

E. 保暖

17. 伤口部位热敷时应

A. 将敷料去掉再热敷　　　　　　B. 在敷料上面直接放热水袋

C. 先伤口换药再热敷　　　　　　D. 先热敷后换药

E. 以上都不对

18. 可增强冷疗效果的方法是

A. 采用干冷法　　　　　　　　　B. 缩小冷疗面积

C. 延长冷疗时间(超过30min)　　D. 降低环境温度

E. 冷热交替

19. 物理降温最有效的方法是

A. 使用冰槽头部降温　　　　　　B. 冰袋冷敷头部

C. 30%乙醇拭浴   D. 40℃温水拭浴

E. 冰囊冷敷大动脉处

20. 为血液病伴高热的病人降温时，**不宜**采用的方法是

A. 大血管处置冰囊   B. 乙醇拭浴

C. 多饮水   D. 头部置冰袋

E. 保暖

A2 型题

21. 病人，男性，28 岁，肛瘘手术后行热水坐浴，坐浴时间为

A. 5～10min   B. 10～15min

C. 15～20min   D. 20～30min

E. 30～40min

22. 病人，女性，35 岁，高热 39℃，医嘱：给予冰袋物理降温。冰袋正确放置的位置是

A. 枕部   B. 足底

C. 颈前颌下   D. 前额

E. 颞下

23. 病人，女性，68 岁，脑梗死入院，意识模糊 2d，身体虚弱，生命体征尚平稳，四肢发凉。护士用热水袋为其进行保暖，正确的方法是

A. 袋内水温为 60℃

B. 热水袋外裹毛巾

C. 热水袋置于腹部

D. 热水袋水温与室温相同后撤走热水袋

E. 叮嘱家属随时更换袋内热水

24. 病人，女性，23 岁，今日下楼时不慎致踝关节扭伤 1h 来院就诊，目前应进行的处理措施是

A. 热敷   B. 冷敷

C. 冷、热敷交替   D. 热水足浴

E. 按摩推拿

25. 病人，女性，45 岁，因高热急诊入院，体温 39.9℃。正确的物理降温措施是

A. 嘱病人多饮冰水   B. 前额、头顶部置冰袋

C. 全身冷水拭浴   D. 心前区乙醇拭浴

E. 冰敷 60min 后测体温

26. 病人,女性,25岁,鼻翼旁疖肿,此处**禁忌**热敷的原因是

    A. 易烫伤面部   B. 易造成颅内感染

    C. 加重疼痛   D. 加重局部出血

    E. 掩盖病情

27. 病人,男性,35岁,车祸致颅脑外伤,现持续高热,遵医嘱应用冰帽防治脑水肿,保护脑细胞,病人肛温应维持在

    A. 37℃   B. 28℃

    C. 36℃   D. 33℃

    E. 35℃

28. 病人,女性,25岁,肛管直肠手术后。医嘱:高锰酸钾坐浴。坐浴时,方法**不正确**的是

    A. 坐浴盆使用前应消毒处理   B. 高锰酸钾溶液的浓度为1:5 000

    C. 坐浴时间为20min   D. 水温调节为30~35℃

    E. 如感觉头晕、胸闷等不适,应立即停止坐浴

29. 病人,女性,56岁,风湿性关节炎。每天用红外线照射局部20min。护士巡视时发现病人局部皮肤出现桃红色均匀红斑,下列说法正确的是

    A. 照射剂量过大   B. 照射剂量过小

    C. 照射剂量合适   D. 应立即停止照射

    E. 应延长照射时间

30. 病人,女性,42岁,跌伤后腿部软组织淤血肿胀第4天,护士为病人进行局部热湿敷,操作**不正确**的是

    A. 局部涂凡士林

    B. 局部盖一层纱布

    C. 拧干敷布,嘱病人用手背测试温度

    D. 将敷布敷于患处,加盖棉垫

    E. 3~5min更换敷布一次,治疗时间为15~20min

A3/A4型题

(31、32题共用题干)

病人,男性,35岁,因颅脑外伤、脑水肿入院,昏迷。查体:体温39.5℃,脉搏112次/min,呼吸24次/min,血压100/60mmHg,遵医嘱给予病人物理降温。

31. 该病人最适宜的降温方式为

    A. 温水拭浴   B. 乙醇拭浴

C. 头部用冰槽降温　　　　　　D. 冷湿敷

E. 额部置冰袋降温

32. 采用此法给予降温的主要目的是

A. 增强脑细胞代谢　　　　　　B. 降低体温

C. 降低脑血管通透性　　　　　D. 收缩血管,使血流减慢

E. 降低脑细胞代谢,减慢对脑细胞的损害

(33、34题共用题干)

病人,男性,32岁,高热待查,体温39.6℃,护士遵医嘱为其温水拭浴降温。

33. 拭浴的水温是

A. 32~34℃　　　　　　　　　B. 40~45℃

C. 45~50℃　　　　　　　　　D. 50~55℃

E. 55~60℃

34. 为病人温水拭浴时,**禁忌**拍拭心前区的目的是避免出现

A. 血管收缩　　　　　　　　　B. 心率减慢

C. 一过性冠状动脉收缩　　　　D. 呼吸节律异常

E. 体温骤降

(35、36题共用题干)

病人,男性,75岁,因慢性支气管炎急性发作收入院。病人主诉"怕冷",护士采用热水袋为病人保暖。

35. 热水袋水温**不宜**过高的原因是

A. 皮肤对热反应敏感　　　　　B. 血管对热反应敏感

C. 皮肤抵抗力差　　　　　　　D. 可加重病情

E. 局部感觉迟钝

36. 使用热水袋,下列**不正确**的是

A. 水温调节至50℃以内　　　　B. 灌水约2/3满

C. 排尽空气,旋紧塞子　　　　D. 热水袋直接接触皮肤,保证热效

E. 擦干后倒提热水袋,检查有无漏水

(37、38题共用题干)

产妇,28岁,分娩时行会阴侧切,现切口局部出现红、肿、热、痛,给予红外线灯局部照射。

37. 照射后局部皮肤出现紫红色,此时护士应

A. 适当降低温度,继续照射　　B. 改用小功率灯,继续照射

C. 改用大功率灯,继续照射　　　　D. 停止照射,改用热湿敷

E. 立即停止照射,局部皮肤涂凡士林

38. 次日,产妇诉"头痛、头晕",查体:体温 38.8℃、脉搏 105 次/min、呼吸 22 次/min。此时,最佳的物理降温方式是

A. 冰袋冷敷　　　　　　　　　　B. 温水拭浴

C. 乙醇拭浴　　　　　　　　　　D. 局部冷湿敷

E. 头部冰帽

（39、40 题共用题干）

病人,女性,55 岁。诊断:痔疮。病人经常便后出血,行痔疮手术后,遵医嘱给予热水坐浴。

39. 热水坐浴的目的是

A. 消炎、消肿、镇痛　　　　　　B. 降温

C. 消炎、解痉、止痛　　　　　　D. 缓解便秘

E. 促进伤口愈合

40. 给予热水坐浴时,护士操作方法**不正确**的是

A. 浴盆和溶液需无菌　　　　　　B. 操作前嘱病人排空膀胱

C. 倒入坐浴溶液至浴盆 2/3 满　　D. 坐浴时间为 15～20min

E. 坐浴后更换敷料

（二）判断题

(　　)1. 病人出现呼吸异常症状时应停止拭浴。

(　　)2. 脑水肿病人使用冰槽时,体温降至 30℃会导致组织水肿。

(　　)3. 使用冰槽治疗脑水肿,对脑细胞的作用是减少耗氧量。

(　　)4. 心前区用冷可致心房、心室纤颤及传导阻滞。

(　　)5. 痔疮术后不可用热水坐浴。

(　　)6. 冷疗技术临床常用于腹痛病人。

(　　)7. 治疗面部感染可以使用局部热敷。

(　　)8. 压疮局部肿痛明显时可用冰袋冷敷。

(　　)9. 全身衰竭体温低于 35℃的危重病人可用热湿敷。

(　　)10. 用冷可控制炎症扩散和化脓的机制是降低细菌的活力和细胞的代谢。

（三）简答题

1. 冷疗的作用是什么?

2. 冷疗的禁忌部位有哪些? 为什么?

3. 热疗的作用是什么?

4. 影响冷、热疗的因素有哪些?

(四)综合分析题

1. 病人,男性,32 岁。因急性肺炎入院,体温 39.7℃,护士遵医嘱为其做乙醇拭浴。请问:

(1)护士需要准备的乙醇浓度和温度分别是多少?

(2)乙醇拭浴时热水袋和冰袋如何放置? 为什么?

2. 病人,女性,72 岁。因急性上呼吸道感染收入院,主诉"全身发冷",护士采用热水袋为其保暖。请问:

(1)护士需要准备的热水温度是多少? 为什么?

(2)为该病人使用热水袋时,护士需要注意的事项有哪些?

三、参考答案

(一)选择题

1. B	2. E	3. D	4. B	5. D	6. C	7. C	8. B	9. C
10. E	11. D	12. D	13. C	14. B	15. A	16. D	17. D	18. D
19. C	20. B	21. C	22. D	23. B	24. D	25. B	26. B	27. D
28. D	29. C	30. C	31. E	32. E	33. A	34. B	35. E	36. D
37. E	38. A	39. A	40. C					

(二)判断题

1.(√)　2.(×)　3.(√)　4.(√)　5.(×)　6.(×)　7.(×)

8.(×)　9.(×)　10.(√)

(三)简答题

1. 冷疗的作用:①控制炎症扩散;②减轻局部充血或出血;③减轻疼痛;④降低体温。

2. 冷疗的禁忌部位和原因:

(1)枕后、耳郭、阴囊处:以防冻伤。

(2)心前区:以防反射性心率减慢、心律不齐、心房纤颤或心室纤颤及房室传导阻滞。

(3)腹部:以防腹痛、腹泻。

(4)足底:以防反射性末梢血管收缩而影响散热或一过性冠状动脉收缩。

3. 热疗的作用:①促进炎症消散和局限;②减轻深部组织充血;③减轻疼痛;

④保暖与舒适。

4. 影响冷、热疗的因素有：①方式；②时间；③温度；④面积；⑤部位；⑥个体差异。

（四）综合分析题

1.（1）护士需要准备的乙醇浓度和温度分别是：25%～35%、30℃。

（2）乙醇拭浴时热水袋和冰袋的放置部位及原因：拭浴前，头部置冰袋有助于降温，并防止头部充血而致头痛；热水袋置足底，以促进足底血管扩张而减轻头部充血，并使病人感到舒适。拭浴后及时撤去热水袋，拭浴后30min测体温，体温降至39℃以下时取下头部冰袋。

2.（1）护士需要准备的热水温度应在50℃以下。因为老年人体温调节能力较差，对冷、热刺激的敏感性降低，局部感觉迟钝，使用热水袋时温度要低于50℃，以防烫伤。

（2）为该病人使用热水袋时，护士需要注意的事项有：①使用热水袋时，应再包一块大毛巾或放于两层毛毯之间，以防烫伤；②使用热水袋过程中经常巡视病人，观察局部皮肤情况；③持续使用热水袋时，应每30min检查水温一次，及时更换热水，并严格执行交接班制度。

（彭 靖）

第十三章 | 药物疗法

一、重点难点

【重点】

1. 给药的原则；注射原则；安全有效的用药指导；常用外文缩写及中文译意。
2. 超声波雾化吸入及氧气雾化吸入。
3. 常用注射技术的目的、部位、方法、注意事项。
4. 青霉素过敏试验的方法、过敏反应的预防措施及临床表现；过敏性休克的抢救措施。

【难点】

1. 药液抽吸技术；各种注射技术。
2. 皮内试验药液的配制。

二、考点测试

（一）选择题

A1 型题

1. 外用药的瓶签颜色是

   A. 蓝色　　　　　　　　　　B. 黑色

   C. 红色　　　　　　　　　　D. 黄色

   E. 绿色

2. 关于药物保管原则的描述，**错误**的是

   A. 药柜应放在干燥、阳光直射的地方　　B. 按有效期先后顺序排放

   C. 剧毒药、麻醉药应加锁保管　　　　　D. 药瓶应有明显的标签

E. 药品应定期检查

3. 下列药物应放置在阴凉处并远离明火的是
   A. 糖衣片   B. 氨茶碱
   C. 乙醇   D. 白蛋白
   E. 盐酸肾上腺素

4. 对易风化潮解的药物应放在
   A. 有色瓶内   B. 阴凉干燥处
   C. 密封瓶内   D. 避光纸盒内
   E. 冰箱内

5. **不属于** "三查八对" 内容的是
   A. 床号、姓名   B. 药名、浓度、剂量
   C. 给药方法、时间   D. 操作前、操作中、操作后查
   E. 查用药后反应

6. 下列外文缩写的中文译意, **错误**的是
   A. q.o.d., 隔天 1 次   B. q.d., 每天 1 次
   C. h.s., 每晚 1 次   D. q.i.d., 每天 4 次
   E. b.i.w., 每周 2 次

7. 关于取药、配药的方法, **错误**的是
   A. 取固体药用药匙   B. 先配固体药, 再配水剂
   C. 药液不足 1ml 用滴管吸取   D. 两种药液可同置一药杯内
   E. 油剂药液应倒入少量冷开水于杯中

8. 服用下列药物时, 需使用吸管的是
   A. 止咳糖浆   B. 磺胺类药物
   C. 氨茶碱   D. 硫酸亚铁
   E. 胃蛋白酶

9. 病人在应用链霉素过程中出现抽搐及全身麻木, 应给予的药物是
   A. 盐酸肾上腺素   B. 阿托品
   C. 葡萄糖   D. 葡萄糖酸钙
   E. 异丙肾上腺素

10. 下列关于药物服用的方法, **错误**的是
    A. 对牙齿有腐蚀或染色的药物可用饮水管吸入, 服后漱口
    B. 服止咳糖浆后不宜立即饮水

C. 服磺胺类药物后应多饮水

D. 对胃黏膜有刺激的药物宜在饭前服

E. 服发汗类药物后多饮水

11. 氧气雾化吸入时，下列操作方法**错误**的是

    A. 核对病人，做好解释   B. 抽吸并稀释药液

    C. 湿化瓶内加入蒸馏水   D. 嘱病人紧闭口唇深吸气，呼气用鼻

    E. 氧流量为 6～8L/min

12. 注射时防止感染的主要措施是

    A. 选择无钩、无弯曲的锐利针头

    B. 注意药物配伍禁忌

    C. 注射前洗手、戴口罩，注射时皮肤消毒直径在 5cm 以上

    D. 不可在硬结、瘢痕处进针

    E. 不可使用变色、混浊的药

13. 同时注射几种药液时，下列说法**错误**的是

    A. 推药应慢   B. 解除思想顾虑

    C. 减轻疼痛   D. 先注射刺激性强的药物

    E. 分散注意力

14. 自安瓿内吸取药液的方法，**错误**的是

    A. 仔细查对

    B. 将安瓿尖端药液弹至体部

    C. 用砂轮在颈部划一锯痕，折断安瓿

    D. 将针头斜面向下放入安瓿内的液面下吸药

    E. 吸药时手不能握住活塞

15. 皮内注射的方法，正确的是

    A. 药物过敏试验取前臂掌侧下段   B. 用碘酊消毒皮肤

    C. 与皮肤成 10° 角刺入   D. 针尖斜面向下

    E. 拔针后用干棉签按压

16. 关于皮下注射的操作方法，**错误**的是

    A. 药量少于 1ml 时需用 1ml 注射器抽吸

    B. 注射部位常规消毒

    C. 持针时，右手示指固定针栓

    D. 针头和皮肤成 50° 角刺入

E. 进针深度为针梗的 1/2 ~ 2/3

17. 2岁以下婴幼儿肌内注射的最佳部位是

    A. 股外侧肌   B. 臀大肌

    C. 臀中肌、臀小肌   D. 上臂三角肌

    E. 后背

18. 各种注射方法的定位,正确的是

    A. 臀中肌注射:髂前上棘外侧三横指处

    B. 臀大肌注射:髂嵴和尾骨连线的外上 1/3

    C. 皮内注射:前臂掌侧

    D. 皮下注射:肩峰下 2 ~ 3 横指

    E. 臀小肌注射:髂前上棘与臀裂顶点的外上 1/3 处

19. 使用破伤风抗毒素,停药后超过一定时间须重做皮试,该时间段是

    A. 1d   B. 3d

    C. 5d   D. 7d

    E. 14d

A2 型题

20. 病人,男性,46 岁,在田间作业时不慎被锈钉刺伤,医嘱:TAT 肌内注射。病人行 TAT 过敏试验,结果为阳性,正确的做法是

    A. 分 4 次注射,剂量逐渐递减   B. 分 4 次注射,剂量逐渐递增

    C. 分 5 次注射,剂量逐渐递减   D. 分 5 次注射,剂量逐渐递增

    E. 分 4 等份,分次注射

21. 病人,女性,50 岁,因患呼吸系统疾病,需同时服用几种药物,最后服用的药物是

    A. 喷托维林   B. 罗红霉素

    C. 维生素 B_1 D. 止咳糖浆

    E. 乙酰半胱氨酸胶囊

22. 病人,男性,25 岁,泌尿系统感染,医嘱为口服磺胺类药物抗感染。护士嘱病人服药后多饮水,目的是

    A. 减少刺激   B. 增强药物疗效

    C. 增加尿量,避免结晶   D. 避免损害肾脏

    E. 增加吸收

23. 病人,女性,65 岁,因慢性充血性心力衰竭入院。护士在执行医嘱地高辛

0.25mg, q.d. 时应特别注意

    A. 嘱病人多饮水   B. 将药物研碎

    C. 给药前测量脉率、心率   D. 待病人服下后离开

    E. 叮嘱病人按时服药

24. 病人，女性，64 岁，患有多种慢性病，同时服用下列几种药物，宜饭前服用的药物是

    A. 红霉素   B. 布洛芬

    C. 健胃消食片   D. 氨茶碱

    E. 阿司匹林

25. 病人，女性，35 岁，因支气管哮喘需做雾化吸入，医嘱要求使用氨茶碱，目的是

    A. 消除炎症   B. 减轻黏膜水肿

    C. 解除支气管痉挛   D. 保持呼吸道湿润

    E. 稀释痰液

26. 病人，女性，35 岁，车祸后并发血气胸。进行手术治疗后医嘱为常规进行盐酸氨溴索雾化吸入。用该药的目的是

    A. 解痉   B. 平喘

    C. 镇痛   D. 抑制腺体分泌

    E. 稀释痰液，促进痰液排出

27. 护士遵医嘱为病人行 10% 葡萄糖酸钙 10ml 缓慢静脉推注，推注约 5ml 后护士发现推注稍有阻力，局部无隆起、疼痛，抽无回血。发生上述情况的可能原因是

    A. 静脉痉挛   B. 针头刺入过深，穿破对侧血管壁

    C. 针头斜面一半在血管外   D. 针头斜面紧贴血管内壁

    E. 针头刺入皮下

A3/A4 型题

（28～30 题共用题干）

病人，男性，70 岁，有慢性支气管炎病史。最近咳嗽加剧，痰液黏稠，伴呼吸困难，入院后给予超声波雾化吸入。

28. 超声波雾化吸入治疗的目的**不包括**

    A. 消除炎症   B. 解除支气管痉挛

    C. 稀释痰液   D. 帮助祛痰

    E. 保持口腔清洁

29. 为该病人做雾化治疗时的首选药物是

　　A. 庆大霉素　　　　　　　　　B. 沙丁胺醇

　　C. 地塞米松　　　　　　　　　D. α-糜蛋白酶

　　E. 氨茶碱

30. 指导病人做超声雾化吸入时,下列选项**错误**的是

　　A. 协助病人取舒适体位　　　　B. 先开电源开关,再开雾量调节开关

　　C. 嘱病人张口呼吸　　　　　　D. 吸入时间为 15~20min

　　E. 治疗完毕,先关雾化开关,再关电源开关

(31、32题共用题干)

某新生儿出生后6h,进行预防接种。

31. 接种卡介苗的正确方法是

　　A. 前臂掌侧下段,ID　　　　　　B. 三角肌下缘,ID

　　C. 三角肌下缘,H　　　　　　　D. 上臂三角肌,H

　　E. 臀大肌,IM

32. 接种乙肝疫苗的正确方法是

　　A. 前臂掌侧下段,ID　　　　　　B. 三角肌下缘,ID

　　C. 三角肌下缘,H　　　　　　　D. 上臂三角肌,IM

　　E. 臀大肌,IM

(33~35题共用题干)

病人,男性,68岁,2型糖尿病8年。胰岛素6U治疗。餐前30min,H,t.i.d.。

33. "H"译成中文的正确含义是

　　A. 皮内注射　　　　　　　　　B. 皮下注射

　　C. 肌内注射　　　　　　　　　D. 静脉注射

　　E. 静脉滴注

34. 每天给药次数

　　A. 每天1次　　　　　　　　　B. 每天2次

　　C. 每天3次　　　　　　　　　D. 每天4次

　　E. 每晚1次

35. 合适的注射部位是

　　A. 腹部　　　　　　　　　　　B. 臀小肌

　　C. 臀中肌　　　　　　　　　　D. 臀大肌

　　E. 上臂三角肌

病人,男性,65岁。因"直肠癌"拟行手术治疗,医嘱"青霉素皮内试验",护士配制好青霉素皮试液后给病人注射。

36. 注射的剂量应是

    A. 1 500U   B. 200U

    C. 150U   D. 20U

    E. 15U

37. 注射前应询问病人的情况不包括

    A. 既往是否使用过青霉素   B. 对青霉素是否过敏

    C. 有无其他药物过敏   D. 是否对海鲜、花粉等过敏

    E. 家属有无青霉素过敏

38. 在青霉素治疗过程中,下列情况需重做皮试的是

    A. 肌内注射改静脉滴注   B. 肌内注射每天1次改每天2次

    C. 病人因故未注射药物   D. 青霉素批号更改

    E. 病人病情加重

（39、40题共用题干）

病人,男性,20岁。因患大叶性肺炎需青霉素治疗。皮试5min后病人出现胸闷、气急、皮肤瘙痒、面色苍白、脉搏细弱、血压下降、烦躁不安。

39. 病人发生的反应是

    A. 青霉素毒性反应   B. 血清病型反应

    C. 呼吸道过敏反应   D. 过敏性休克

    E. 皮肤组织过敏反应

40. 针对上述情况,护士应首先采取的急救措施是

    A. 立即平卧,皮下注射盐酸肾上腺素

    B. 立即皮下注射异丙肾上腺素

    C. 立即静脉注射地塞米松

    D. 立即注射呼吸兴奋药

    E. 立即注射升压药

（41～45题共用题干）

于先生,30岁,诊断为肺结核,据医嘱注射链霉素。

41. 注射前需做药物过敏试验,下列操作**错误**的是

    A. 选用1ml注射器和4.5号针头

B. 做皮内注射前必须询问病人过敏史

C. 注射部位皮肤忌用碘酊消毒

D. 进针时,针头与皮肤成 5° 角

E. 注射毕,用棉签轻压拔针

42. 注射的部位及方法是

A. 股外侧肌,皮下注射

B. 三角肌,肌内注射

C. 三角肌下缘,皮内注射

D. 三角肌下缘,皮下注射

E. 前臂掌侧下段,皮内注射

43. 过敏试验结果阴性,遵医嘱肌内注射链霉素,指导病人取侧卧位,病人的姿势是

A. 上腿伸直,下腿稍弯曲

B. 下腿伸直,上腿稍弯曲

C. 两腿弯曲

D. 两腿伸直

E. 两脚跟相对

44. 正确的臀大肌注射定位方法是

A. 取髂嵴与尾骨连线的外 1/3 处

B. 髂前上棘与臀裂顶点连线的外上 1/3 处

C. 取髂前上棘与尾骨连线的内 1/3 处

D. 取髂嵴与尾骨连线的中 1/3 处

E. 取髂前上棘与尾骨连线的外上 1/3 处

45. 护士操作时,减轻疼痛的方法是

A. 注射时进针、拔针、推药都要快

B. 注射刺激性强的药物应选用粗长针头,进针要深

C. 注射时要分散注意力,在注射区域按揉皮肤

D. 注射时进针、拔针要慢,推药要快

E. 注射前协助病人取舒适卧位,便于放松肌肉

(二)判断题

(   )1. 贵重药、剧毒药和麻醉药加锁保管,专人负责。

(   )2. 健胃药应饭后服,因可刺激味觉感受器,促进消化液分泌,增加食欲。

(   )3. 超声波雾化吸入药液可随深而慢的吸气到达终末支气管和肺泡。

(   )4. 氧气雾化吸入调节氧气流量一般为 6 ~ 8L/min。

(   )5. 药物过敏试验常选用的部位是前臂掌侧下段。

(   )6. 臀大肌定位连线法:取髂前上棘与尾骨连线外上 1/3 处为注射部位。

（　　）7. 青霉素过敏试验前只需详细询问病人的药物过敏史。

（　　）8. 抢救过敏性休克的首选药物是0.1%盐酸肾上腺素。

（三）名词解释

1. 超声波雾化吸入　　　2. 皮内注射　　　3. 臀大肌注射十字定位法

4. 臀大肌注射连线定位法　　　5. 脱敏注射法

（四）简答题

1. 简述三查八对的内容。

2. 简述口服给药技术的注意事项。

3. 简述注射原则。

4. 简述皮内注射的注意事项。

5. 简述青霉素过敏反应的预防措施。

（五）综合分析题

1. 病人，男性，40岁，因高热、咳嗽入院，诊断为"肺炎"。医嘱：青霉素皮试St.。皮试后2min，病人出现胸闷、心慌、气促伴濒危感，皮肤瘙痒，面色苍白，出冷汗，脉搏细弱，血压86/40mmHg。请问：

（1）针对病人情况，考虑病人可能出现了什么问题？

（2）应采取的紧急措施是什么？

2. 病人，女性，28岁，因恶心、呕吐、腹痛、腹泻入院，诊断为"急性胃肠炎"。入院后医嘱：山莨菪碱10mg，i.m.，St.。请问：

（1）肌内注射时应注意哪些问题？

（2）如何做到无痛注射？

三、参考答案

（一）选择题

1. C　2. A　3. C　4. C　5. E　6. C　7. D　8. D　9. D

10. D　11. C　12. C　13. D　14. C　15. A　16. D　17. C　18. A

19. D　20. B　21. D　22. C　23. C　24. C　25. C　26. E　27. B

28. E　29. D　30. C　31. B　32. D　33. B　34. C　35. A　36. D

37. D　38. D　39. D　40. A　41. E　42. E　43. A　44. E　45. B

（二）判断题

1.（√）　2.（×）　3.（√）　4.（√）　5.（√）　6.（√）　7.（×）

8.（√）

（三）名词解释

1. 超声波雾化吸入是应用超声波声能，将药液变成细微的气雾，由呼吸道吸入的方法。

2. 皮内注射是将少量药液或生物制品注入皮内的方法。

3. 臀大肌注射十字定位法：从臀裂顶点向左侧或右侧划一水平线，然后从髂嵴最高点作一垂直线，将臀部分为四个象限，外上象限避开内角（髂后上棘至股骨大转子的连线），即为注射区。

4. 臀大肌注射连线定位法：取髂前上棘与尾骨连线外上 1/3 处为注射部位。

5. 脱敏注射法：TAT 过敏试验阳性者，可采用小剂量多次注射。

（四）简答题

1. 三查：操作前、操作中、操作后查（查八对的内容）；八对：核对床号、姓名、药名、浓度、剂量、时间、方法和有效期。

2. （1）严格查对：严格执行查对制度，一次不能取出两位病人的药物，确保病人用药安全。

（2）了解情况：发药前应了解病人的有关情况，如病人不在或因故暂时不能服药，则不能分发药物，同时应做好交接班。

（3）重新核对：发药时若病人提出疑问，护士应认真听取，重新核对，确认无误后耐心解释。

（4）观察病人：观察病人服药后的治疗效果和不良反应，有异常情况及时与医生联系，酌情处理。

（5）温水服药：需吞服的药物通常用 40～60℃ 温开水送下，不要用茶水服药。

（6）药片研碎：婴幼儿、鼻饲或上消化道出血病人所用的固体药，发药前需将药片研碎。

3. （1）严格遵守无菌操作原则。

（2）严格执行查对制度。

（3）严格执行消毒隔离制度。

（4）选择合适的注射器和针头。

（5）选择合适的注射部位。

（6）药液应现用现配。

（7）注射前排尽空气。

（8）注射前检查回血。

（9）掌握无痛注射技术。

4.（1）做药物过敏试验前，护士应详细询问病人的用药史、过敏史及家族史，如病人对该药物过敏，则不可做皮内试验，应与医生联系，更换其他药物。

（2）忌用含碘消毒剂，以免着色影响对局部反应的观察及与碘过敏反应相混淆。

（3）进针角度不宜太大，以免将药液注入皮下，影响药物作用的效果及反应的观察。

（4）做皮内过敏试验时，嘱病人勿按揉注射部位，以免影响对反应结果的判断。

5.（1）青霉素过敏试验前详细询问病人的用药史、药物过敏史及家族过敏史。

（2）使用青霉素前必须做过敏试验：对青霉素过敏的人，任何给药途径（如注射、口服、外用等）、任何剂量和任何剂型均可发生过敏反应。因此，首次使用各种剂型的青霉素都应做过敏试验。对接受青霉素治疗的病人，停药 3d 以上，或在用药过程中更换药物批号时，须重新做过敏试验。有青霉素过敏史者禁止做过敏试验。

（3）正确实施药物过敏试验：准确配制皮试液，正确实施皮内注射，及时观察和准确判断反应结果。

（4）试验结果阳性的处理：试验结果为阳性时，禁用青霉素；并在体温单、医嘱单、门诊卡、病历卡、注射卡及床头卡上醒目地标明"青霉素（＋）"，同时告知病人及其家属。

（5）青霉素应现用现配：青霉素的水溶液在室温下非常不稳定，易增加其降解产物的产生，使其致敏性增高，药效下降。故青霉素使用时要临时稀释，新鲜配制，不宜放置过久。

（6）加强工作责任心：工作人员必须严格执行查对制度。注射前认真核对病人有无过敏史。首次注射青霉素者需观察 30min，注意局部和全身反应，倾听病人主诉，同时做好急救准备工作。

（五）综合分析题

1.（1）针对病人情况，考虑病人可能出现了过敏性休克。

（2）应采取的紧急措施：处理原则是迅速及时、分秒必争、就地抢救。

1）立即停药、平卧、保暖，同时报告医生，就地抢救。

2）立即皮下注射 0.1% 盐酸肾上腺素 1ml，小儿剂量酌减。症状如不缓解，可每隔 30min 行皮下注射或静脉注射该药 0.5ml，也可气管内滴入，直至病人脱离危险期。此药是抢救过敏性休克的首选药物，具有收缩血管、增加外周阻力、提升血压、兴奋心肌、增加心排出量及松弛支气管平滑肌等作用。

3）给予氧气吸入，改善缺氧症状。呼吸受抑制时，应立即行口对口人工呼吸，并肌内注射尼可刹米或洛贝林等呼吸兴奋剂。喉头水肿影响呼吸时，应立即准备气管插管或配合医生施行气管切开。

4）根据医嘱给药：地塞米松 5～10mg 静脉推注或氢化可的松 200～400mg 加入到 5% 或 10% 葡萄糖溶液 500ml 内静脉滴注，此类药有抗过敏作用，能迅速缓解症状；静脉滴注 10% 葡萄糖溶液 500ml 或平衡溶液扩充血容量，如血压仍不回升，可按医嘱加入多巴胺或去甲肾上腺素静脉滴注；应用抗组胺类药物，如盐酸异丙嗪 25～50mg 或苯海拉明 40mg 肌内注射；纠正酸中毒等。

5）如发生心搏、呼吸停止，立即行心肺复苏。如施行体外心脏按压、气管内插管或人工呼吸等急救措施。

6）密切观察病人的生命体征、尿量及神志等变化，并记录。不断评价治疗与护理效果，为进一步处理提供依据。病人未脱离危险期前不宜搬动。

2.（1）肌内注射时应注意：①2 岁以下婴幼儿不宜选用臀大肌注射，因臀大肌尚未发育完善，注射时有损伤坐骨神经的危险，最好选择臀中肌、臀小肌注射。②注射时切勿将针梗全部刺入，以防针梗从衔接处折断；若针头折断，应嘱病人保持原位不动，以防针头移位，尽快使用无菌血管钳将断端取出；若断端全部埋入，速请外科医生处理。③需长期注射者，应交替更换注射部位，并选用细长针头，避免或减少硬结的发生；如长期注射出现硬结时，可采用热敷、理疗等方法处理。④两种或两种以上药物同时注射时，应注意药物的配伍禁忌。

（2）无痛注射应做到：①解除病人顾虑，分散其注意力，指导并协助病人取合适的体位，使肌肉放松。②注射时做到"二快一慢"，即进针、拔针快，推药速度慢且均匀。③注射刺激性较强的药物，选用粗长针头，且需深部注射。④多种药物同时注射时，一般先注射刺激性较弱的药物，再注射刺激性强的药物。

（宫春梓）

第十四章 │ 静脉输液与输血

一、重点难点

【重点】

1. 静脉输液反应、输血反应的原因、症状及护理措施。
2. 静脉输液故障的识别和排除方法。
3. 静脉输液滴速和输液时间的计算。

【难点】

1. 头皮针静脉输液技术。
2. 静脉输液反应、输血反应的症状及护理措施。
3. 输液故障及排除技术。

二、考点测试

（一）选择题

A1 型题

1. 用于补充水分和热量的溶液是

   A. 50% 葡萄糖溶液
   B. 20% 甘露醇溶液
   C. 11.2% 乳酸钠溶液
   D. 0.9% 氯化钠溶液
   E. 10% 葡萄糖溶液

2. 可降低血液黏稠度、改善微循环及抗血栓形成的溶液是

   A. 10% 葡萄糖溶液
   B. 低分子右旋糖酐
   C. 11.2% 乳酸钠溶液
   D. 0.9% 氯化钠溶液
   E. 50% 葡萄糖溶液

3. 下列**不是**静脉输液目的的是
   A. 补充白蛋白
   B. 输入药物,治疗疾病
   C. 补充血容量
   D. 补充营养,供给热能
   E. 补充水分及电解质

4. 用于利尿脱水、降低颅内压的溶液是
   A. 20%甘露醇
   B. 11.2%乳酸钠溶液
   C. 1.84%乳酸钠溶液
   D. 0.9%氯化钠溶液
   E. 10%葡萄糖溶液

5. 可提高血浆胶体渗透压、补充血容量的溶液是
   A. 10%葡萄糖溶液
   B. 11.2%乳酸钠溶液
   C. 5%葡萄糖溶液
   D. 中分子右旋糖酐
   E. 林格液

6. 输液速度可适当快的病人是
   A. 心功能不全的病人
   B. 肺气肿的病人
   C. 婴幼儿
   D. 年老体弱病人
   E. 严重脱水,心肺功能良好的病人

7. 静脉输液排气时,茂菲滴管内液面的高度是
   A. 1/3～2/3满
   B. 1/4～1/2满
   C. 1/2～2/3满
   D. 2/5～1/2满
   E. 1/4～2/3满

8. 头皮针静脉输液进行皮肤消毒时,消毒的范围是
   A. 消毒直径≤5cm
   B. 消毒直径≥5cm
   C. 消毒直径≥3cm
   D. 消毒直径≥4cm
   E. 消毒直径=5cm

9. 头皮针周围静脉输液时,为病人输液部位扎止血带的位置是
   A. 穿刺点上方3～5cm处
   B. 穿刺点上方4～6cm处
   C. 穿刺点上方6～8cm处
   D. 穿刺点上方7～8cm处
   E. 穿刺点上方7～9cm处

10. 静脉穿刺时,进针的角度是
    A. 5°～10°
    B. 10°～20°
    C. 15°～35°
    D. 15°～30°
    E. 20°～35°

11. 一般成人静脉输液滴速应调节在
    A. 20～40 滴 /min
    B. 30～50 滴 /min
    C. 40～60 滴 /min
    D. 50～70 滴 /min
    E. 60～80 滴 /min

12. 输液中发现溶液不滴，检查后发现为针头阻塞，正确的处理方法是
    A. 用手挤压头皮针管
    B. 输液肢体局部热敷
    C. 更换针头重新穿刺
    D. 调整针头位置
    E. 静脉内推注 0.9% 氯化钠溶液冲开

13. 小儿头皮静脉特点描述**错误**的是
    A. 管壁薄，易被压瘪
    B. 无搏动感
    C. 外观呈微蓝色
    D. 位置较浅
    E. 血流方向为离心

14. 静脉输液时，导致溶液不滴的原因**错误**的是
    A. 针头阻塞
    B. 压力过低
    C. 静脉痉挛
    D. 输液管有裂隙
    E. 针头斜面紧贴血管壁

15. 静脉输液引起静脉炎的原因**不包括**
    A. 未严格执行无菌技术操作
    B. 输液速度过快
    C. 静脉留置针时间过久
    D. 长期输入刺激性强的药物
    E. 长期输入高浓度溶液

16. 静脉输液过程中发生空气栓塞，引起机体严重缺氧而危及生命的原因是
    A. 阻塞肺静脉入口
    B. 阻塞上腔动脉入口
    C. 阻塞肺动脉入口
    D. 阻塞下腔动脉入口
    E. 阻塞主动脉入口

17. 下列**不是**静脉输血目的的是
    A. 补充血容量
    B. 补充血红蛋白
    C. 补充抗体
    D. 补充血浆蛋白
    E. 降低颅内压，减轻脑水肿

18. 关于库存血，正确的说法是
    A. 可保存 3～5 周
    B. 保存时间越长，血液的 pH 越高
    C. 可常温保存
    D. 大量输入库存血，可引起碱中毒
    E. 适用于各种原因引起的大出血

19. 输血前准备**错误**的是

    A. 需由二人进行"三查八对"，无误后签名

    B. 采集血标本做血型鉴定和交叉配血试验

    C. 血液从血库取出后勿剧烈震荡

    D. 库存血在输入前应先加温，以免寒冷刺激

    E. 输血前先输入少量0.9%氯化钠溶液

20. 大量输入库存血容易出现

    A. 低血钾　　　　　　　　　B. 高血钾

    C. 高血钠　　　　　　　　　D. 低血钠

    E. 高血钙

21. 下列溶液中输血前后及输入两袋血之间应输入的为

    A. 0.9%氯化钠溶液　　　　　B. 5%葡萄糖溶液

    C. 复方氯化钠溶液　　　　　D. 10%葡萄糖溶液

    E. 5%葡萄糖氯化钠溶液

22. 最严重的输血反应是

    A. 发热反应　　　　　　　　B. 过敏反应

    C. 循环负荷过重　　　　　　D. 溶血反应

    E. 枸橼酸钠中毒

23. 输血过程中发生溶血反应下列处理措施**错误**的是

    A. 立即停止输血

    B. 双侧腰部封闭

    C. 静脉滴注5%碳酸氢钠溶液，碱化尿液

    D. 抗休克治疗

    E. 尿闭者增加入水量

24. 静脉输血发生过敏反应，下列护理措施**错误**的是

    A. 静脉注射氯化钙　　　　　B. 轻者减慢滴速

    C. 重者停止输血　　　　　　D. 呼吸困难者吸氧

    E. 遵医嘱使用抗过敏药物

25. 溶血反应第二阶段的典型症状是

    A. 头胀痛　　　　　　　　　B. 恶心、呕吐

    C. 黄疸和血红蛋白尿　　　　D. 少尿或无尿

    E. 腰背部剧痛

26. 大量输血后引发构橼酸钠中毒的表现**不包括**
    A. 手足抽搐　　　　　　　　　　B. 少尿或无尿
    C. 出血倾向　　　　　　　　　　D. 血压下降
    E. 心率缓慢

27. 静脉输液过程中发生急性肺水肿时,给病人高流量氧气吸入的目的是
    A. 促进肺泡内泡沫破裂　　　　　B. 减轻肺内充血水肿
    C. 增加氧气吸入量　　　　　　　D. 降低肺泡内泡沫表面张力
    E. 减少肺泡内毛细血管渗出液的产生

A2 型题

28. 病人,男性,23 岁,因车祸失血过多导致休克。为提高血浆胶体渗透压,补充血容量,应给予病人输入的溶液是
    A. 0.9% 氯化钠溶液　　　　　　B. 中分子右旋糖酐
    C. 10% 葡萄糖溶液　　　　　　 D. 50% 葡萄糖溶液
    E. 5% 葡萄糖氯化钠溶液

29. 病人,男性,35 岁,现需输入 10% 葡萄糖溶液 1 000ml,所用输液器的点滴系数为 15,计划用 5h 输完,护士为病人调节的滴速为
    A. 20 滴 /min　　　　　　　　　B. 30 滴 /min
    C. 40 滴 /min　　　　　　　　　D. 50 滴 /min
    E. 60 滴 /min

30. 病人,女性,60 岁,在输液过程中突然感到胸闷,胸骨后疼痛,血压低,随即出现呼吸困难,口唇发绀,此时护士应立即让病人采取的体位是
    A. 平卧位　　　　　　　　　　　B. 半坐卧位
    C. 端坐位　　　　　　　　　　　D. 右侧头低足高位
    E. 左侧头低足高位

31. 病人,女性,65 岁,输液过程中突然诉说胸部异常不适,并出现呼吸困难、严重发绀,心前区可闻及一响亮持续的水泡音。护士应考虑病人可能出现的输液反应是
    A. 发热反应　　　　　　　　　　B. 过敏反应
    C. 急性肺水肿　　　　　　　　　D. 空气栓塞
    E. 静脉炎

32. 病人,男性,20 岁,左上肢因输液引起条索状红线,红肿热痛,伴畏寒、发热。下述处理措施**错误**的是

A. 增加肢体活动　　　　　　　　B. 超短波理疗

C. 抬高患肢　　　　　　　　　　D. 遵医嘱给予抗生素治疗

E. 局部用 50% 硫酸镁溶液热湿敷

33. 病人，女性，75 岁，输液过程中突然出现气促、咳嗽、呼吸困难、出冷汗、咳粉红色泡沫样痰，病人可能出现的输液反应是

A. 发热反应　　　　　　　　　　B. 过敏反应

C. 急性肺水肿　　　　　　　　　D. 静脉炎

E. 空气栓塞

34. 病人，女性，45 岁，输液时发生针头斜面紧贴血管壁，导致溶液不滴，应采取的措施是

A. 调整针头或更换肢体位置　　　B. 更换针头，重新穿刺

C. 肢体局部热敷　　　　　　　　D. 抬高输液瓶位置

E. 降低肢体位置

35. 病人，男性，36 岁，输液中发现溶液不滴，检查后发现为针头阻塞，正确的处理方法是

A. 更换针头重新穿刺　　　　　　B. 调整针头位置

C. 用手挤压头皮针管　　　　　　D. 静脉内推注 0.9% 氯化钠溶液冲开

E. 输液肢体局部热敷

36. 患儿，女性，6 个月，护士为其进行头皮静脉穿刺后，出现溶液滴入不畅，局部血管呈树枝分布状苍白，可能发生了

A. 静脉痉挛　　　　　　　　　　B. 误入头皮动脉

C. 针头滑出血管外　　　　　　　D. 静脉炎

E. 针头紧贴血管壁

37. 病人，男性，33 岁，因急性胰腺炎入院，遵医嘱进行输液治疗。护士在巡视过程中发现溶液不滴，以下**不是**造成溶液不滴的原因的是

A. 针头阻塞　　　　　　　　　　B. 针头滑出血管外

C. 压力过低　　　　　　　　　　D. 静脉痉挛

E. 茂菲滴管有裂隙

38. 病人，女性，78 岁，在输液时因输液速度过快发生了急性肺水肿，下列护理措施中**错误**的是

A. 立即停止输液，通知医生　　　B. 安置病人取端坐位，双腿下垂

C. 低流量氧气吸入　　　　　　　D. 给予利尿和扩血管药物

E. 用止血带或血压计袖带轮流适当加压四肢

39. 病人，男性，45岁，因脑出血急诊入院。根据医嘱给予甘露醇250ml静脉滴注，要求30min内输完，输液滴速应调为

  A. 125滴/min   B. 115滴/min

  C. 105滴/min   D. 95滴/min

  E. 85滴/min

40. 病人，女性，56岁，在加压输液中因无人看守出现空气栓塞，其表现主要有

  A. 咳粉红色泡沫样痰   B. 寒战继而高热

  C. 恶心、呕吐   D. 出现条索状红线

  E. 心前区听诊可闻及响亮的、持续的"水泡音"

41. 病人，男性，43岁，在输液过程中突然出现胸部异常不适，呼吸困难，严重发绀，心前区听诊可闻及响亮的、持续的"水泡音"，此时应立即给病人采取的体位是

  A. 左侧头低足高位   B. 右侧头低足高位

  C. 左侧头高足低位   D. 右侧头高足低位

  E. 端坐位

42. 病人，女性，39岁，因十二指肠溃疡致胃出血。病人面色苍白，脉搏120次/min，血压70/50mmHg，医嘱输血400ml，给病人输血的目的是补充

  A. 血小板   B. 血红蛋白

  C. 凝血因子   D. 血容量

  E. 抗体

43. 病人，男性，22岁，因车祸大出血急诊入院，医嘱：输血800ml。输血前护士需要做的准备工作是

  A. 询问病史   B. 测量体温

  C. 采集尿标本送检   D. 护送病人进行B超检查

  E. 做血型鉴定和交叉配血试验

44. 病人，女性，23岁，异位妊娠致大出血，医嘱：输血400ml。输血前护士准备工作**错误**的是

  A. 做血型鉴定和交叉配血试验

  B. 凭提血单到血库取血

  C. 与血库人员共同做好"三查八对"

  D. 将血袋置入热水中进行复温

  E. 认真检查血液质量

45. 病人，男性，35岁，因十二指肠溃疡呕血，医嘱：输血，护士操作正确的是

    A. 将抗过敏的药物加入血袋中

    B. 输血后即调节滴速为65滴/min

    C. 输完第一袋血直接输入第2袋血

    D. 输血结束后血袋保留24h

    E. 输完血后用10%葡萄糖溶液冲管

46. 病人，女性，27岁，因急性再生障碍性贫血入院治疗，该病人最适宜输注的血液制品是

    A. 新鲜血   B. 新鲜冰冻血浆

    C. 5%白蛋白   D. 库存血

    E. 浓缩红细胞

47. 病人，女性，35岁，输血15min后发生寒战，体温39.5℃，继而主诉头痛、恶心、呕吐、抽搐，病人此时出现的输血反应是

    A. 发热反应   B. 过敏反应

    C. 急性肺水肿   D. 枸橼酸钠中毒

    E. 溶血反应

48. 病人，男性，50岁，肝硬化、食管-胃底静脉曲张破裂出血，需输入血液1 500ml。为预防大量输血引起枸橼酸钠中毒反应的措施是

    A. 输入少量生理盐水

    B. 口服葡萄糖酸钙

    C. 输血前皮下注射0.1%肾上腺素0.5ml

    D. 输血前肌内注射异丙嗪25mg

    E. 另一侧静脉注射10%葡萄糖酸钙10ml

49. 病人，女性，35岁，车祸致大出血，医嘱：输血1 500ml。病人出现手足抽搐、伤口渗血、血压下降、心率缓慢，病人此时出现的输血反应是

    A. 发热反应   B. 过敏反应

    C. 急性肺水肿   D. 枸橼酸钠中毒

    E. 溶血反应

50. 病人，男性，25岁，车祸致大出血，医嘱输血800ml，护士在输血前后需静脉滴注的是

    A. 5%葡萄糖溶液   B. 10%葡萄糖溶液

    C. 复方氯化钠溶液   D. 0.9%氯化钠溶液

E. 5%碳酸氢钠溶液

51. 病人,女性,68岁,因十二指肠溃疡出血入院,医嘱输血800ml。在输血过程中出现皮肤瘙痒,局部出现荨麻疹,无其他不适,护士首先做的是

    A. 立即停止输血
        B. 皮下注射0.1%肾上腺素0.5~1ml

    C. 氧气吸入
        D. 抗休克治疗

    E. 减慢输血速度,密切观察病情

52. 病人,男性,50岁,因上消化道出血入院,医嘱:输血400ml。在输血10min后出现头胀痛、四肢麻木、腰背部剧痛,病人出现的输血反应是

    A. 发热反应
        B. 过敏反应

    C. 急性肺水肿
        D. 溶血反应

    E. 枸橼酸钠中毒

A3/A4型题

(53、54题共用题干)

病人,男性,34岁,因高血压致脑出血、颅内压增高入院。护士遵医嘱用20%甘露醇溶液静脉滴注。

53. 该病人的输液目的是

    A. 供给热量
        B. 补充水分

    C. 补充电解质
        D. 补充血容量

    E. 利尿脱水

54. 为病人输液时,下列护理措施**不正确**的是

    A. 加强巡视
        B. 注意输液管道是否通畅

    C. 耐心听取病人主诉
        D. 输液滴速不可过快

    E. 液体输完及时更换

(55~57题共用题干)

病人,女性,48岁,因急性胃肠炎腹泻、周身乏力、精神萎靡急诊入院。医嘱:补液治疗。输液30min后,病人出现发冷、寒战,呼吸急促,体温41℃。

55. 护士应判断病人可能出现的输液反应是

    A. 发热反应
        B. 过敏反应

    C. 急性肺水肿
        D. 空气栓塞

    E. 静脉炎

56. 引起此反应的原因是

    A. 输入致热物质
        B. 输液速度过快

C. 置入的输液导管时间过长　　D. 输入较多空气

E. 输液药物刺激性较强

57. 护士正确的处理措施是

A. 给予高流量氧气吸入　　B. 安置病人于端坐位

C. 继续输液,给予物理降温　　D. 超短波理疗

E. 停止输液,给予物理降温

（58、59题共用题干）

病人,男性,23岁,因肺炎给予阿奇霉素静脉滴注。用药2d后注射部位出现沿静脉走行方向条索状红线,伴红、肿、热、痛等症状,护士判断为静脉炎。

58. 护士采取的护理措施**错误**的是

A. 局部用50%硫酸镁溶液热湿敷　　B. 患肢抬高并制动

C. 超短波理疗　　D. 患肢适当活动

E. 遵医嘱给予抗生素治疗

59. 下列预防静脉炎的措施正确的是

A. 控制输液速度　　B. 认真检查药液的质量

C. 严格控制输液量　　D. 及时更换输液瓶

E. 刺激性强、浓度高的药物充分稀释后再输入

（60~63题共用题干）

病人,男性,78岁,急性上呼吸道感染入院。输液过程中自行将滴速调至120滴/min,输液即将结束时,病人突然出现呼吸困难、气促、咳嗽,咳粉红色泡沫样痰,两肺听诊布满湿啰音。

60. 根据病人表现,护士应考虑病人出现的输液反应是

A. 发热反应　　B. 过敏反应

C. 急性肺水肿　　D. 空气栓塞

E. 静脉炎

61. 应立即协助病人采取的体位是

A. 仰卧位　　B. 侧卧位

C. 中凹卧位　　D. 端坐位

E. 膝胸卧位

62. 为减轻病人呼吸困难症状,可采用乙醇湿化给氧的浓度是

A. 10%~20%　　B. 20%~30%

C. 30%~40%　　D. 40%~50%

E. $50\%\sim60\%$

63. 给予病人乙醇湿化吸氧的目的是

    A. 降低肺泡内泡沫表面张力   B. 降低肺泡的表面张力

    C. 增加肺泡的表面张力   D. 增加肺泡内泡沫的表面张力

    E. 扩张周围血管

（64、65 题共用题干）

病人，女性，65 岁，因急性胃肠炎入院，医嘱：静脉输液。护士巡视病房时发现病人静脉输液的溶液不滴，挤压时感觉输液管有阻力，松手时无回血。

64. 此时病人发生的情况是

    A. 针头滑出血管外   B. 针头阻塞

    C. 针头斜面紧贴血管壁   D. 静脉痉挛

    E. 输液管扭曲受压

65. 护士应立即采取的措施是

    A. 局部热毛巾热敷   B. 调整针头方向

    C. 更换针头，另选血管重新穿刺   D. 抬高输液瓶位置

    E. 变换肢体位置

（66~69 题共用题干）

病人，女性，63 岁，因甲状腺功能亢进入院治疗。输液过程中突然胸部异常不适，呼吸困难，严重发绀，心前区听诊可闻及响亮、持续的"水泡音"。

66. 病人出现的输液反应是

    A. 发热反应   B. 过敏反应

    C. 急性肺水肿   D. 空气栓塞

    E. 静脉炎

67. 发生该输液反应的原因是

    A. 输入致热物质   B. 输液速度过快

    C. 输液药物刺激性较强   D. 输入较多空气

    E. 置入的输液导管时间过长

68. 护士应立即安置病人的体位是

    A. 仰卧位   B. 端坐位

    C. 左侧头低足高位   D. 右侧头低足高位

    E. 头低足高位

69. 安置该体位的目的是

　　A. 膈肌下降,有利于改善呼吸困难

　　B. 减少静脉回流

　　C. 促进血液循环,保证心脑血液供应

　　D. 减少脑部供血,减轻脑充血

　　E. 使肺动脉的位置低于右心室,使阻塞肺动脉入口的气泡向上漂移

(70~72题共用题干)

病人,男性,24岁,因车祸致脾破裂急诊入院,需立即手术并大量输血。

70. 给病人输血的目的是补充

　　A. 血容量　　　　　　　　　　　B. 血红蛋白

　　C. 血小板　　　　　　　　　　　D. 凝血因子

　　E. 补体抗体

71. 输血时两袋血之间应输入少量

　　A. 5% 葡萄糖溶液　　　　　　　B. 10% 葡萄糖溶液

　　C. 复方氯化钠溶液　　　　　　　D. 0.9% 氯化钠溶液

　　E. 5% 碳酸氢钠溶液

72. 大量输注库存血后可能会发生

　　A. 酸中毒和高血钾　　　　　　　B. 碱中毒和高血钾

　　C. 酸中毒和低血钾　　　　　　　D. 碱中毒和低血钾

　　E. 酸中毒和高血钠

(73~76题共用题干)

病人,男性,24岁,因车祸致脾破裂急诊入院。输血15min后,病人出现头胀痛、四肢麻木、腰背部剧痛,继而出现黄疸和血红蛋白尿。

73. 此时病人出现的输血反应是

　　A. 发热反应　　　　　　　　　　B. 过敏反应

　　C. 急性肺水肿　　　　　　　　　D. 枸橼酸钠中毒

　　E. 溶血反应

74. 发生该输血反应的原因是

　　A. 输入致热物质　　　　　　　　B. 未严格执行无菌技术操作

　　C. 输入变质血　　　　　　　　　D. 输入大量库存血

　　E. 病人为过敏体质

75. 护士应立即采取的措施是
    A. 停止输血
    B. 热水袋敷双侧肾区
    C. 密切观察生命体征
    D. 行透析疗法
    E. 静脉滴注 5% 碳酸氢钠溶液

76. 护士为病人热敷双侧肾区的目的是
    A. 促进排泄
    B. 保暖,使病人舒适
    C. 减轻深部组织充血
    D. 缓解疼痛
    E. 解除肾小管痉挛

（77、78 题共用题干）

病人,女性,52 岁,因上消化道出血入院,医嘱:输血 400ml。在输血过程中出现皮肤瘙痒,局部出现荨麻疹,眼睑、口唇水肿。

77. 此时病人出现的输血反应是
    A. 发热反应
    B. 过敏反应
    C. 急性肺水肿
    D. 枸橼酸钠中毒
    E. 溶血反应

78. 发生该输血反应的原因是
    A. 输入致热物质
    B. 未严格执行无菌技术操作
    C. 输入变质血
    D. 输入大量库存血
    E. 病人为过敏体质

（79~81 题共用题干）

病人,男性,52 岁,因车祸致腹外伤出血入院,医嘱:输血 800ml。在输血过程中出现手足抽搐、出血倾向、血压下降、心率缓慢。

79. 出现该情况的原因是
    A. 输入致热物质
    B. 输入变质血
    C. 输血速度过快
    D. 血型不合
    E. 枸橼酸钠尚未氧化即和血中游离钙结合而使血钙下降

80. 此时护士应采取的措施是
    A. 安置病人取左侧头低足高位
    B. 立即停止输血
    C. 使用约束带
    D. 给予高流量氧气吸入
    E. 及时通知医生紧急处理

81. 为预防该情况可给予的药物是
    A. 10% 葡萄糖酸钙溶液
    B. 5% 碳酸氢钠溶液

C. 0.1% 盐酸肾上腺素　　　　　　　D. 0.9% 氯化钠溶液

E. 50% 葡萄糖溶液

（二）判断题

（　　　）1. 胶体溶液的分子量小，在血管内存留时间短，对维持细胞内、外水分的相对平衡有重要作用。

（　　　）2. 葡萄糖溶液属于胶体溶液。

（　　　）3. 静脉输液技术进行初步排气时，将输液瓶挂在输液架上，将茂菲滴管倒置，当达到 1/2～2/3 满时，迅速转正滴管，使液体缓缓下降。

（　　　）4. 为病人进行头皮针静脉输液时，在穿刺点上方 3～5cm 处扎止血带。

（　　　）5. 静脉穿刺时，针尖与皮肤的进针角度是 15°～30°。

（　　　）6. 为病人静脉输液时，要根据病人的年龄、病情、药物性质调节滴速，一般成人为 40～60 滴/min，儿童为 20～40 滴/min。

（　　　）7. 为病人进行静脉留置针输液时，穿刺部位皮肤消毒时，消毒直径 ≥5cm。

（　　　）8. 小儿静脉外观呈浅红色，薄，易被压瘪，不易滑动。

（　　　）9. 静脉输液发生急性肺水肿时，可静脉放血 200～300ml，但贫血者应禁忌采用。

（　　　）10. 静脉输液发生空气栓塞时，应立即安置病人取右侧头低足高位。

（　　　）11. 静脉输液时病人突然出现气促、咳嗽、呼吸困难、咳粉红色泡沫样痰，可减慢输液速度，密切观察病情变化。

（　　　）12. 静脉输液发生静脉炎时，可局部用 50% 硫酸镁溶液热湿敷，每天 2 次，每次 20min。

（　　　）13. 大量输入库存血时，容易引起高血钾和酸中毒。

（　　　）14. 补充血红蛋白常用于严重贫血病人，可促进血液携氧功能，纠正贫血。

（　　　）15. 取回的库存血勿剧烈震荡，以免红细胞被大量破坏而引起溶血，血液温度较低时可以进行加温。

（　　　）16. 静脉输血结束后，空血袋应保留 6h。

（　　　）17. 静脉输血前应认真检查血液质量，如血浆变红，血细胞呈暗紫色，两者界限不清，提示可能有溶血，不能使用。

（　　　）18. 静脉输血后的 1～2h 内，如病人有畏寒或寒战，继而高热，并伴有皮肤潮红、头痛、恶心、呕吐和肌肉酸痛等症状，提示可能发生了发热反应。

（　　）19. 输库存血 200ml 以上时，遵医嘱静脉注射 10% 葡萄糖酸钙或氯化钙 10ml，以补充钙离子，防止发生低血钙。

（　　）20. 献血者在采血前 12h 内不宜吃高蛋白和高脂肪食物，宜用清淡饮食或饮糖水。

（　　）21. 静脉输血是将全血通过静脉输入人体内的方法。

（　　）22. 库存血是指在 2～6℃冰箱内保存 4 周内的血。

（　　）23. 静脉输血时，在血中可加药物防止过敏反应发生。

（　　）24. 输血前准备工作中为避免差错事故的发生，两名护士要认真进行三查七对。

（三）名词解释

1. 静脉输液　　　2. 静脉输血　　　3. 全血
4. 血浆　　　　　5. 溶血反应

（四）简答题

1. 简述周围静脉输液的目的。

2. 简述静脉输液时造成溶液不滴的原因及对策。

3. 简述静脉输液常见反应与护理

4. 简述静脉输血的目的及适应证。

5. 简述静脉输血常见反应。

6. 输血过程中的"三查八对"内容有哪些？

（五）综合分析题

1. 病人，男性，24 岁，因车祸大失血需紧急输血。输血 10min 后，病人出现头部胀痛、四肢麻木、腰背部剧烈疼痛的症状。请问：

（1）病人可能出现了什么问题？

（2）病人接下来可能会出现的特征性症状是什么？

（3）如何抢救？

2. 病人，男性，76 岁，因慢性阻塞性肺气肿住院治疗。今天早上 8：30 起开始静脉输入 5% 葡萄糖溶液 1 000ml。滴速为 72 滴 /min。10 点左右，当护士巡视病房时，发现病人咳嗽，咳粉红色泡沫样痰，呼吸急促，大汗淋漓。请问：

（1）病人可能出现了什么问题？

（2）护士应该如何处理？

（3）护士应怎样预防此问题的出现？

3. 病人，女性，66 岁，因病情需要行加压静脉输液。当护士去治疗室取物品回到病人床前时,发现病人呼吸困难,有严重发绀。病人自述胸闷、胸骨后疼痛、眩晕,护士立即给病人测血压,血压为70/50mmHg。请问:

(1)病人可能出现了什么问题?

(2)护士应立即协助病人取何种卧位?

(3)护士应怎样预防此问题的出现?

三、参考答案

(一)选择题

1. E	2. B	3. A	4. A	5. D	6. E	7. C	8. B	9. C
10. D	11. C	12. C	13. E	14. D	15. B	16. C	17. E	18. E
19. D	20. B	21. A	22. D	23. E	24. A	25. C	26. B	27. D
28. B	29. D	30. E	31. D	32. A	33. C	34. A	35. A	36. B
37. E	38. C	39. A	40. E	41. A	42. D	43. E	44. D	45. D
46. A	47. A	48. E	49. D	50. D	51. E	52. E	53. E	54. D
55. A	56. A	57. E	58. E	59. E	60. E	61. E	62. B	63. A
64. B	65. C	66. E	67. D	68. C	69. E	70. A	71. D	72. A
73. E	74. C	75. A	76. E	77. B	78. E	79. E	80. E	81. A

(二)判断题

1. (×)	2. (×)	3. (√)	4. (×)	5. (√)	6. (√)	7. (×)
8. (×)	9. (√)	10. (×)	11. (×)	12. (√)	13. (√)	14. (√)
15. (×)	16. (×)	17. (√)	18. (√)	19. (×)	20. (×)	21. (×)
22. (×)	23. (×)	24. (×)				

(三)名词解释

1. 静脉输液是利用大气压和液体静压所形成的输液系统内压高于人体静脉压的物理原理,将大量的无菌溶液或药液直接输入静脉的方法。

2. 静脉输血是将全血或成分血通过静脉输入人体内的方法,是急救和治疗疾病的重要措施之一。

3. 全血是将采集的血液不经任何加工而存入保养液血袋中的血液,分为新鲜血和库存血两种。

4. 血浆是全血分离后所得的液体部分,主要成分为血浆蛋白,不含血细胞,无凝集原,可用于补充血容量、蛋白质和凝血因子。

5. 溶血反应是由于各种原因导致红细胞发生异常破坏或溶解而引起的一系列

临床症状,是输血反应中最严重的反应。

（四）简答题

1.（1）补充水分及电解质,维持酸碱平衡,常用于腹泻、剧烈呕吐等引起脱水、酸碱平衡紊乱的病人。

（2）补充营养,供给热能,促进组织修复,常用于大手术后、慢性消耗性疾病、昏迷、禁食、口腔疾病等不能经口进食及胃肠道吸收障碍的病人。

（3）输入药物,治疗疾病,常用于中毒、各种感染、脑及组织水肿,以及各种需经静脉输入药物治疗的病人。

（4）补充血容量,维持血压,改善微循环,常用于严重烧伤、大出血、休克等病人。

2.（1）针头斜面紧贴血管壁:液体滴入不畅,局部无反应。可调整针头方向或适当变换肢体位置,直到滴入通畅为止。

（2）针头滑出血管外:液体滴入皮下组织,局部肿胀、疼痛。应更换针头,另选血管重新穿刺。

（3）针头阻塞:轻轻挤压输液管有阻力,无回血。应更换针头,另选血管重新穿刺。

（4）压力过低:可因输液瓶位置过低或病人周围循环不良所致。适当抬高输液瓶位置或降低肢体位置。

（5）静脉痉挛:由于穿刺肢体在寒冷的环境中暴露时间过长或输入的液体温度过低所致。可在肢体穿刺部位上方实施热敷。

（6）输液管扭曲受压:可因病人及肢体活动所致。检查病人肢体位置,排除扭曲、受压因素,保持输液管通畅。

3.静脉输液常见反应有发热反应、急性肺水肿（循环负荷过重）、静脉炎、空气栓塞。

（1）发热反应。护理措施:①减慢输液滴速或停止输液,及时通知医生。②遵医嘱给予抗过敏药物或激素治疗。③观察生命体征的变化,病人寒战时给予保暖,高热时采用物理降温。④保留剩余药液和输液器进行检测,查找发热反应的原因。

（2）急性肺水肿（循环负荷过重）。护理措施:①出现症状时,立即停止输液,通知医生,若病情允许安置病人于端坐位,双腿下垂。②给予高流量氧气吸入,一般氧流量为 6～8L/min,以提高肺泡内压力,减少肺泡内毛细血管渗出液的产生,湿化瓶内置 20%～30% 乙醇湿化氧气,乙醇可以降低肺泡内泡沫表面张力,使泡沫破裂消散,从而改善肺部的气体交换,缓解缺氧症状。③遵医嘱给予镇静、平喘、强心、利尿和扩血管药物。④必要时用止血带或血压计袖带轮流适当加压四肢,以阻断静脉血流,减少回心血量,减轻心脏负担,但动脉血仍能通过;每隔 5～10min 轮流放松一个肢体上的止血带,症状缓解后,逐渐解除止血带。⑤静脉放血200～300ml,也是一种有效减少回心血量的最直接的方法,但应慎用,贫血者应禁忌采用。

（3）静脉炎。护理措施:①局部用50%硫酸镁溶液热湿敷,每天2次,每次20min;或用中药如意金黄散加醋调成糊状,局部外敷,每天2次。②患肢抬高并制动。③超短波理疗,每天1次,每次15～20min。④合并感染时,根据医嘱给予抗生素治疗。

（4）空气栓塞。护理措施:①立即安置病人取左侧头低足高位,使肺动脉的位置低于右心室,使阻塞肺动脉入口的气泡向上漂移,气泡随心脏舒缩混成泡沫,分次少量地进入肺动脉内,弥散至肺泡逐渐被吸收。②给予高流量氧气吸入,可提高病人血氧浓度,改善严重的缺氧状态。③有条件者可通过中心静脉导管抽出空气。④密切观察病人的病情变化,做好病情的动态记录。

4.（1）补充血容量:常用于失血、失液引起的血容量减少或休克病人,增加循环血量,提升血压,增加心输出量,促进血液循环。

（2）补充血红蛋白:常用于严重贫血病人,促进血液携氧功能,纠正贫血。

（3）补充血小板和凝血因子:常用于凝血功能障碍的病人,改善凝血功能,有助于止血。

（4）补充血浆蛋白:常用于低蛋白血症的病人,维持胶体渗透压,减轻组织渗出和水肿。

（5）补充抗体、补体:常用于严重感染、免疫力低下的病人,以增强机体免疫能力。

（6）排除有害物质:常用于一氧化碳、苯酚等化学物质中毒,溶血性输血反应,重症新生儿溶血病,可改善组织缺氧状况,排除血浆中的自身抗体。

5. 静脉输血常见反应有发热反应、过敏反应、溶血反应,输血还可以引起空气栓塞、细菌污染反应以及因输血传播的疾病,如病毒性肝炎、疟疾、艾滋病、梅毒等。

6. "三查"指查血液的有效期、血液质量和输血装置是否完好。"八对"指对床号、姓名、住院号、血袋号、血型、交叉配血试验结果、血液种类和剂量。

（五）综合分析题

1.（1）溶血反应。

（2）病人接下来会出现黄疸和血红蛋白尿,同时伴有寒战、高热、呼吸困难、血压下降等症状,少尿或无尿,出现蛋白尿和管型尿,尿素氮滞留,高钾血症和酸中毒,严重者可导致死亡。

（3）抢救措施:

1）立即停止输血,维持静脉输液通道,通知医生给予紧急处理。

2）保护肾脏，双侧腰部封闭，并用热水袋敷双侧肾区，以解除肾小管痉挛。

3）遵医嘱用药，静脉滴注 5% 碳酸氢钠溶液，以碱化尿液，防止血红蛋白结晶阻塞肾小管。

4）密切观察生命体征和尿量，做好病情动态记录。

5）病人出现休克症状，立即配合抢救。对少尿、无尿者按急性肾衰竭处理，控制入水量，纠正水、电解质紊乱，必要时行透析治疗。

6）保留余血和血标本送血库重新鉴定。

2.（1）急性肺水肿。

（2）护理措施：

1）出现症状时，立即停止输液，通知医生，若病情允许安置病人于端坐位，双腿下垂。

2）给予高流量氧气吸入，一般氧流量为 6～8L/min，以提高肺泡内压力，减少肺泡内毛细血管渗出液的产生，湿化瓶内置 20%～30% 乙醇湿化氧气，乙醇可以降低肺泡内泡沫表面张力，使泡沫破裂消散，从而改善肺部的气体交换，缓解缺氧症状。

3）遵医嘱给予镇静、平喘、强心、利尿和扩血管药物。

4）必要时用止血带或血压计袖带轮流适当加压四肢，以阻断静脉血流，减少回心血量，减轻心脏负担，但动脉血仍能通过。每隔 5～10min 轮流放松一个肢体上的止血带，症状缓解后，逐渐解除止血带。

5）静脉放血 200～300ml，也是一种有效减少回心血量的最直接的方法，但应慎用，贫血者应禁忌采用。

（3）预防措施：严格控制输液速度和输液量，为心肺功能不良者、老年人、儿童输液时更要慎重。

3.（1）空气栓塞。

（2）立即安置病人取左侧头低足高位，使肺动脉的位置低于右心室，使阻塞肺动脉入口的气泡向上漂移，气泡随心脏舒缩混成泡沫，分次少量地进入肺动脉内，弥散至肺泡逐渐被吸收。

（3）预防措施：输液前认真检查输液器的质量，排尽输液导管内的空气；输液中及时更换输液瓶并及时添加药液；输液完毕及时拔针；加压输液时要有专人守护；输液过程中注意加强巡视。

（黄俊芳）

第十五章 | 标 本 采 集

一、重点难点

【重点】

1. 标本采集的原则。
2. 血、尿、粪便、痰液、咽拭子标本采集的目的、方法及注意事项。
3. 12h 或 24h 尿标本采集的起止时间。
4. 各种标本采集技术。

【难点】

1. 静脉血标本采集的目的及注意事项。
2. 12h 或 24h 尿标本中防腐剂的作用和用法。

二、考点测试

（一）选择题

A1 型题

1. 关于标本采集原则的描述，**不正确**的是
   - A. 按医嘱采集标本
   - B. 选择适当容器
   - C. 掌握正确的采集方法
   - D. 标本采集后及时送检
   - E. 采集细菌培养标本应在使用抗生素后
2. 需采集全血标本的是
   - A. 血清酶测定
   - B. 血氨测定
   - C. 血钠测定
   - D. 血钾测定
   - E. 肝功能测定

3. 检查血液常规的标本类型是
    A. 全血标本
    B. 血浆标本
    C. 血清标本
    D. 培养标本
    E. 不加抗凝剂的标本

4. 血沉试验选用采血管管盖的颜色是
    A. 红色
    B. 紫色
    C. 蓝色
    D. 黄色
    E. 黑色

5. 采集生化检验的血标本的时间宜在
    A. 临睡前
    B. 午后
    C. 清晨空腹
    D. 傍晚
    E. 早餐后

6. 亚急性细菌性心内膜炎病人，血培养标本采血量为
    A. 4~6ml
    B. 6~8ml
    C. 8~10ml
    D. 10~12ml
    E. 10~15ml

7. 下列关于静脉血标本采集的操作方法，**错误**的是
    A. 严禁在输液的针头处采血
    B. 用真空采血管采血时，先连接真空管
    C. 以15°~30°角进针
    D. 空腹采血，提前通知
    E. 血培养标本在使用抗生素前采集

8. 采集动脉血标本，**不需要**准备
    A. 干燥注射器
    B. 止血带
    C. 无菌软木塞
    D. 肝素
    E. 无菌纱布

9. 动脉血标本采集中，下列皮肤消毒的直径范围正确的是
    A. 4~5cm
    B. 5~6cm
    C. 6~7cm
    D. 7~8cm
    E. 8~9cm

10. 婴幼儿血常规采血的部位是
    A. 手背静脉
    B. 头静脉
    C. 手指头
    D. 足背静脉
    E. 肘正中静脉

11. 需要在24h尿标本中加入浓盐酸作为防腐剂的检查是

    A. 尿糖定量　　　　　　　　　　B. 17-酮类固醇

    C. 艾迪计数　　　　　　　　　　D. 肌酐的定量

    E. 尿蛋白定量

12. 12h尿标本中加入甲醛的作用是

    A. 固定尿中有机成分　　　　　　B. 防止尿液中的激素被氧化

    C. 防止尿液污染变质　　　　　　D. 维持尿液中的化学成分不变

    E. 防止尿液改变颜色

13. 尿常规标本应留取的尿量为

    A. 5～10ml　　　　　　　　　　B. 10～20ml

    C. 20～30ml　　　　　　　　　　D. 30～50ml

    E. 50～100ml

14. 做妊娠试验时,留晨尿的目的是

    A. 尿中酸碱度尚未改变　　　　　B. 尿量较多

    C. 不受饮食影响　　　　　　　　D. 尿素浓度较高

    E. 尿中绒毛膜促性腺激素的含量高

15. 下列关于粪便标本采集,**不正确**的方法是

    A. 腹泻时应取黏液部分的粪便

    B. 检查寄生虫卵,应取不同部位粪便

    C. 血吸虫孵化检查,应留取全部粪便

    D. 查蛲虫时,应在晚间睡觉前或清晨未起床前采集

    E. 粪便培养标本采集时,用竹签取少量异常粪便放入纸盒即可

16. 留取粪便标本查阿米巴原虫,容器应选择

    A. 清洁便器　　　　　　　　　　B. 无菌培养管

    C. 蜡纸盒　　　　　　　　　　　D. 广口容器

    E. 清洁便器,先用热水加温

17. 采集粪便标本做隐血试验时,应禁食

    A. 牛肉　　　　　　　　　　　　B. 西红柿

    C. 牛奶　　　　　　　　　　　　D. 冬瓜

    E. 豆制品

18. 采集痰常规标本,下列选项**不正确**的是

    A. 选择适合的容器,贴好条形码

B. 嘱病人晨起后漱口,咳出第一口痰液,盛于集痰盒内

C. 不可将唾液、漱口液、鼻涕等混入痰液内

D. 用朵贝尔溶液漱口

E. 留取标本后应立即送检

19. 为查找癌细胞需留痰标本,固定标本的溶液宜选用

A. 0.5% 碘伏   B. 5% 苯酚

C. 10% 甲醛   D. 40% 甲醛

E. 70% 乙醇

20. 做真菌培养时,采取分泌物的部位应在口腔的

A. 咽部   B. 软腭

C. 扁桃体   D. 两侧腭弓

E. 溃疡面

A2 型题

21. 病人,女性,45 岁,有慢性乙型肝炎多年。近半年病人身体状况极差,出现腹水,医嘱:肝功能检查。下列**不正确**的操作是

A. 空腹采血   B. 干燥试管

C. 采血后取下针头缓慢注入试管   D. 血液泡沫不能注入试管

E. 血液注入试管后轻轻摇动

22. 病人,男性,37 岁,持续高热,为明确诊断,需采集血培养标本,**错误**的操作是

A. 检查容器有无裂缝

B. 检查培养基是否符合要求

C. 严格执行无菌技术操作

D. 采血后立即将针头插入培养瓶注入血液

E. 血液注入培养瓶后轻轻摇匀

23. 病人,男性,78 岁,患高血压病 15 年,糖尿病 10 年,今因行动不便致骶尾部软组织挫伤入院。医生为了解病人近期血糖控制状态,开出医嘱:糖化血红蛋白检测。护士给病人准备的试管管盖颜色是

A. 红色   B. 紫色

C. 蓝色   D. 黄色

E. 黑色

24. 病人,男性,55 岁,1 周来体温持续在 39~40℃。护理查体:面色潮红,呼吸急促,口唇轻度发绀,意识清楚。为明确诊断,需查心肌酶、血沉及血培养。注射器

采集上述血标本后,注入容器的先后顺序是

    A. 抗凝试管、干燥试管、血培养瓶   B. 干燥试管、血培养瓶、抗凝试管

    C. 干燥试管、抗凝试管、血培养瓶   D. 血培养瓶、干燥试管、抗凝试管

    E. 血培养瓶、抗凝试管、干燥试管

25. 病人,男性,70岁,今日午后无明显诱因出现心前区疼痛,服硝酸甘油不能缓解,急诊入院。护士遵医嘱采集标本检查肌酸磷酸激酶,试管外标签注明的内容**不包括**

    A. 科室   B. 姓名

    C. 床号   D. 取血量

    E. 送检目的

26. 病人,男性,56岁,有吸烟史30多年,近期因咳嗽、喘息、胸闷等加剧就诊,医生诊断为慢性阻塞性肺疾病。为了指导临床用药,开具血气分析检查,下列做法**错误**的是

    A. 采集动脉血

    B. 选择桡动脉或股动脉

    C. 右手持注射器与动脉走向成20°角刺入

    D. 立即送检

    E. 拔出针头后立即刺入橡皮塞

27. 病人,男性,51岁,泌尿系统感染,需做尿培养检查。病人神志清楚,护士留取尿标本的方法是

    A. 随机留尿100ml   B. 留取中段尿

    C. 留晨起首次尿液100ml   D. 留取24h尿液

    E. 行导尿术留尿

28. 病人,男性,14岁,耻骨上部膨隆,叩诊呈实音,考虑尿潴留,需做尿培养,护士留取尿标本的方法是

    A. 随机留尿100ml   B. 留取中段尿

    C. 留早晨首次尿液100ml   D. 留取24h尿液

    E. 行导尿术留取中段尿

29. 病人,女性,62岁,诊断为"糖尿病",需做尿糖定量检查。为保持尿液化学成分不变,尿标本中需加入

    A. 乙醇   B. 甲苯

    C. 甲醛   D. 草酸

E. 浓盐酸

30. 病人，男性，30岁，为协助诊断，需留12h尿做艾迪计数，留取尿液的正确方法为

    A. 任意留取连续12h尿液

    B. 晨7时排空膀胱后开始留尿，至晚7时为最后一次尿

    C. 晚7时开始留尿至次晨7时弃去最后一次尿

    D. 晨7时开始留尿至晚7时弃去最后一次尿

    E. 晚7时排空膀胱后开始留尿，至次晨7时留取最后一次尿

31. 病人，男性，18岁，需留取粪便标本查蛲虫，护士应告知病人标本采集的正确时间是

    A. 晚上睡觉前   B. 餐后2h内

    C. 上午9点   D. 午休后2h

    E. 早餐后立即留取

32. 病人，女性，26岁，血吸虫感染。医嘱：留取粪便标本做血吸虫孵化检查。正确的标本采集方法为

    A. 留取全部粪便及时送检   B. 便盆加温后再留取少许粪便

    C. 用检便匙取脓血处粪便   D. 进试验饮食后第3天留粪便送检

    E. 取少量异常粪便置蜡纸盒送检

33. 病人，男性，68岁，因"咳嗽、咳痰伴气促1个月"入院。医生开出医嘱：痰常规检查。正确采集标本的时间为

    A. 医生开出医嘱后立即采集   B. 随时采集

    C. 清晨   D. 饭前

    E. 睡前

34. 病人，男性，58岁，吸烟30年，反复咳嗽、咳痰、喘息19年，多为白色黏痰，医生初步诊断为慢性支气管炎。医嘱：痰培养。采集标本时选用的漱口溶液是

    A. 0.1%乙酸溶液   B. 朵贝尔溶液

    C. 1%～4%碳酸氢钠溶液   D. 生理盐水

    E. 2%～3%硼酸溶液

35. 病人，女性，50岁，高热3d，咽部肿痛，全身乏力，需采集咽拭子培养标本。下列**不正确**的操作是

    A. 采集咽部及扁桃体分泌物

    B. 用无菌拭子培养管留取标本

C. 病人先漱口

D. 用长棉签蘸无菌生理盐水擦拭采集部位

E. 培养管口应在酒精灯火焰上消毒

A3/A4 型题

（36、37 题共用题干）

病人，男性，59 岁，近日来大便发黑，怀疑有消化道出血，医嘱：粪便隐血试验。

36. 行粪便隐血试验的目的是

    A. 检查粪便中有无寄生虫

    B. 检查粪便的颜色

    C. 检查粪便的性状

    D. 检查粪便中肉眼看不见的微量血液

    E. 检查粪便中有无病原菌

37. 该病人应在试验前几天控制饮食

    A. 1d   B. 2d

    C. 3d   D. 4d

    E. 5d

（38~40 题共用题干）

病人，男性，40 岁，患肾脏疾病，需做尿蛋白定量检查。

38. 该病人留取尿标本的方法是

    A. 晨起第一次尿   B. 立即收集尿液

    C. 12h 尿   D. 饭前 30min

    E. 随时收集尿液

39. 留取尿标本时需在标本中加入

    A. 甲醛   B. 乙醛

    C. 甲苯   D. 稀盐酸

    E. 浓盐酸

40. 尿液中加入防腐剂的量是

    A. 每 100ml 尿液加 400mg/L 甲醛 0.5ml

    B. 12h 尿液中加入 40% 甲醛 1~2ml

    C. 12h 尿液中加 10ml/L 浓盐酸

    D. 每 100ml 尿液加 5~20ml/L 甲苯 0.5ml

    E. 12h 尿液中加 5~10ml 浓盐酸

（二）判断题

（　　　）1. 24h尿标本指留取晨7时至次晨7时的全部尿液。

（　　　）2. 一般血培养采血量为5ml，对于亚急性细菌性心内膜炎病人，为提高细菌培养的阳性率，采血量可增至10～12ml。

（　　　）3. 检查17-酮类固醇的常用防腐剂是甲苯。

（　　　）4. 妊娠试验留晨尿的目的是因晨尿中绒毛膜促性腺激素含量较高。

（三）名词解释

1. 静脉血标本采集　　　2. 全血标本　　　3. 动脉血标本采集

（四）简答题

1. 标本采集应遵循哪些原则？

2. 静脉血标本采集的目的有哪些？操作中应注意什么？

（五）综合分析题

病人，女性，28岁，因咽喉不适，需要进行咽拭子标本检测。请问：

（1）护士应如何正确采集咽拭子标本？

（2）采集咽拭子标本时应注意什么？

三、参考答案

（一）选择题

1. E　　2. B　　3. A　　4. E　　5. C　　6. E　　7. B　　8. B　　9. E

10. C　11. B　12. A　13. D　14. E　15. E　16. E　17. A　18. D

19. C　20. E　21. E　22. D　23. B　24. E　25. D　26. C　27. B

28. E　29. B　30. E　31. A　32. A　33. C　34. B　35. C　36. D

37. C　38. C　39. C　40. D

（二）判断题

1.（√）　　2.（×）　　3.（×）　　4.（√）

（三）名词解释

1. 静脉血标本采集是指自静脉抽取血标本的方法，常用的静脉有肘正中静脉、贵要静脉、头静脉等。

2. 全血标本指的是抗凝血标本，主要用于测定血液中某些物质的含量，如血糖、尿素氮、尿酸、肌酐、肌酸、血氨等。

3. 动脉血标本采集是指自动脉采集血标本的方法，常选用股动脉、桡动脉。

（四）简答题

1. 标本采集原则：①遵照医嘱。②采前准备。③严格查对。④正确采集。⑤及时送检。

2.（1）静脉血标本采集的目的：①全血标本指的是抗凝血标本，主要用于测定血液中某些物质的含量，如血糖、尿素氮、尿酸、肌酐、肌酸、血氨等。②血清标本指的是不加抗凝剂的血标本，主要用于测定血清酶、脂类、电解质和肝功能等。③血培养标本用于查找血液中的病原菌。

（2）操作中的注意事项：①做生化检验时，宜清晨空腹采血，应提前告知病人。②严禁在输液、输血的针头处采集血标本，以免影响检验结果。③真空采血管采血时，不可先将真空采血管与采血针头相连，以免试管内负压消失而影响采血。④采集细菌培养标本，应在使用抗生素前采集标本。已经使用抗生素且不能停用的药物应在血药浓度最低时采集，并在检验单上予以注明。

（五）综合分析题

（1）咽拭子标本采集的方法有口咽拭子采集、鼻咽拭子采集。①口咽拭子采集：点燃酒精灯；嘱病人张口发"啊"音，用长棉签蘸无菌生理盐水溶液后，以轻柔的动作擦拭两侧腭弓、咽、扁桃体上的分泌物；在酒精灯火焰上消毒培养管口及棉塞，将棉签插入试管，折断拭子末端，盖紧；将标本放入密封袋中。②鼻咽拭子采集：点燃酒精灯；病人头后仰，护士一手固定病人的头，一手执拭子从下鼻道深入抵达鼻咽后壁，然后捻转拭子一周；在酒精灯火焰上消毒培养管口及棉塞，将棉签插入试管，折断拭子末端，盖紧；将标本放入密封袋中。

（2）采集咽拭子标本时应注意：

1）最好在抗生素使用前采集标本。

2）做真菌培养时，应在口腔溃疡面上采集分泌物。

3）做鼻咽拭子时要深入抵达鼻咽后壁，充分采集标本，提高阳性率。

4）避免在进食后 2h 内采集标本，以防呕吐。

（余美珍）

第十六章 | 危重病人的护理及抢救技术

一、重点难点

【重点】

1. 危重病人的病情评估及支持性护理。
2. 常用抢救技术的目的、适应证及注意事项。
3. 常用洗胃溶液的作用及禁忌。

【难点】

1. 吸痰、洗胃、氧气吸入的操作技术。
2. 简易呼吸器的正确使用。

二、考点测试

（一）选择题

A1 型题

1. 双侧瞳孔扩大见于
   A. 乐果中毒
   B. 颅内压增高
   C. 氯丙嗪中毒
   D. 小脑幕裂孔疝
   E. 苯巴比妥中毒

2. 使用电动吸引器吸痰时，储液瓶内的吸出液应及时倾倒，**不应**超过瓶子的
   A. 3/4
   B. 2/3
   C. 1/2
   D. 1/4
   E. 1/5

3. 下列药物中毒时**禁用**高锰酸钾洗胃的是

    A. 敌百虫   B. 敌敌畏

    C. 乐果   D. 氰化物

    E. 安眠药

4. 下列病人，**禁忌**洗胃的是

    A. 幽门梗阻者   B. 昏迷者

    C. 食管－胃底静脉曲张者   D. 胆囊炎病人

    E. 胃溃疡病人

5. 意识障碍程度最重的是

    A. 意识模糊   B. 昏迷

    C. 昏睡   D. 嗜睡

    E. 谵妄

6. 病人吞服强酸、强碱类腐蚀性药物，**禁忌**进行的护理操作是

    A. 口腔护理   B. 洗胃

    C. 输液   D. 导泻

    E. 吸氧

7. 幽门梗阻病人的洗胃操作，下列**不妥**的是

    A. 饭后 4～6h 进行   B. 首先吸净胃内容物

    C. 洗胃液温度为 25～30℃   D. 每次灌入 800ml 左右

    E. 洗毕记录胃内潴留量

8. 观察病人的一般情况，其内容**不包括**

    A. 发育、营养   B. 姿势、体位

    C. 饮食   D. 药物反应

    E. 表情、面容

9. 在现场抢救急性中毒病人时，首先应采用的排出毒物的方法是

    A. 催吐   B. 漏斗洗胃

    C. 电动洗胃机洗胃   D. 硫酸镁导泻

    E. 造瘘口洗胃

10. 下列**不是**给氧适应证的是

    A. 休克   B. 肺不张

    C. 一氧化碳中毒   D. 急性左心衰竭

    E. 急性肾盂肾炎

11. 电动吸引器吸痰的原理是
    A. 虹吸作用
    B. 负压作用
    C. 正压作用
    D. 空吸作用
    E. 重力作用

12. 在自然光线下,正常瞳孔的直径为
    A. 1.0～1.5mm
    B. 1.5～2.5mm
    C. 2.0～5.0mm
    D. 5.0～6.0mm
    E. 大于5.0mm

13. 双侧瞳孔散大见于
    A. 硬脑膜外血肿
    B. 有机磷农药中毒
    C. 氯丙嗪中毒
    D. 吗啡中毒
    E. 阿托品中毒

14. 洗胃时一次灌入洗胃液量不宜过多,否则可能引起
    A. 疼痛
    B. 急性胃收缩
    C. 胃内压下降
    D. 延缓毒物吸收
    E. 急性胃扩张

15. 下列药物**不是**升压药的是
    A. 多巴胺
    B. 盐酸肾上腺素
    C. 去甲肾上腺素
    D. 异丙嗪
    E. 间羟胺

16. 瞳孔扩大指瞳孔直径大于
    A. 2.5mm
    B. 3mm
    C. 4mm
    D. 5mm
    E. 6mm

17. 下列可采用洗胃治疗的病人是
    A. 急性胃扩张病人
    B. 食管静脉曲张病人
    C. 消化道溃疡病人
    D. 幽门梗阻病人
    E. 早期胃癌病人

18. 通过评估可判定病人需要吸痰的项目是
    A. 神志
    B. 呼吸音
    C. 发绀
    D. 心率
    E. 呼吸困难

19. 氰化物中毒,洗胃液选用
    A. 茶叶水 　　　　　　　　 B. 阿托品
    C. 清水 　　　　　　　　　 D. 蛋清
    E. 高锰酸钾

20. 原因未明的急性中毒,洗胃液应选用
    A. 茶叶水 　　　　　　　　 B. 阿托品
    C. 生理盐水 　　　　　　　 D. 蛋清
    E. 硫代硫酸钠

21. 意识障碍程度最轻的是
    A. 意识模糊 　　　　　　　 B. 嗜睡
    C. 昏睡 　　　　　　　　　 D. 昏迷
    E. 谵妄

22. 双侧瞳孔缩小常见于
    A. 颅内压增高病人 　　　　 B. 颅脑损伤病人
    C. 颠茄类药物中毒病人 　　 D. 氯丙嗪中毒病人
    E. 深昏迷病人

23. 用以测量每分钟氧气流出量的装置是
    A. 安全阀 　　　　　　　　 B. 流量表
    C. 减压器 　　　　　　　　 D. 气门
    E. 总开关

24. 强碱中毒时,用作拮抗剂的物质是
    A. 茶叶水 　　　　　　　　 B. 阿托品
    C. 清水 　　　　　　　　　 D. 蛋清
    E. 硫代硫酸钠

25. 吸氧浓度为33%,每分钟氧流量为
    A. 1L 　　　　　　　　　　 B. 2L
    C. 3L 　　　　　　　　　　 D. 4L
    E. 5L

26. 最适宜婴幼儿给氧的方法是
    A. 面罩法 　　　　　　　　 B. 头罩法
    C. 鼻塞法 　　　　　　　　 D. 单侧鼻氧管法
    E. 双侧鼻氧管法

27. 下列药物中毒**禁忌**洗胃的是

    A. 敌敌畏   B. 敌百虫

    C. 浓硫酸   D. 磷化锌

    E. 乐果

28. 为保证安全用氧,氧气筒应远离火炉

    A. 1m 以上   B. 2m 以上

    C. 3m 以上   D. 4m 以上

    E. 5m 以上

29. 用吸痰管进行气管内吸痰的正确方法是

    A. 自上而下抽吸   B. 自下而上抽吸

    C. 上下移动吸痰管抽吸   D. 固定于一处抽吸

    E. 左右旋转向上提吸

30. 经口服中毒,洗胃时先抽尽胃内容物,再灌洗的主要目的是

    A. 减少毒物吸收   B. 防止胃管阻塞

    C. 防止急性胃扩张   D. 送检毒物测其性质

    E. 防止灌入气管

31. 漏斗胃管洗胃的原理是

    A. 虹吸作用   B. 负压作用

    C. 正压作用   D. 空吸作用

    E. 重力作用

32. 下列药物中毒,**禁忌**服用蛋清水的情况是

    A. 敌百虫   B. 敌敌畏

    C. 磷化锌   D. 硫酸

    E. 乐果

33. 敌百虫中毒**禁忌**使用碱性药物的原因是

    A. 损伤胃黏膜   B. 反射性引起心搏骤停

    C. 增加毒物的溶解度   D. 抑制毒物

    E. 分解成毒性更强的敌敌畏

34. 脑水肿病人降低颅内压时可选用

    A. 可拉明   B. 阿托品

    C. 阿拉明   D. 哌替啶

    E. 20% 甘露醇

35. 观察血压对哪一种病人最有意义
    A. 心肌梗死　　　　　　　　　　B. 肺炎
    C. 肾病综合征　　　　　　　　　D. 大失血
    E. 外伤

36. 关于电动吸引器吸痰的操作方法，**错误**的是
    A. 先检查吸引器性能　　　　　　B. 吸痰用物每天更换 1～2 次
    C. 痰液黏稠，叩拍胸背部　　　　D. 连续吸引 1min
    E. 调节负压至 40.0～53.3kPa

37. 下列药物中毒时，可选用 2%～4% 碳酸氢钠溶液洗胃的是
    A. 敌百虫　　　　　　　　　　　B. 磷化锌
    C. 乐果　　　　　　　　　　　　D. 异烟肼
    E. 硝酸

38. 吸氧持续 24h 以上，病人会发生氧中毒的浓度是
    A. 33%　　　　　　　　　　　　B. 41%
    C. 29%　　　　　　　　　　　　D. 60%
    E. 25%

39. 缺氧时，突出的临床表现是
    A. 皮肤湿冷，尿量减少　　　　　B. 面色潮红，脉搏洪大
    C. 辗转反侧，呻吟不止　　　　　D. 烦躁不安，发绀明显
    E. 头晕眼花，血压下降

40. 下列急救器械**不包括**
    A. 胃镜　　　　　　　　　　　　B. 除颤仪
    C. 心电监护仪　　　　　　　　　D. 电动吸引器
    E. 洗胃机

A2 型题

41. 病人，男性，66 岁，因脑出血昏迷 3d，眼睑不能闭合，护理眼部首选
    A. 按摩双眼睑　　　　　　　　　B. 消毒纱布遮盖
    C. 滴眼药水　　　　　　　　　　D. 热敷眼部
    E. 用凡士林纱布遮盖

42. 病人，女性，35 岁，与家人争吵后服下敌敌畏，洗胃时每次灌入的溶液量为
    A. 100～200ml　　　　　　　　　B. 200～300ml
    C. 300～500ml　　　　　　　　　D. 400～600ml

E. 500～800ml

43. 病人,女性,77岁,输液过程中发生肺水肿,吸氧时用 20%～30% 乙醇湿化,目的是

    A. 降低肺泡表面张力   B. 消毒吸入的氧气

    C. 湿润呼吸道   D. 湿化痰液

    E. 降低肺泡内泡沫表面张力

44. 病人,男性,64岁,因误服乐果致昏迷,急救措施**不妥**的是

    A. 洗胃   B. 输液

    C. 利尿   D. 吸氧

    E. 催吐

45. 病人,女性,35岁,持续高浓度用氧后出现氧中毒,其临床表现**不包括**

    A. 面色苍白   B. 进行性呼吸困难

    C. 烦躁不安   D. 恶心

    E. 瞳孔散大

46. 病人,男性,68岁,心力衰竭需吸氧,护士对湿化瓶的使用和处理**不正确**的是

    A. 取消毒后的湿化瓶   B. 湿化瓶要每天更换

    C. 湿化瓶内盛装 2/3 满的蒸馏水   D. 通气管浸没液面以下

    E. 湿化瓶与流量表连接紧密不漏气

47. 病人,女性,50岁,突发意识障碍伴右侧肢体瘫痪入院。查体:呼之不应,压迫眶上缘有痛苦表情,角膜反射及瞳孔对光反射存在,护士判断该病人意识状态为

    A. 嗜睡   B. 昏睡

    C. 意识模糊   D. 轻度昏迷

    E. 重度昏迷

48. 病人,女性,62岁,昏迷,痰多黏稠。在吸痰的过程中以下护理措施应**除外**

    A. 缓慢滴入少量生理盐水   B. 滴入化痰药物

    C. 叩拍胸背部   D. 增加吸引器负压

    E. 使用超声雾化吸入

49. 病人,男性,35岁,因高空作业不慎坠落,现处于昏迷状态。观察病情时,**不包括**

    A. 瞳孔的变化   B. 生命体征的变化

    C. 心理的变化   D. 尿量的变化

    E. 意识的变化

50. 病人,女性,59岁,因心绞痛发作需吸氧治疗。在吸氧护理操作中,**不正确**的是

    A. 告知吸氧时禁止吸烟   B. 用湿棉签清洁鼻孔

    C. 插入鼻氧管后调节氧流量   D. 记录用氧时间

    E. 告知病人及家属不能随意调节氧流量

51. 病人,女性,66岁,慢性支气管炎急性发作,呼吸困难伴有痰鸣音,给予吸痰,以下操作**错误**的是

    A. 取下活动义齿   B. 吸痰前检查吸痰器的性能

    C. 每次吸痰时间<15s   D. 先插管再启动吸引器

    E. 先吸净口咽部分泌物,再吸气管内分泌物

52. 病人,男性,48岁,心力衰竭,病情危重,张口呼吸。医嘱:面罩给氧。氧流量应调至

    A. 1～2L/min   B. 2～4L/min

    C. 3～5L/min   D. 6～8L/min

    E. 4～6L/min

53. 病人,男性,53岁,诊断为"幽门梗阻",为其洗胃的适宜时间是

    A. 饭前0.5h   B. 饭后0.5h

    C. 饭前2h   D. 饭后2h

    E. 空腹时

54. 病人,男性,48岁,巴比妥类药物中毒致昏迷,入院后为其洗胃,正确的是

    A. 取左侧卧位   B. 取去枕平卧位,头偏向一侧

    C. 先用硫酸镁导泻   D. 每次灌入800ml液体

    E. 洗完后管道不必消毒处理

55. 病人,女性,26岁,孕1产0,怀孕38周,血压180/100mmHg,尿蛋白(+++),待产过程中发生抽搐。首要的护理措施是

    A. 加床挡,防止外伤   B. 置于单人房间

    C. 留置导尿   D. 建立护理记录单

    E. 用舌钳固定舌头,防止舌咬伤

56. 病人,女性,76岁,慢性支气管炎急性发作,消瘦,乏力,痰多,不易排出。该病人痰液不易排出的原因可能是

    A. 呼吸中枢抑制   B. 无力咳嗽排痰

    C. 会厌功能不全   D. 吞咽反射迟钝

    E. 咳嗽反射消失

57. 病人，男性，55岁，慢性肺源性心脏病。神志清醒，呼吸困难，口唇发绀明显，氧分压5.5kPa，二氧化碳分压10.3kPa。该病人正确的给氧方法是

    A. 间歇给氧   B. 低流量低浓度持续给氧

    C. 高压给氧   D. 高浓度间歇给氧

    E. 低流量间歇给氧

58. 病人，女性，36岁，口服磷化锌，急诊入院洗胃，**禁忌**使用牛奶、蛋清洗胃，是因为

    A. 分解成毒性更强的物质   B. 分解成更易吸收的物质

    C. 促进磷的溶解吸收   D. 促进锌的溶解吸收

    E. 与蛋白结合后不易排出

59. 病人，女性，78岁，车祸后处于昏迷状态，下述护理措施中**不妥**的做法是

    A. 做好口腔护理，定期漱口   B. 密切观察生命征

    C. 头偏向一侧，及时吸痰   D. 注意补充营养和水分

    E. 闭合眼睑，预防角膜感染与干燥

60. 病人，男性，50岁，因巴比妥中毒急诊入院，立即给予洗胃，应选择的灌洗溶液是

    A. 蛋清水   B. 牛奶

    C. 硫酸镁溶液   D. 硫酸铜溶液

    E. 1:15 000～1:20 000高锰酸钾溶液

61. 病人，女性，58岁，诊断为心肌炎。医嘱：吸氧。病人经过治疗后病情好转，停氧的正确方法首先应

    A. 关流量表   B. 关总开关

    C. 拔出鼻氧管   D. 分开导管玻璃接头

    E. 取下湿化瓶

62. 病人，女性，82岁，因肺源性心脏病收治入院。因病情变化，医嘱：加大氧流量。护士正确的做法是

    A. 直接调节流量开关   B. 更换粗鼻氧管并加大流量

    C. 拔出鼻氧管调节流量   D. 开大总开关再调节流量

    E. 分开鼻氧管再调节流量

63. 病人，男性，30岁，服用敌敌畏后被家人发现，及时送医院诊治。反映病情变化的最主要的观察指征是

    A. 表情   B. 面容

C. 瞳孔
D. 呕吐物

E. 皮肤与黏膜

64. 病人，男性，46岁，因交通意外致脑出血、昏迷收治入院，护士观察其病情变化，下列哪项是次要的

A. 意识状态的改变
B. 饮食方面的变化

C. 生命体征的变化
D. 瞳孔的变化

E. 尿量及呕吐物的变化

65. 病人，女性，75岁，极度虚弱，无力将痰液咳出，利用电动吸引器吸痰，下列操作**错误**的是

A. 操作前先检查吸引器性能
B. 调节负压小于40.0kPa

C. 痰液黏稠可叩拍胸背部
D. 每次吸痰时间小于15s

E. 治疗盘内吸痰用物每天更换1~2次

A3/A4型题

（66~69题共用题干）

病人，女性，35岁，因服毒昏迷不醒而入院抢救，家属不能准确说出毒物的名称及性质，观察病人双侧瞳孔均缩小。

66. 首先应考虑引起中毒的毒物是

A. 碱性物中毒
B. 有机磷或吗啡类药物中毒

C. 酸性物中毒
D. 酒精中毒

E. 颠茄类药物中毒

67. 洗胃时，应采取何种体位

A. 左侧卧位
B. 右侧卧位

C. 坐位
D. 半坐卧位

E. 去枕平卧位，头偏向一侧

68. 洗胃时，胃管插入的长度为

A. 30~40cm
B. 35~45cm

C. 40~50cm
D. 45~55cm

E. 55~60cm

69. 洗胃液的适宜温度是

A. 20~25℃
B. 39~45℃

C. 40~50℃
D. 25~38℃

E. 39~41℃

（70～72题共用题干）

病人，女性，20岁，服毒后被家人发现，立即送往医院。病人意识清楚，但拒绝说出毒物名称。

70. 首先应采取的抢救措施是

    A. 口服催吐   B. 胃管洗胃

    C. 注洗器洗胃   D. 服蛋清液

    E. 饮过氧化氢溶液引吐

71. 病人情绪激动，拒不配合，强行下胃管洗胃首先应

    A. 动员病人告知毒物   B. 从胃管吸取胃内容物送检

    C. 一次灌入1 000ml液体   D. 液体排出不畅应挤压胃部

    E. 用2%碳酸氢钠溶液洗胃

72. 洗胃过程中流出血性液体，护士应采取的措施是

    A. 停止操作，通知医生   B. 减低胃吸引压力

    C. 更换洗胃液，重新灌洗   D. 灌入止血药以止血

    E. 灌入蛋清水，保护胃黏膜

（73、74题共用题干）

病人，男性，33岁，因车祸致颅脑损伤，观察病情时发现病人呼吸突然停止，应用简易呼吸器辅助呼吸。

73. 挤压、放松呼吸气囊的频率是

    A. 6～8次/min   B. 8～10次/min

    C. 10～12次/min   D. 20次/min

    E. 16～20次/min

74. 每次挤压的气体量是

    A. 80～100ml   B. 100～150ml

    C. 150～200ml   D. 200～400ml

    E. 400～600ml

（75～77题共用题干）

病人，男性，63岁，被人搀扶着步入医院，接诊护士见其面色发绀，口唇呈黑紫色，呼吸困难，询问病史得知其有慢性阻塞性肺疾病。

75. 护士需立即对其采取的措施是

    A. 分诊协助其就医   B. 不做处理，等候医生

    C. 鼻塞法吸氧   D. 电击除颤

E. 心肺复苏

76. 护士对其采取措施时应特别注意
    A. 对病人实施呼吸道隔离　　　　B. 让病人保持镇静
    C. 氧流量 1～2L/min　　　　　　D. 只能除颤一次
    E. 人工呼吸与胸外心脏按压比例为 2∶30

77. 病人病情好转后,医嘱停止吸氧,护士首先应
    A. 关闭总开关　　　　　　　　　B. 关闭流量表
    C. 拔出鼻氧管　　　　　　　　　D. 取下湿化瓶
    E. 卸下氧气表

(78～80题共用题干)

病人,男性,60岁,因脑血管意外昏迷入院。查体:呼吸道有较多分泌物,肺部听诊呈湿啰音。

78. 护士为该病人吸痰时,以下操作**错误**的是
    A. 病人头部转向操作者　　　　　B. 先吸口咽部分泌物
    C. 吸痰后及时漱口　　　　　　　D. 从深部向上提拉,左右旋转
    E. 每次吸痰后,抽吸生理盐水冲洗导管

79. 护士吸痰时,应将负压调至
    A. 大于 400mmHg　　　　　　　B. 40.0～53.3kPa
    C. 54.0～63.3kPa　　　　　　　D. 低于 300mmHg
    E. 33.3～40.0kPa

80. 吸痰不畅时,护士应
    A. 增加负压　　　　　　　　　　B. 延长吸痰时间
    C. 加快输液速度　　　　　　　　D. 给予雾化吸入
    E. 增加氧流量

(二)判断题

(　　)1. 重度休克常表现为急性病容。

(　　)2. 呼吸频率>40次/min 或<8次/min,都是病情危重的征象。

(　　)3. 若瞳孔大小不随光线刺激而变化,称瞳孔对光反应消失。

(　　)4. 吸痰插管过程中不可有负压,以免损伤呼吸道黏膜。

(　　)5. 洗胃溶液的温度是 39～41℃。

(　　)6. 洗胃过程中病人感到腹痛,引出液体呈血性,应加快洗胃速度。

(　　)7. 幽门梗阻病人洗胃宜在饭后 4～6h 或空腹时进行。

（　　）8. 电动吸引器吸痰是利用正压吸引的原理将痰液吸出。

（　　）9. 停止吸氧时，应先关闭流量表，再拔出鼻氧管。

（　　）10. 使用简易呼吸器，当病人出现自主呼吸时应同步挤压呼吸囊。

（三）名词解释

1. 危重病人　　　2. 意识障碍　　　3. 嗜睡　　　4. 意识模糊

5. 昏睡　　　6. 吸痰法　　　7. 洗胃　　　8. 氧气疗法

（四）简答题

1. 危重病人的病情评估包括哪几方面？

2. 危重病人的支持性护理措施有哪些？

3. 抢救室的物品应做到"五定"，其内容包括哪些？

4. 意识障碍的程度分为哪几种？

（五）综合分析题

病人，女性，78 岁，患慢性支气管炎 15 年。主诉近 1 周来出现发热、咳嗽、咳黄色黏痰，自觉咳嗽无力，痰液黏稠不易咳出。查体：精神萎靡，面色苍白，肺部听诊可闻及干、湿啰音，体温 38.8℃，脉搏 96 次 /min，血压 150/95mmHg。医嘱：吸痰。请问：

（1）吸痰时负压调至多少合适？

（2）在吸痰的过程中，痰液黏稠不易吸出，护士该如何处理？

三、参考答案

（一）选择题

1. B　　2. B　　3. C　　4. C　　5. B　　6. B　　7. D　　8. D　　9. A

10. E　　11. B　　12. C　　13. E　　14. E　　15. D　　16. D　　17. D　　18. B

19. E　　20. C　　21. B　　22. D　　23. B　　24. D　　25. C　　26. B　　27. C

28. E　　29. E　　30. A　　31. A　　32. C　　33. E　　34. E　　35. D　　36. D

37. C　　38. D　　39. D　　40. A　　41. E　　42. C　　43. E　　44. E　　45. E

46. C　　47. D　　48. D　　49. C　　50. C　　51. D　　52. D　　53. E　　54. B

55. E　　56. B　　57. B　　58. C　　59. A　　60. E　　61. E　　62. E　　63. C

64. B　　65. B　　66. B　　67. E　　68. E　　69. D　　70. A　　71. B　　72. A

73. C　　74. E　　75. C　　76. C　　77. C　　78. C　　79. B　　80. D

（二）判断题

1. （×）　　2. （√）　　3. （√）　　4. （√）　　5. （×）　　6. （×）　　7. （√）

8. （×）　　9.（×）　　10.（√）

（三）名词解释

1. 危重病人是指病情危重，随时可能发生生命危险的病人。

2. 意识障碍是指个体对内外环境刺激缺乏正常反应的一种精神状态。

3. 嗜睡是指病人处于持续睡眠状态，能被语言或轻度刺激所唤醒，醒后能正确、简单而缓慢地回答问题，但反应迟钝，刺激去除后又很快入睡。

4. 意识模糊是指病人思维、语言不连贯，对时间、地点、人物的定向力全部或部分障碍，可有错觉、幻觉、躁动不安、谵语或精神错乱。

5. 昏睡是指病人处于熟睡状态，不易被唤醒，经压迫眶上神经、摇动身体等强刺激可被唤醒，醒后答话含糊或答非所问，停止刺激后又进入熟睡状态。

6. 吸痰法是指经口、鼻或人工气道将呼吸道的分泌物吸出，保持呼吸道通畅，预防吸入性肺炎、肺不张、窒息等并发症的一种方法。

7. 洗胃是让病人口服引吐或将胃管由口腔或鼻腔插入胃内灌入洗胃溶液，反复冲洗并排除胃内容物的方法。

8. 氧气疗法是指通过给氧提高病人的动脉血氧分压（PaO_2）和动脉血氧饱和度（SaO_2），增加动脉血氧含量（CaO_2），预防和纠正各种原因引起的缺氧状态，促进组织的新陈代谢，维持机体生命活动的一种治疗方法。

（四）简答题

1. 危重病人的病情评估包括：

（1）一般情况。

（2）生命体征。

（3）意识状态。

（4）瞳孔。

（5）自理能力。

（6）心理反应。

（7）特殊检查或药物治疗。

2. 危重病人的支持性护理措施包括：

（1）病情观察与记录。

（2）保持呼吸道通畅。

（3）确保病人安全。

（4）加强临床基础护理：①注意眼、口、鼻及皮肤的护理。②补充营养及水分。③维持排泄功能。④保持各种导管通畅。⑤维持肢体功能。

（5）做好心理护理。

3．"五定"内容包括：定数量品种、定点安置、定人保管、定期消毒灭菌、定期检查维修。

4．意识障碍由轻到重按其程度可分为：嗜睡、意识模糊、昏睡和昏迷。

（五）综合分析题

（1）吸痰时负压应调至 300～400mmHg（40.0～53.3kPa）。

（2）在吸痰的过程中，痰液黏稠不易吸出，可协助病人变换体位，配合叩背、雾化吸入；气管插管或气管切开者也可向气管内滴入少量生理盐水或化痰药物，使痰液稀释，便于吸出。吸痰过程中如病情允许，应鼓励病人咳嗽。

（顾玉霞）

第十七章 | 临终关怀及临终护理

一、重点难点

【重点】

1. 临终病人的生理、心理变化及护理。
2. 死亡过程的分期及正确实施尸体护理。
3. 对死者的敬重及对死者家属的安抚。

【难点】

1. 尸体护理的方法和注意事项。
2. 对临终病人的心理护理及对临终病人家属的安抚。

二、考点测试

（一）选择题

A1 型题

1. 临终病人最后消失的感觉为

    A. 视觉　　　　　　　　　　B. 听觉

    C. 触觉　　　　　　　　　　D. 嗅觉

    E. 味觉

2. 临终病人最早出现的心理反应期是

    A. 忧郁期　　　　　　　　　B. 愤怒期

    C. 否认期　　　　　　　　　D. 接受期

    E. 协议期

3. 作为判断死亡的依据,目前医学界已开始主张的是
    A. 心跳停止   B. 呼吸停止
    C. 脑死亡   D. 心电图平直
    E. 瞳孔散大,对光反射消失

4. 临床死亡期的表现为
    A. 循环衰竭   B. 肌张力消失
    C. 意识丧失   D. 呼吸衰竭
    E. 瞳孔散大

5. 尸体护理的目的**不包括**
    A. 使尸体清洁   B. 使尸体无流液
    C. 使尸体姿势良好   D. 使尸体易于鉴别
    E. 有利于尸体保存

6. 进行尸体护理,下列**错误**的做法是
    A. 撤去治疗用物,放低头部   B. 洗脸,闭合眼睑
    C. 装上义齿   D. 依次擦净躯体,必要时填塞孔道
    E. 穿上尸衣裤,用尸单包裹

7. 生物学死亡期的特征包括
    A. 心跳停止   B. 呼吸停止
    C. 意识丧失   D. 尸斑出现
    E. 各种反射消失

8. 死亡的三个阶段是
    A. 心跳停止、呼吸停止、对光反射消失
    B. 昏迷、呼吸停止、心跳停止
    C. 濒死、临床死亡、生物学死亡
    D. 肌力消退、肌张力减退、反射消失
    E. 尸斑、尸冷、尸僵

9. 尸体护理时头部垫枕头的主要目的是
    A. 安慰家属   B. 易于辨认
    C. 保持良好姿势   D. 防止面部淤血变色
    E. 防止胃内容物流出

10. 病人死亡后的处理**不符合**要求的一项是
    A. 在体温单的 40～42℃ 之间填写死亡时间

B. 整理病历

C. 停止一切医嘱

D. 按出院手续办理结算账目

E. 撤去床上用物,立即备好备用床

11. 临床上进行尸体护理的依据是

A. 医生开具的死亡诊断书   B. 病人心跳停止

C. 病人呼吸停止   D. 病人出现意识丧失

E. 病人瞳孔散大固定

12. 尸僵发生最高峰时间为死后

A. 1~3h   B. 4~6h

C. 6~8h   D. 8~12h

E. 12~16h

13. 尸体护理操作中,下列**错误**的是

A. 尸体仰卧、垫一软枕   B. 第一张尸体识别卡系于腰前尸单上

C. 撤去一切治疗用物   D. 用屏风遮挡

E. 填写尸体卡、备齐用物并携至床旁

14. 尸冷指尸体温度为

A. 32℃   B. 32~30℃

C. <37℃   D. 0℃

E. 接近室温

A2 型题

15. 病人,女性,72 岁,患肝硬化 5 年。某日进食时突发食管-胃底静脉曲张破裂出血,后经抢救无效病人出现了心跳、呼吸停止,瞳孔散大固定,该病人进入了

A. 濒死期   B. 临床死亡期

C. 脑死亡期   D. 无效期

E. 生物学死亡期

16. 病人,男性,32 岁,因车祸受伤入院,经医务人员全力抢救无效后被宣布脑死亡。下列**不是**脑死亡诊断标准的是

A. 不可逆的深度昏迷   B. 自发呼吸停止

C. 脑干反射消失   D. 心电图呈一直线

E. 脑电波消失(平坦)

17. 病人,女性,60 岁,肝癌。入院时身体虚弱,抗癌治疗效果差,病人情绪不

稳定,经常抱怨、与家属争吵,该期心理反应为

    A. 忧郁期   B. 愤怒期

    C. 否认期   D. 接受期

    E. 协议期

18. 病人,男性,76 岁,诊断为胃癌。病情日趋恶化,病人深感悲哀,要求见一些亲朋好友,并急于交代后事,此时病人的心理反应属于

    A. 协议期   B. 愤怒期

    C. 否认期   D. 接受期

    E. 忧郁期

19. 病人,男性,55 岁,肺癌晚期,病情日趋恶化。病人常独自一人坐在床上哭泣,不愿与医护人员、家属交谈。你认为该病人的心理反应处于

    A. 否认期   B. 愤怒期

    C. 忧郁期   D. 协议期

    E. 接受期

20. 病人,女性,78 岁,因患肝癌抢救无效死亡。护士小张为其做尸体护理时使其仰卧,头下垫枕头,主要目的是

    A. 保持良好姿势   B. 便于尸体护理

    C. 以免头部瘀血而出现紫色瘀斑   D. 便于填塞孔道

    E. 易于鉴别

21. 病人,女性,62 岁,鼻咽癌晚期。病人身体虚弱,情绪低落,悲伤,经常哭泣。护理该病人时应

    A. 尽可能少打扰病人,给其独处的时间

    B. 适当给予镇静剂,增加病人睡眠时间

    C. 减少病人亲属的探视

    D. 多给予同情和照顾,加强安全保护

    E. 家属最好离开病室以便于护理工作进行

22. 病人,男性,55 岁,心肺功能衰竭。经治疗效果不佳,病情恶化,已处弥留之际,以下护理措施**不正确**的是

    A. 密切观察体温、脉搏、呼吸及血压的变化

    B. 口腔护理,每天 2 次

    C. 因病人听力逐渐减退,护士说话应尽量大声

    D. 应尽量满足病人最后的饮食要求

E. 应观察疼痛的性质、部位及持续的时间

23. 病人,男性,78 岁,胰腺癌晚期。入院时身体极度消瘦,抗肿瘤治疗效果不佳,病人痛苦不堪,护理该病人时下列**不妥**的是

    A. 尽量满足病人的身心需要

    B. 对家属提供心理支持

    C. 以治疗为主,尽量延长病人的生命

    D. 注重提高生命质量

    E. 使其舒适、安详、有尊严地度过人生最后的时期

24. 护生小刘在进行尸体护理操作练习时,老师应予以纠正的步骤是

    A. 衣帽整洁,洗手,戴口罩

    B. 将尸体仰卧,头下置一枕头

    C. 用尸单包裹尸体时,双脚露在外面

    D. 用棉球填塞身体的孔道,如口、鼻等

    E. 将第二张尸体卡系于尸体胸前的尸单上

25. 病人,女性,67 岁,胰腺癌晚期。自感不久于人世,常常一人呆坐,泪流满面,十分悲哀。下列护理措施**不正确**的是

    A. 安慰病人,尽可能满足病人的需要

    B. 增加病人对生活的信心

    C. 指导病人更好地配合

    D. 尽量不让病人流露失落、悲哀的情绪

    E. 允许家属陪伴

26. 病人,女性,52 岁,食管癌晚期。病人沉默,食欲下降,夜间入睡困难,护理工作中最应重视的问题是

    A. 增加巡视的次数

    B. 鼓励病人表达自我,宣泄情绪

    C. 防止出现自杀等意外事件

    D. 可利用治疗效果好的病人现身说法,正面宣教

    E. 向家属询问病人的心理情况

27. 病人,男性,66 岁,肺癌晚期。病人接受临终事实,能积极配合治疗和护理,希望尽可能延长生命,该病人的心理反应特点属于

    A. 否认期　　　　　　　　　　B. 愤怒期

    C. 忧郁期　　　　　　　　　　D. 协议期

E. 接受期

28. 病人，女性，70岁，肝癌晚期。病人肝区剧烈疼痛，有腹水，呼吸困难，深感痛苦，有自杀念头。对病人的护理**不正确**的是

    A. 加强安全保护   B. 允许家属陪伴

    C. 多给病人同情及照顾   D. 尽可能满足病人的需要

    E. 告知病人要坚强，对疼痛要忍耐

29. 病人，男性，86岁，因冠心病死亡3h后，家属为其更换衣服时发现腰背部出现暗红色条纹，这种现象说明出现了

    A. 尸冷   B. 尸斑

    C. 尸僵   D. 尸体腐败

    E. 尸体受伤

30. 病人，女性，60岁，宫颈癌晚期。病人常常自语，出现"不，这不会是我，那不会是真的"这种心理反应，提示该病人处于

    A. 接受期   B. 否认期

    C. 愤怒期   D. 协议期

    E. 忧郁期

A3/A4 型题

（31、32题共用题干）

病人，男性，57岁，肺源性心脏病，经医治无效于凌晨3点死亡。

31. 以下什么时间点，僵硬会扩延至全身

    A. 凌晨4~6点   B. 上午7~9点

    C. 上午9~11点   D. 下午3~6点

    E. 1天以后

32. 死亡后多久，僵硬的尸体肌肉开始逐渐变软

    A. 6h以后   B. 12h以后

    C. 18h以后   D. 24h以后

    E. 48h以后

（33、34题共用题干）

病人，男性，60岁，肺癌广泛转移。住院后对住院环境极为不满，抱怨医务人员工作态度不好，技术不熟练，指责家属照顾不周。

33. 你认为该病人的心理反应为

    A. 否认期   B. 愤怒期

C. 忧郁期   D. 协议期

E. 接受期

34. 护士在护理该病人时**不正确**的是

     A. 对病人的行为应理解、忍让

     B. 允许病人宣泄不快与恐惧

     C. 在病人面前应表现出严肃而关心的态度

     D. 尽量回避病人

     E. 注意保护病人的自尊心

（35～37题共用题干）

病人，女性，78岁，因脑血栓入院。病人呈昏迷状态，消瘦，面色呈铅灰，眼眶凹陷，下颌下垂，双眼半睁，目光呆滞，嘴微张，心搏减弱，血压降低，张口呼吸。

35. 该病人出现的面容为

     A. 慢性面容   B. 满月面容

     C. 希氏面容   D. 急性面容

     E. 二尖瓣面容

36. 对该病人的护理下列**不正确**的是

     A. 给予氧气吸入   B. 维持身体处于舒适体位

     C. 每天进行口腔护理1次   D. 保证营养的供给

     E. 改善循环功能

37. 次日清晨，病人因抢救无效死亡。尸体最先发生的改变是

     A. 尸斑   B. 尸僵

     C. 尸体腐败   D. 尸绿

     E. 尸冷

（38、39题共用题干）

病人，男性，78岁，骨癌晚期。病人意识清醒，表情淡漠，呼吸浅促，脉搏减弱。

38. 对该病人躯体的护理，下列叙述**不正确**的是

     A. 密切观察病人意识状态

     B. 注意眼部的清洁

     C. 小声嘱咐床旁的家属准备后事

     D. 观察病人疼痛情况，协助选择最有效的减轻疼痛的方法

     E. 室内光线柔和

39. 对该病人的护理，下列叙述**不正确**的是

     A. 保持病室安静

B. 治疗、护理尽量集中进行

C. 继续陪伴病人

D. 为减少打扰病人，尽可能不给病人翻身

E. 尽量帮助病人了却未完成的心愿

（40~42题共用题干）

病人，男性，50岁，乙肝晚期。目前神志模糊，肌张力消失，心音低钝，脉搏细弱，血压下降，呈间歇呼吸。

40. 该病人处于

A. 濒死期　　　　　　　　　　B. 临床死亡期

C. 躯体死亡期　　　　　　　　D. 生物学死亡期

E. 脑死亡期

41. 2d后病人经抢救无效，临床死亡。下列符合临床死亡标准的是

A. 肌张力减退　　　　　　　　B. 瞳孔对光反射消失

C. 桡动脉搏动不可触及　　　　D. 机体新陈代谢障碍

E. 身体温度接近室温

42. 进行尸体护理时，护士用消毒液清洁尸体后，填塞尸体孔道的棉球应浸有

A. 1% 氯胺溶液　　　　　　　B. 过氧化氢溶液

C. 生理盐水　　　　　　　　　D. 乙醇

E. 碘酊

（二）判断题

（　　　）1. 尸体护理是对死者人格的尊重。

（　　　）2. 若病人死亡后家属不在，主管护士应及时清点遗物，之后交给家属。

（　　　）3. 尸僵在死后12~16h开始出现，一昼夜后，肌肉又逐渐变软。

（三）名词解释

1. 临终关怀　　　　2. 濒死　　　　3. 死亡

（四）简答题

1. 临床死亡期的表现有哪些？

2. 临终病人的心理变化分几期？各期如何护理？

（五）综合分析题

1. 病人，男性，48岁，因咳嗽憋气3个月、加重2周并伴咯血性痰、胸痛入院，诊断为"晚期支气管肺癌"。病人住院后情绪一直低落，经常询问护士有关咯血性痰方面的问题，当发现自己输入的药物有抗癌作用时，不断询问家属自己的病情，同时反复对

护士说:"我不可能是癌症,我身体可好了,平时连感冒都不得,怎么可能得癌症呢?"

(1)分析病人目前处于临终病人心理反应的哪一期?

(2)护士应如何做好此期病人的护理工作?

2. 病人,女性,67岁,晨练回到家后突然感到头晕,低头脱鞋时,摔倒在地,被家人发现后送到医院就诊,经抢救无效死亡。护士按要求做好死亡病人的尸体护理及死亡病人亲属的护理。

(1)护士为什么要做好死亡病人的尸体护理?

(2)护士应怎样做好死亡病人亲属的护理?

3. 病人,女性,64岁,乳腺癌晚期。病人曾接受两次手术治疗,现癌症广泛转移,入院后曾一度拒绝治疗,后经反复劝说方接受治疗、护理。但病人仍情绪低落,悲伤不语。

(1)该病人处于临终病人心理反应哪一期?

(2)如何提供护理?

三、参考答案

(一)选择题

1. B   2. C   3. C   4. E   5. E   6. A   7. D   8. C   9. D

10. E   11. A   12. E   13. B   14. E   15. B   16. D   17. B   18. E

19. C   20. C   21. D   22. C   23. C   24. C   25. D   26. C   27. E

28. E   29. B   30. B   31. B   32. D   33. B   34. D   35. C   36. C

37. E   38. C   39. D   40. A   41. B   42. A

(二)判断题

1.(√)   2.(×)   3.(×)

(三)名词解释

1. 临终关怀是指由社会各层次人员组成的团队向临终病人及其家属提供包括生理、心理和社会等方面的全面性支持和照料。

2. 濒死即临终,是生命活动的最后阶段,指病人在接受治疗或姑息性治疗后,虽然意识清醒,但病情加剧恶化,各种迹象显示生命即将结束。

3. 死亡是指个体生命活动和新陈代谢的永久性停止。

(四)简答题

1. 临床死亡期的表现:心跳、呼吸完全停止,各种反射消失,瞳孔散大,但各种组织细胞仍有微弱而短暂的代谢活动。

2. 临终病人的心理变化分为5期：否认期、愤怒期、协议期、忧郁期及接受期。

各期的护理如下。①否认期护理：护士与病人之间应坦诚沟通，护士应耐心倾听病人的诉说，医护人员应注意对病人的言语的一致性。护士应经常陪伴在病人身旁，让病人感受到护士的关怀。②愤怒期护理：护士要充分理解病人的痛苦，以严肃而关心的态度面对病人，正确对待病人发怒、抱怨、不合作的行为，给予病人以关爱和宽容，允许病人宣泄他们的情感，同时注意预防意外事件的发生，并取得家属的配合。③协议期护理：护士应主动关心病人，鼓励其说出内心的感受，并给予指导，加强护理，尽量满足病人的要求，使其减轻痛苦。④忧郁期护理：护士应尽可能满足病人的要求，给予同情和照顾，允许其用不同方式宣泄情感，鼓励家属陪伴，并加强安全保护。⑤接受期护理：护士应帮助病人了却未完成的心愿，提供安静、舒适的环境，保持与病人的沟通，但避免过多的打扰，尊重其选择，并给予适当的支持，使其安详地告别人世。

（五）综合分析题

1.（1）否认期。

（2）此期护士与病人之间应坦诚沟通，耐心倾听病人的诉说，医护人员注意对病人的言语的一致性。护士应经常陪伴在病人身旁，让病人感受到护士的关怀。

2.（1）护士做好尸体护理的目的如下：

1）尸体整洁，姿势良好，易于辨认。

2）尊重死者，给家属以安慰。

（2）护士要做好死亡病人亲属的护理需做好以下几点：

1）认真做好尸体护理：体现对死者的尊重，对生者的抚慰。

2）给死者家属心理疏导与精神支持，鼓励他们宣泄情感，鼓励丧亲者之间互相安慰，认真倾听其诉说，及时耐心疏导，使其得到精神上的支持与安抚。

3）尽量满足丧亲者的需要，提供生活指导、建议，对无法实现的要求，要耐心劝慰。争取社会各方面的支持，帮助解决实际问题。

4）对丧亲者进行随访，可通过信件、电话、访视对死者家属进行追踪随访，给予必要的鼓励和支持。

3.（1）忧郁期。

（2）护士应尽可能满足病人的要求，给予同情和照顾，允许其用不同方式宣泄情感，鼓励家属陪伴，并加强安全保护。

（陈银华）

第十八章 | 医疗与护理文件

一、重点难点

【重点】

1. 医嘱的内容、种类、处理原则、方法及注意事项。
2. 体温单绘制。
3. 护理记录单及护理病历的书写。

【难点】

1. 医嘱的处理及注意事项。
2. 护理病历的书写。

二、考点测试

（一）选择题

A1 型题

1. 护理相关文件书写的基本要求**不包括**

    A. 描写生动形象　　　　　　B. 记录者签全名

    C. 内容简明扼要　　　　　　D. 医学术语确切

    E. 记录及时准确

2. 与护理相关文件作用**无关**的一项是

    A. 提供教学、科研资料　　　　B. 提供病人的信息资料

    C. 提供法律依据　　　　　　D. 提供评价依据

    E. 提供病人流动情况的依据

3. 护理相关文件**不包括**
    A. 病程记录　　　　　　　　　　B. 特别护理记录
    C. 病区报告　　　　　　　　　　D. 化验单
    E. 体温单

4. 特别护理记录单内容**不包括**
    A. 手术过程中的情况　　　　　　B. 用药情况
    C. 病情动态　　　　　　　　　　D. 治疗效果
    E. 护理措施

5. **不属于**护理记录的文件是
    A. 注射单　　　　　　　　　　　B. 医嘱单
    C. 病室报告　　　　　　　　　　D. 病程记录
    E. 治疗单

6. 书写病室报告的顺序是先写
    A. 手术病人　　　　　　　　　　B. 新入院病人
    C. 危重病人　　　　　　　　　　D. 分娩病人
    E. 出院病人

7. 关于病室报告的书写，**错误**的一项是
    A. 各班护士均应使用蓝钢笔认真书写
    B. 应在了解病情的基础上书写
    C. 不可随意涂改或撕毁
    D. 应包括病室动态情况报告
    E. 病人病情应重点突出，简明扼要

8. 在体温单 40～42℃应书写的内容**不正确**的是
    A. 入院时间　　　　　　　　　　B. 昏迷时间
    C. 转科时间　　　　　　　　　　D. 手术时间
    E. 出院时间

9. 危重病人的特别护理记录的内容**不包括**
    A. T、P、R　　　　　　　　　　B. 饮食、大小便
    C. 手术过程的情况　　　　　　　D. 病情动态
    E. 心理状态

10. **不需要**记录特殊护理记录单的病人是
    A. 危重、大手术病人　　　　　　B. 需严密监护的病人

C. 急性脑出血的病人　　　　　　D. 特殊治疗的病人

E. 长期瘫痪的病人

11. 关于医嘱的概念,**错误**的是

　　A. 长期医嘱须医生注明停止时间后方可失效

　　B. 长期医嘱有效时间在 24h 以上

　　C. 临时医嘱一般只执行一次

　　D. 临时备用医嘱有效时间在 24h 以内

　　E. 长期备用医嘱由医生注明停止时间后方为失效

12. 临时备用医嘱的有效时间是

　　A. 4h 之内　　　　　　　　　　B. 12h 之内

　　C. 2h 之内　　　　　　　　　　D. 24h 之内

　　E. 48h 之内

13. **不属于**长期医嘱内容的是

　　A. 护理级别　　　　　　　　　　B. 手术

　　C. 低蛋白饮食　　　　　　　　　D. 卧位

　　E. 血压监测

14. 护士处理医嘱时,应先执行

　　A. 新开的长期医嘱　　　　　　　B. 长期备用医嘱

　　C. 临时备用医嘱　　　　　　　　D. 临时医嘱

　　E. 定期执行的医嘱

15. 医嘱的内容不详时,护士应

　　A. 不执行　　　　　　　　　　　B. 询问护士长后执行

　　C. 必须核对清楚后方可执行　　　D. 凭自己的经验执行

　　E. 经病人同意后执行

16. 关于重整医嘱**错误**的是

　　A. 重整医嘱由护士书写　　　　　B. 将最后一项医嘱下用红笔画一横线

　　C. 在红线下用红笔写上"重整医嘱"　D. 抄录医嘱字迹要清楚、准确

　　E. 手术或转科病人,不需要重整医嘱

A2 型题

17. 护士于 16：30 巡视病室后,书写交班报告。首先应写的是

　　A. 5 床,病人,于 12：50 行胸腔穿刺术

　　B. 8 床,病人,于 10：30 入院

C. 22床,病人,于9:00手术

D. 1床,病人,病情危重

E. 7床,病人,于9:00转科

18. 病人,女性,69岁,大便失禁。护士将此项内容记录在体温单上,表示大便失禁的符号为

A. "0"　　　　　　　　　　B. "×"

C. "●"　　　　　　　　　　D. "E"

E. "※"

19. 病人,男性,45岁,行胆囊切除术后返回病房,正确的术后医嘱处理是

A. 在原医嘱最后一行下面画一红横线

B. 在横线下用红笔写"重整医嘱"

C. 将红线上未停的长期医嘱依序抄于红线下

D. 抄录原医嘱内容后两人核对

E. 核对新抄录的医嘱无误后,签重整者全名

20. 护士将危重病人24h出入液量记录在当日体温单相应栏内,可用

A. 铅笔　　　　　　　　　　B. 蓝(黑)钢笔

C. 红钢笔　　　　　　　　　D. 蓝铅笔

E. 红铅笔

21. 病人,男性,50岁,患急性支气管肺炎,经治疗后已痊愈,准备出院。护士整理出院病案时,放在病案最后的应是

A. 入院记录　　　　　　　　B. 体温单

C. 医嘱单　　　　　　　　　D. 住院病历首页

E. 病程记录单

22. 病人,女性,45岁,因重症肺炎合并呼吸衰竭入住重症监护室。其特别护理记录单记录的内容**不包括**

A. 护理措施　　　　　　　　B. 出入液量

C. 生命体征　　　　　　　　D. 神志及瞳孔

E. 病人社会关系

23. 病人,男性,28岁,患急性阑尾炎,经手术治疗后痊愈。医嘱:明日出院,此项内容属于

A. 不列入医嘱　　　　　　　B. 临时医嘱

C. 长期医嘱　　　　　　　　D. 长期备用医嘱

E. 临时备用医嘱

24. 病人，女性，67 岁，因心绞痛入院。医嘱：吸氧 p.r.n.，此医嘱属于

    A. 长期医嘱   B. 临时医嘱

    C. 长期备用医嘱   D. 临时备用医嘱

    E. 立即执行的医嘱

25. 病人，女性，50 岁，头痛原因待查。医嘱：索米痛片 0.5mg，po，q.6h.，p.r.n.。下述**不正确**的是

    A. 抄写在长期医嘱栏内   B. 每次执行后，在临时医嘱栏内记录

    C. 两次使用时间间隔可小于 6h   D. 须医生停止医嘱方可取消

    E. 停止医嘱时应写明停止日期

26. 病人，女性，34 岁，因急性甲型肝炎入院。医嘱：消化道隔离。此医嘱属于

    A. 不列入医嘱   B. 长期医嘱

    C. 临时备用医嘱   D. 长期备用医嘱

    E. 临时医嘱

27. 病人，男性，50 岁，急诊行肺叶切除术。术前医嘱：阿托品 0.5mg，H St.。此项医嘱属于

    A. 口头医嘱   B. 长期医嘱

    C. 长期备用医嘱   D. 临时备用医嘱

    E. 临时医嘱

A3/A4 型题

（28、29 题共用题干）

病人，女性，30 岁，因急性阑尾炎穿孔入院，急诊手术后回到病室。

28. 病人回病室后，护士处理医嘱时，应先执行的是

    A. 输血 300ml，St.   B. 庆大霉素 8 万 U，i.m.，b.id.

    C. 尿常规检查   D. 二级护理

    E. 流质饮食

29. 护士书写病室报告时，**不需要**书写的内容是

    A. 入院时间和状态   B. 手术名称

    C. 手术过程   D. 清醒时间、生命体征等情况

    E. 重点观察项目及注意事项

（30～32 题共用题干）

病人，女性，66 岁，胃大部切除术后。为减轻伤口疼痛，医嘱：哌替啶 50mg，

i.m., q.8h., p.r.n.。

30. 此医嘱属于

    A. 长期医嘱　　　　　　　　B. 长期备用医嘱

    C. 临时医嘱　　　　　　　　D. 临时备用医嘱

    E. 即刻执行的医嘱

31. 在执行这项医嘱时,护士**错误**的做法是

    A. 将医嘱转抄在长期医嘱栏内

    B. 执行前须了解上次的执行时间

    C. 在临时医嘱栏内记录执行时间并签全名

    D. 执行的间隔时间在8h以上

    E. 过时未执行则用红笔写"未用"

32. 正确的术后医嘱处理是

    A. 必要时可以在术后进行重整医嘱

    B. 在医嘱最后一行下面用红笔画一横线

    C. 在红线下方用蓝笔写上"重整医嘱"

    D. 将原来医嘱按日期先后排列

    E. 按排列顺序抄录在新的医嘱单上

(33~35题共用题干)

病人,男性,46岁,因高热急诊入院。检查:体温(口温)39.8℃,脉搏120次/min,呼吸24次/min,血压110/78mmHg。

33. 护士对体温测量结果有疑问,应

    A. 向护士长询问　　　　　　B. 直接将结果绘于体温单上

    C. 向值班医生报告　　　　　D. 不予理会

    E. 先检测体温计,然后重新测量体温

34. 经证实病人体温值没有错误,在体温单上绘制该体温时,正确的符号为

    A. 蓝色"●"　　　　　　　　B. 红色"●"

    C. 蓝色"×"　　　　　　　　D. 蓝色"⊙"

    E. 蓝色"○"

35. 根据病人病情,医生开出下列医嘱,需要立即执行的是

    A. 复方氨基比林2ml, i.m., St.

    B. 一级护理

    C. 胸部X线片

D. 0.9% 氯化钠溶液 250ml，iv.gtt，b.i.d.

E. 软食

（36、37题共用题干）

病人，女性，38岁，因急性阑尾炎下午2∶30入院。查体：体温36.8℃，脉搏108次/min，呼吸22次/min，血压115/86mmHg，体重56kg。

36. 关于入院时间的记录正确的是

　　A. 在体温单40～42℃之间相应时间栏内用红笔纵行书写

　　B. 在体温单35℃线下相应时间栏内用红笔纵行书写

　　C. 在体温单40～42℃之间相应时间栏内用蓝笔纵行书写

　　D. 在体温单35℃线下相应时间栏内用蓝笔纵行书写

　　E. 在体温单底栏书写

37. 体温单体重一栏填写

　　A. 未测　　　　　　　　　　　B. 正常

　　C. 轮椅　　　　　　　　　　　D. 56，不写单位kg

　　E. 不填

（二）判断题

（　　）1. 病情观察及措施栏中，护士应客观记录病人的病情，并加以分析评价。

（　　）2. 脉搏短绌时，以红圈表示心率，红点表示脉搏，两者之间用蓝色直线填满。

（三）名词解释

1. 长期医嘱　　2. 长期备用医嘱　　3. 临时医嘱　　4. 临时备用医嘱

（四）简答题

1. 简述医嘱处理的原则及注意事项。

2. 特别护理记录单适用于哪些病人？

3. 简述医疗与护理文件记录的重要意义。

4. 病室报告应记录哪些病人的情况？

（五）综合分析题

1. 病人，住外科一病区，17床，住院号5412918，入院日期2022年2月8日，入院时间为上午8时25分。入院时腋温38.5℃，脉搏100次/min，呼吸21次/min，大便0次/d，体重60kg，血压140/80mmHg，病人有青霉素过敏史。请问：

（1）如何绘制该病人的体温单？

（2）如何正确在体温单上填写青霉素过敏？

2. 病人，女，57岁，行子宫切除术，于16∶00回病室，一般情况良好，20∶20主诉伤口疼痛。医嘱：哌替啶50mg，i.m.，q.6h.，p.r.n.。23∶30病人再次主诉伤口疼痛，不能入睡。请问：

（1）以上医嘱属于何类医嘱？

（2）该医嘱应如何执行？

三、参考答案

（一）选择题

1. A　　2. E　　3. D　　4. A　　5. D　　6. E　　7. A　　8. B　　9. C

10. E　　11. D　　12. B　　13. B　　14. D　　15. C　　16. E　　17. E　　18. E

19. A　　20. B　　21. B　　22. E　　23. B　　24. C　　25. C　　26. B　　27. E

28. A　　29. C　　30. B　　31. E　　32. B　　33. E　　34. A　　35. A　　36. A

37. D

（二）判断题

1.（×）　　2.（×）

（三）名词解释

1. 长期医嘱：有效时间在24h以上，须医生注明停止时间后方可失效。

2. 长期备用医嘱：有效时间在24h以上，必要时使用，两次执行之间有时间间隔，须医生注明停止时间后方可失效。

3. 临时医嘱：有效时间在24h以内，应在短时间内执行，一般只执行一次。

4. 临时备用医嘱：仅在12h内有效，必要时使用，只执行一次，过期尚未执行则自动失效。

（四）简答题

1. 医嘱处理的原则包括：

（1）先急后缓：处理医嘱时，应先判断医嘱的轻重缓急，合理安排执行顺序。

（2）先临时，后长期：先执行临时医嘱，后执行长期医嘱。

（3）先执行，后转抄：即处理医嘱时，应先执行，后转抄到执行单上。

（4）签名生效：医嘱必须经医生签名后方可生效。

注意事项包括：

（1）一般情况下不执行口头医嘱。在抢救或手术过程中，医生提出口头医嘱时，护士必须向医生复诵一遍，双方确认无误后方可执行，但事后需及时由医生补写医嘱。

（2）处理医嘱认真、细致、准确、及时，字迹清楚，护士不得任意涂改。

（3）严格执行查对制度，如有疑问，必须核对清楚后方可执行。

（4）医嘱须每班、每天核对，每周总查对，查对后签全名。

（5）凡需下一班执行的临时医嘱要交班，并在护士交班记录上注明。

2. 特别护理记录单适用范围：凡危重、大手术后或特殊治疗需严密观察病情的病人，应做好特别护理记录，以便及时了解病情变化，观察治疗或抢救的效果。

3. 医疗与护理文件记录的意义：

（1）沟通交流：通过阅读医疗与护理文件，使医护人员能够及时、全面、动态地了解病人的病情，有效保证医疗、护理工作的完整性、连贯性。

（2）提供病人的信息资料：医疗与护理文件记录是医护人员对病人进行正确诊断、选择治疗方案和实施护理措施的科学依据。

（3）提供教学与科研资料：医疗与护理文件记录是理论在实践中的体现及应用，也是开展科研工作的重要资料及来源，特别是在回顾性研究、调查方面有重要的参考价值。

（4）提供法律依据：医疗与护理文件记录属于法律相关性文件，具有重要的法律意义，可作为判定医疗纠纷、犯罪刑案、保险索赔及遗嘱等查验的依据。

（5）提供评价依据：医疗与护理文件记录可以反映医院的医护人员的业务素质、管理水平、医疗护理质量，体现了医生、护士的执业行为，是评价医院工作和管理水平的重要指标之一，也是医护人员考核评定的参考资料。

4. 病室报告应记录：

（1）出院、转出、死亡病人：出院病人记录离去时间；转出病人记录离去时间及转往何院、何科；死亡病人记录抢救过程及死亡时间。

（2）新入院或转入的病人：应记录入科时间、病情，给予的治疗、护理措施、效果，需要重点观察的项目及注意事项等。

（3）危重病人：应记录病人的主诉、生命体征、神志、病情动态、抢救治疗、护理措施和效果以及注意事项等，对危重病人的病情变化要详细、准确记录。

（4）手术后病人：应记录实施何种麻醉，何种手术，手术经过，清醒时间，回病室的情况，生命体征，切口敷料有无渗血，是否已排气、排尿，各种引流管是否通畅，输液、输血和镇痛药的应用，需要重点观察的项目及注意事项等。

（5）准备手术、检查和行特殊治疗的病人：应记录将要进行的治疗或检查项目，术前用药和准备情况及应注意的事项等。

（6）产妇：产前应报告胎次、胎心、宫缩及破水情况；产后应报告产式、产程、分娩时间、婴儿情况、出血量、会阴切口、排尿及恶露情况等。

（7）老年、小儿和生活不能自理的病人：应记录生活护理情况，如口腔护理、饮食护理及压疮护理等。

（8）病情突然有变化的病人：应详细记录病情变化情况，采取的治疗和护理措施，需要连续观察和处理的事项。

（五）综合分析题

1.（1）绘制该病人的体温单：①眉栏用蓝（黑）笔填写姓名、科别、病室、床号、入院日期和住院号等项目。②"入院日期"栏用蓝（黑）笔填写，每页第1天填写年、月、日，中间用短线隔开，写成"2022-2-8"，其余6天只填日。③"住院日数"栏以阿拉伯数字用蓝（黑）笔填写，自入院日起连续写至出院日。④在 40～42℃ 之间用红笔在相应时间栏内纵行填写入院时间"入院——八时二十五分"，其中破折号占两小格。⑤体温用蓝铅笔绘制，口温符号为"●"、腋温为"×"、肛温为"○"，相邻两次符号之间应用蓝线相连；脉搏用红铅笔绘制，脉率符号为红实点"●"，心率符号用红圈"○"；相邻的脉率或心率用红线相连；用红钢笔将实际测量的呼吸次数以阿拉伯数字表示，填写在相应的呼吸栏内。⑥大便用蓝（黑）笔每天记录一次。⑦血压用蓝（黑）笔以分数形式记录于体温单的血压栏内。⑧体重以 kg 为单位，用蓝（黑）笔填写，新入院病人所测体重记于相应时间栏内，住院病人每周应测量体重一次。

（2）用蓝（黑）笔在药物过敏栏填写青霉素（　　　），用红笔在括号中标注阳性反应，添加体温单时应转抄。

2.（1）属于长期备用医嘱。

（2）该医嘱有效时间在 24h 以上，必要时使用，两次执行时间应有 6h 间隔，须由医生注明停止时间后方可失效。由医生开具并写在长期医嘱单上，按长期医嘱处理，每次执行后，应在临时医嘱单上，记录执行时间并签全名，供下一班次参考。每次执行前均须先了解上一班次的执行时间。该病人 23：30 再次主诉伤口疼痛时，不可执行，因两次间隔时间小于 6h。

（陈银华）